MENTALISIEREN IN KLINIK UND PRAXIS

Herausgegeben von Ulrich Schultz-Venrath

Mentalisieren ist die Fähigkeit, sich auf innerpsychische (mentale) Zustände (wie z. B. Gedanken, Gefühle, Wünsche, Bedürfnisse) von sich selbst und anderen zu beziehen und diese als dem Verhalten zugrunde liegend zu begreifen. Mentalisieren wird als wesentliche menschliche Kompetenz angesehen.

Die Fähigkeit des Mentalisierens ist bei verschiedenen psychischen Störungen unterschiedlich stark eingeschränkt oder nicht vorhanden. Dies hat häufig schwerwiegende Folgen. Die Mentalisierungsfähigkeit wieder herzustellen ist eine zentrale therapeutische Aufgabe in den verschiedenen Psychotherapien.

Die einzelnen Bände der Reihe stellen in kompakter Form die Anwendungsmöglichkeiten mentalisierungsbasierter Maßnahmen auf wichtigen Störungsfeldern vor.

Die Einzelbände behandeln folgende Themen:

1. Band: Mentalisieren in Gruppen
2. Band: Mentalisieren bei Depressionen
3. Band: Mentalisieren mit Kindern und Jugendlichen
4. Band: Mentalisieren mit Paaren
5. Band: Mentalisieren des Körpers
6. Band: Mentalisieren bei Persönlichkeitsstörungen
7. Band: Mentalisieren bei Traumatisierungen
8. Band: Mentalisieren bei Essstörungen
9. Band: Mentalisieren bei Psychosen
10. Band: Mentalisieren in Musik-, Körper- und Kunsttherapien (Arbeitstitel, erscheint 2025)

Weitere Bände in Vorbereitung

Ulrich Schultz-Venrath

Mentalisieren des Körpers

Klett-Cotta

MIX
Papier | Fördert gute Waldnutzung
FSC® C014496

Klett-Cotta
www.klett-cotta.de
J. G. Cotta'sche Buchhandlung Nachfolger GmbH
Rotebühlstr. 77, 70178 Stuttgart
info@klett-cotta.de

Cover: Bettina Herrmann, Stuttgart
unter Verwendung einer Abbildung von Addictive Stock / photocase.de
Gesetzt von Eberl & Koesel Studio, Kempten
Gedruckt und gebunden von GGP Media GmbH, Pößneck
ISBN 978-3-608-98842-0
E-Book ISBN 978-3-608-12338-8
PDF-E-Book ISBN 978-3-608-20684-5

Bibliografische Information der Deutschen Nationalbibliothek
Die Deutsche Nationalbibliothek verzeichnet diese Publikation in der
Deutschen Nationalbibliografie; detaillierte bibliografische Daten
sind im Internet über http://dnb.d-nb.de abrufbar.

Inhalt

KAPITEL 1

Einführung in ein komplexes Thema

> Die Beziehung zwischen dem Körper und psychischen Prozessen anhand des Konzepts des Mentalisierens ist noch weitgehend unerforscht. Indogermanische Sprachwendungen verbinden jedoch körperliche Erfahrungen mit Emotionen und psychosozialen Phänomenen (»Das geht mir unter die Haut!«). In der menschlichen Entwicklung stehen wir vor der Herausforderung, subjektive Körperwahrnehmungen genau zu beschreiben und sie von Gefühlen, Gedanken und Verhaltensimpulsen zu unterscheiden.
> Mentalisieren wird als eine Fähigkeit eingeführt, innere mentale Zustände zu verstehen und sie sich selbst und anderen zuzuschreiben, die eng mit Körperwahrnehmungen verbunden sind. Ein mit Patient*innen zu entwickelndes gemeinsames Vokabular und Verständnis werden hervorgehoben, um das komplexe Zusammenspiel zwischen Körper und Seele zu verstehen.

Nichts ist uns so vertraut und doch zuweilen so fremd wie der eigene Körper. Dies gilt erst recht, wenn wir die Kontrolle über ihn verloren oder diese noch nicht gewonnen haben: Der Körper spricht. Man kann in den Körper verliebt sein, ihn hassen, wegen seiner beschämt und auch stolz auf ihn sein, ihn pflegen, beschädigen oder misshandeln, ganz so, als wäre er ein Objekt. Der Körper ist Ort und Quelle von Affekten, von basalen Bedürfnissen, von Trieben und Wünschen, aber auch ein Resonanzraum sowohl des Selbst als auch des »Wir«, und ganz besonders ein Resonanzkörper für all jene Gruppen, denen wir uns zugehörig oder von denen wir uns ausgeschlossen fühlen. Ohne den Körper mit seinen Affekten und Emotionen kann es weder geteilte noch abgespaltene Gefühle, auch keinen intersubjektiven und kommunikativen

Austausch und schon gar kein Denken geben. Dies wurde nicht immer so gesehen.

Indogermanische Sprachen verfügen über eine Vielzahl von Ausdrücken, in denen Körpererfahrungen oder der Hinweis auf spezielle Organe genutzt werden, um Emotionen, psychosoziale Phänomene und Belastungen »hautnah« idiomatisch zu beschreiben, wie z.B. »ein Auge zudrücken«, »schweren Herzens«, »Nervenbündel«, »schwer im Magen«, »das geht mir unter die Haut«, »Angst im Nacken« oder »ein Stich ins Herz«. Die meisten Begriffe lassen sich auf sinnliche Erfahrungen unseres Selbst in der Welt zurückführen: Spüren kommt vom mittelhochdeutschen »spürn«, d.h. eine Spur suchen (gleichzeitig Fortbewegen und Schnuppern). Auch »fühlen« wird als aktive Tätigkeit, als Akt der Hinwendung zur eigenen inneren Bewegung, definiert (Fiedler et al. 2011). Im Wort »Wahrnehmen« steckt der komplexe Vorgang von sinnlicher Perzeption, Umsetzung in körperliche Empfindung und Ausdruck. Wer der Sprache seines Gegenübers genau zuhört, kann häufig eine Mischung von Körper-Sprache und gesprochener Sprache entdecken. Sie erklärt sich u.a. dadurch, dass die Wörter synonym für körperliche Vorgänge und seelische Regungen benutzt werden: Menschen können sowohl auf körperlicher als auch auf emotionaler Ebene spüren, fühlen und berührt werden, wobei nicht immer klar ist, womit wir fühlen (wie z.B. »deine Geschichte hat mich tief berührt«, »ich bin ergriffen«, »da stockt mir der Atem«). Wenn man Begriffe sammelt, mit denen Menschen beschreiben, wie sie sich »fühlen«, imponiert häufig eine sprachliche Unschärfe: So wird meist nicht deutlich unterschieden zwischen sinnlich-körperlichem Wahrnehmen (Spüren), Fühlen (Emotionen, Affekte), Denken und Vorstellungen (Projektionen, Wünsche) sowie Handlungsimpulsen. Wie sich Worte für subjektive Körper-Wahrnehmungen entwickeln, ist eines der Rätsel, auf die im Weiteren noch einzugehen sein wird. Im Idealfall verfügen Patient*innen und Therapeut*innen über ein immer differenzierter werdendes Vokabular für solch subjektive Wahrnehmungen des Körpers, der Affekte und der Emotionen. Sprechen kann die subjektiven Wahrnehmungen differenzieren, muss aber das sogenannte Präverbale, also das, was vor einem Wort steht, wertschätzen. »Das Präverbale wird als ein ›Prä‹ bezeichnet, als ein ›Noch-Nicht‹, ein ›Nicht-Ganz‹ eines Bedeutungsvorgangs, der sich im Wort kulminativ abschließt« (Leikert 2019b, S. 34). Wir sind als Psychotherapeuten folglich gut beraten, unser eigenes Vokabular für subtile Unterschiede, insbesondere von emotionalen und präverbalen Zuständen kritisch zu überprüfen, zu pflegen und in der Therapie zu verwenden. Damit beginnt der Prozess des Mentalisierens, und es können sich immer komplexer werdende Begriffe und Vorstellungen für Emotionales und Körperliches »bilden« (Plassmann 2019b, S. 6). Unter Mentalisieren wird die Fähigkeit verstanden, andere und sich selbst in Bezug auf innere psychische Zustände zu verstehen, die eng mit körperlichen Wahrnehmungen verbunden sind. Körperliche Wahrnehmungen sind situativ, intersubjektiv und von der betroffenen Person abhängig und entstehen aus Proprio-, Extero- und Interozeption. Propriozeption bezeichnet die Wahrnehmung der eigenen Stellung und Bewegung im Raum, ausgehend von Reizen aus dem Körperinneren und von Muskelspindeln. Exterozeption – lat.: *exter* »außen befindlich«, *recipere* »aufnehmen« – beschreibt die Außenwahrnehmung, wie z. B. die Körperoberflächenwahrnehmung bzw. die Oberflächensensibilität. Die Wahrnehmung eigener Körperorgane wird als Interozeption bezeichnet.

Erstmals definierte Fonagy (1991) die Fähigkeit, bewusste und unbewusste psychische Zustände bei sich selbst und anderen wahrzunehmen, als eine Fähigkeit zu mentalisieren. Später wurde unter Mentalisieren eine meist vorbewusste imaginative Fähigkeit verstanden, *terms of mental states* (Gedanken, Gefühle, Überzeugungen und Wünsche) intentional auszutauschen. Erst dadurch verstehe ein Individuum implizit und explizit die Handlungen von sich selbst und anderen als sinnhaft. Das Rätsel, wie der Prozess des Mentalisierens von körperlichen Wahrnehmungen bis zur Entwicklung eines »verkörperten« Selbst, das mentalisierend fühlen und sprechen kann, genau vor sich geht und wie dieser Prozess fundamental gestört werden kann, wurde durch die britische Definition des Mentalisierens noch nicht gelöst, denn der Körper fand so gut wie keine theoriebildende Berücksichtigung.

In den vergangenen Jahren ist sowohl innerhalb der Psychoanalyse als auch in der Neuropsychoanalyse und im Mentalisierungsmodell ein zunehmendes Interesse an Affekten und Emotionen sowie Körperphänomenen zu beobachten, etwa durch Sebastian Leikert (2019a, 2019b), Alessandra Lemma (2014, 2018, 2024), Riccardo Lombardi (2022, 2023) und viele andere mehr. Dieses äußert sich in ebenso erfrischenden wie theoretisch unverbundenen Konzepten bezüglich eines besseren Verständnisses und einer spezifischeren Behandlungstechnik verschiedenster Störungen. Sie eint mit Winnicott (2014 [1949], S. 244) die Erkenntnis, dass die psychische Aktivität der körperlichen folgt (und nicht umgekehrt):

> Versuchen wir also, das sich entwickelnde Individuum zu betrachten, indem wir am Anfang beginnen. Hier ist ein Körper, und die Psyche und das Soma sind nicht zu unterscheiden, außer je nach der Richtung, aus der man schaut. Man kann auf den sich entwickelnden Körper oder auf die sich entwickelnde Psyche schauen. Ich nehme an, dass das Wort Psyche hier die imaginative Ausarbeitung von somatischen Teilen, Gefühlen und Funktionen, d. h. von körperlicher Lebendigkeit meint (Übers. USV).

Die somatopsychische Basisorganisation beginnt bereits pränatal. Auch wenn der Fötus nicht viel sehen kann, gibt es andere Sinnesreize, die er schmeckt, fühlt und vor allem über die bedeutsame Stimme der Mutter (bzw. der Eltern) hört. »Vorgeburtliche sensorische Erfahrungen prägen die Organisation des sich entwickelnden Gehirns, indem sie die früheste Instillation komplexer Nervenverbindungen stimulieren« (Wermke 2024, S. 65). Dies setzt sich postnatal fort über die Haut, über das Stillen, über den Babygesang und andere Körper-Interaktionen, die vermutlich Proto-Selbst-, Proto-Affekt- und Proto-Objekt-Strukturen fördern und für den Säugling unter der Voraussetzung einer hinreichend guten und sicheren Bindungserfahrung eine weitere Entwicklung stabiler Repräsentanzen ermöglichen, die ihm erste Schritte der Selbstentwicklung als Individuum erlauben. Eugenio Gaddini (1991 [1998], S. 25) war der festen Überzeugung, dass »das physiologische Lernen notwendigerweise dem psychischen Lernen vorausgeht. Solange der fetale Zustand anhält, kann diese Abfolge als ursprünglicher Ausdruck des Körper-Psyche-Funktionskontinuums angesehen werden [...], das der Geburt vorausgeht«. Nach den entwicklungspsychologischen

Erkenntnissen dominiert das Körper-Psyche-Funktionskontinuum postnatal mindestens bis zum neunten Lebensmonat und spielt lebenslang als Körper-Modus (»body mode«) eine bedeutsame Rolle, wenn bezüglich der Affektregulation auf den Körper zurückgegriffen werden muss. Dies ahnend spricht Lombardi (2023, S. 35) von der Bedeutung des Körpers als Container der subjektiven Erfahrung. Denn erst über Resonanzerfahrungen bezüglich der Stimme (!), der Haut, der Extremitäten oder des Körpers als Grenze bilden sich Repräsentanzen des Körper-Selbst, die wiederum Körperfantasien oder Fantasien im Körper ermöglichen, die dann erst über das Sprechen erschlossen werden können. Ähnlich der langsamen Entwicklung des Sprechens ist es bis dahin entwicklungskörperlich und -psychologisch allerdings ein weiter und störanfälliger Weg, der primär über die Affektregulation und die Integration empirisch belegter prämentalisierender Modi verläuft. Insofern lautet die **aktuelle Definition** von Mentalisieren, welche die bisherige britische Definition (ohne Körper) erweitert:

> Mentalisieren ist eine meist vorbewusste imaginative Fähigkeit, »terms of bodily states« (*Körperzustände* **und** *-wahrnehmungen) und* »terms of mental states« (*Gedanken, Gefühle, Überzeugungen und Wünsche*) von sich selbst und anderen (z. B. in der Gruppe) *intentional* auszutauschen. Dadurch versteht ein Individuum bzw. eine Gruppe implizit und/oder explizit die Handlungen von sich selbst und anderen als sinnhaft.

Diese Erweiterung des Mentalisierungsbegriffs ist notwendig, weil die Annahme, dass ein bestimmtes »Mentalisieren« der Sprachentwicklung vorausgehe, mit der bisherigen Definition von Mentalisieren in Widerspruch steht, dass erst mit der Integration der drei prämentalisierenden Modi: teleologischer, Äquivalenz- und Als-ob-Modus, Mentalisieren möglich ist, was etwa mit dem vierten Lebensjahr zu beobachten ist (Fonagy et al. 2004 [2002]). Aus unserer Sicht können das mütterliche und väterliche Verständnis des inneren Zustands des Kindes, das körperlich erfahren und »lange vor dem Erscheinen des ersten Wortes« (Bateman & Fonagy 2019, S. 7) »vorsprachlich« kommuniziert wird, deshalb nicht als ein »verkörpertes« oder »verleiblichtes Mentalisieren« (*embodied mentalizing*) bezeichnet werden, sondern als eine proto-mentale oder -mentalisierende kommunikative Bewegung.

Ideengeschichtlich ist das angelsächsische Wort *mentalization* in einer ersten Erwähnung mit körperlichen Vorgängen in Verbindung gebracht worden. 1888 führte der Neurologe James Leonard Corning den Begriff »Mentalization« in seiner Abhandlung über Kopfschmerz und Neuralgie ein, indem er sich auf einen gewissen Hammond bezog, der eine Reihe von sorgfältigen Urinanalysen durchgeführt habe, um Veränderungen in der Zusammensetzung des Urins bei »vermehrter Mentalization« zu ermitteln. So soll erhöhte geistige Anstrengung mit einer Zunahme der Urinmenge einhergegangen sein (Corning 2018 [1888], S. 196). Eine weitere Überraschung mag sein, dass der Londoner Dermatologe, Psychiater, Psychoanalytiker und Gruppenanalytiker Dennis Geoffrey Brown (1928–2004) den Begriff *mentalisation* schon 1985 (also vor dem Aufkommen des Mentalisierungsmodells!) in dem Aufsatz »The Psychosoma and the Group« nutzte: »Die Bedeutung körperlicher Symptome und Ausdrücke muss entdeckt werden und auf der primitivsten (›wahrlich‹ psychosomatischen oder proto-mentalen) Ebene für Mentalisierung erschaffen werden, um Somatisierung zu umgehen, oder besser noch, um aus ihr herauszuwachsen« (Brown 1985; Brown 2006, S. 21; Übers. USV). So scheint auch Brown ganz offensichtlich schon die Idee gehabt zu haben, dass man im vorsprachlichen Bereich eher von proto-mentalisierenden Prozessen sprechen sollte, so wie sie später u. a. in Musik-, Kunst- und Körpertherapien vor dem Mentalisieren zum Ausdruck kommen.

Affekte und Emotionen sowie deren Regulation oder Dysregulation spielen bei allen psychischen und psychosomatischen Erkrankungen eine zentrale Rolle. Bei Patienten mit sogenannten somatoformen Belastungsstörungen bzw. funktionellen Körperbeschwerden sind diese ebenso vielgestaltig wie auch besonders schwer zu dechiffrieren. In der Geschichte der Psychosomatik hat die Vielfalt somatoformer Störungen sowohl Ärzt*innen als auch Psychotherapeut*innen und anderen Berufsgruppen des Gesundheitswesens immer wieder Rätsel aufgegeben. Dies könnte damit zu tun haben, dass sich »körpersprachliche« Krankheitssymptome erst einmal sprachlicher Differenzierung entziehen. Vor diesem Differenzierungsverlust sind leider auch Ärzte nicht gefeit, etwa wenn sie abenteuerliche Diagnose-Formulierungen anstelle einer soliden Diagnostik des breiten Spektrums von Angststörungen erfinden. Sie zeugen von einem Zusammenbruch des intersubjektiven Austauschs, während Patient und Therapeut eigentlich eine »neue« gemeinsame Sprache hätten finden müssen. Eine solche ist erforderlich, wenn es über ein gemeinsames (!) Verständnis zu einer Veränderung, zu einer Transformation der Symptomatik kommen soll. Zahlreiche Fallbeispiele bestätigen, dass Ärzte und Psychotherapeuten mit Empathie, Wachsamkeit, herausfordernden Interaktionen oder bewusster Zurückhaltung im Rahmen einer therapeutischen Beziehung den Verlauf dieser Erkrankungen positiv oder negativ beeinflussen können.

Affekte und Emotionen drücken sich nicht nur körperlich aus, sondern sind selbst physiologisch: Jede Emotion wird von physiologischen Veränderungen begleitet, wie z. B. Angst von Herzklopfen oder Wut mit einer zunehmenden Herzfrequenz und erhöhtem Blutdruck. Solche Phänomene sind spätestens seit den Arbeiten von Franz Alexander, einem frühen Pionier der Psychosomatischen Medizin, bekannt und gehören zu unserem normalen Leben (Alexander 1948). Eine krankhafte Bedeutung bekommen Affekte und Emotionen, wenn sie zu wenig oder zu viel oder gar dauerhaft vorhanden sind, eine gewisse Dominanz oder Rigidität einnehmen. Dies betrifft vorrangig die negativ getönten Affekte, die – vermutlich aus evolutionären Gründen des Überlebens – stärker im autobiographischen Gedächtnis in Erinnerung bleiben. Während Freude schön und gut ist, hilft sie leider nicht dabei, länger zu leben, wohingegen Angst und Ekel vor Gefahren warnen. Der Umgang mit persistierenden »schwierigen« Affekten von Patient*innen wie von sich selbst stellt sowohl eine zentrale Herausforderung als auch eine Kompetenz für Therapeut*innen dar (Plassmann 2019a).

Dieses Buch sollte einmal den Titel »Mentalisieren bei Somatisierungsstörungen« tragen. Während des Schreibens wurde jedoch klar, dass die Diagnose einer Somatisierungsstörung so breit wie Quark ist. Darüber hinaus gibt es eine Reihe von psychischen Erkrankungen, die manchmal »nur« mit passageren, häufiger auch mit anhaltenden, transdiagnostischen körperlichen Symptomen in Erscheinung treten. Krankengeschichten verhalten sich ähnlich wie Literaturgattungen – von der Kurzgeschichte über Novellen bis zu einem Roman. Insofern lassen sich psychosomatische Erkrankungen in solche mit offensichtlich metaphorischer oder symbolischer Bedeutung einteilen und in solche, die nicht offenkundig metaphorisch oder symbolisch sind, sowie in Erkrankungen, bei denen kumulativer Stress zu einer funktionellen Störung geführt hat. Inzwischen ist auch gut belegt, dass stationär behandelte Patienten mit Herz-Kreislauf-Erkrankungen ein erhöhtes Risiko für verschiedene Arten von psychischen Störungen und Selbstmordversuchen, insbesondere im ersten Jahr nach der Einweisung, unabhängig von ihrer genetischen Anfälligkeit für die untersuchten psychiatrischen Erkrankungen aufweisen (Yang et al. 2024). Der Körper ist folglich gleichzeitig Quelle und Projektionsfläche für verschiedene Mentalisierungsstörungen. Dies gilt auch für neurologische Erkrankungen, wie z. B. Morbus Parkinson, Myasthenia gravis, Multiple Sklerose und Wurzelkompressionssyndrome, bei denen durch spezifische Übertragungskonstellationen plötzliche Symptomverbesserungen beobachtbar sein können (Kütemeyer 1979; Kütemeyer & Schultz-Venrath 1996a).

Dieses Buch beruht auf der Erfahrung fast 50-jähriger Arbeit in der Psychosomatischen Medizin, die mit einer Gruppe neugieriger und kreativer Ärzte in einer Neurologischen Universitätsklinik in Berlin ihren Anfang nahm, die dem bio-psycho-sozialen Modell der Heidelberger Schule in der Neurologie verbunden war. Mein Lehrer Dieter Janz, ein Meister der fragenden Anamneseerhebung, mit der er seine Schüler gleichermaßen erstaunte und »infizierte«, war Herausgeber der Gesammelten Schriften seines Lehrers Viktor von Weizsäcker. Dieser hatte mit der Formulierung, »dass der Anfang nicht Wissen, sondern Fragen ist« (von Weizsäcker 1926), eine Spur gelegt, die mich zum späteren Mentalisierungsmodell führte. Die Verbindung diagnostischer und therapeutischer Kompetenz mit aktuellen Forschungsergebnissen, die heute im Mentalisierungsmodell als *work in progress* ihre Blüte erlebt, ist ein besonderes Anliegen dieses Buches.

Während das bio-psycho-soziale Modell der Psychosomatik das aktuell umfassendste Krankheitsmodell mit einem polypragmatischen

Behandlungskonzept ohne Evaluation ist (Egle et al. 2020), stammt die Mentalisierungsbasierte Therapie (MBT) zunächst aus der Not wenig wirksamer Psychotherapien von Borderline-Persönlichkeitsstörungen (Fonagy et al. 2015 [2004]; Bateman et al. 2023). Neben der MBT haben sich die Dialektisch-Behaviorale Therapie (DBT) (Linehan 1993), die Übertragungsfokussierte Psychotherapie (TFP) (Kernberg et al. 2008) und die Schematherapie (ST) (Kellogg & Young 2006) in den vergangenen zwei Jahrzehnten als evidenzbasiert etabliert (Storebø et al. 2020). Die Techniken der vier Behandlungskonzepte (MBT, DBT, ST, TFP), die inzwischen als die »Big 4-Treatments« zusammengefasst werden (Rameckers et al. 2021), entstammen unterschiedlichen therapeutischen Traditionen (psychodynamisch, kognitiv-behavioral, humanistisch und systemisch) und haben ihre Vorstellungen über die Entwicklungswege von Persönlichkeitsproblemen und deren bestmögliche Behandlung immer wieder verfeinert (Taubner & Sharp 2024).

Im Unterschied zu den anderen drei Konzepten (DBT, TFP und ST), die primär für die Behandlung von (Borderline-)Persönlichkeitsstörungen entwickelt wurden, werden Mentalisierungsbasierte Einzel- und Gruppenpsychotherapie (MBT/MBT-G) inzwischen bei vielen anderen psychischen und psychosomatischen Störungen und auch auf anderen Feldern (z.B. Familien- und Sozialtherapie, Lehrerausbildung, Organisationsberatung) erfolgreich eingesetzt. Ein wissenschaftlicher Austausch über die spezifischen Wirkfaktoren der verschiedenen Behandlungskonzepte sowie des bio-psycho-sozialen Modells ist ein wissenschaftliches Desiderat, das noch seiner Bearbeitung harrt. Interessanterweise wird jedoch weder in der DBT noch in der TFP oder ST auf Körperphänomene und -störungen theoretisch Bezug genommen, obwohl diese sehr häufig bei Patient*innen mit Persönlichkeitsstörungen zu beobachten sind.

Das Mentalisierungsmodell ist für die Psychosomatik und noch mehr für die Psychiatrie ein zukunftsweisendes Projekt, weil es relevante Erkenntnisse der Neurowissenschaften, der Kognitiven Psychologie und der modernen Ansätze der Psychoanalyse unter dem Aspekt der Behandlungsmöglichkeiten zu integrieren versucht. Neben einem besseren Verständnis wird auch eine *gemeinsame* und *zunehmend differenziertere* Sprache benötigt, um die komplexen Prozesse des Rückzugs auf den Körper oder des Verharrens im Körper zu verstehen. Mentalisieren ist hierfür als »Zauberwort« ein bedeutsamer Code und besteht in der Fähigkeit, innere Zustände, wie Gefühle, Gedanken, Absichten und Motive dem Verhalten anderer und dem eigenen Verhalten angemessen zuzuordnen.

Gelegentlich wird zwischen emotionalem und kognitivem Mentalisieren unterschieden. Ersteres ist mit dem Körper und seinen Empfindungen verbunden, die zweite Version verweist auf ein Mentalisieren, das wesentlich kognitiv akzentuiert ist – dieses kann zwar eine gute Erkenntnis innerer Zustände anderer bedeuten, fühlt diese aber nicht. Dieses Phänomen ist häufiger bei Patienten mit somatoformer Belastungsstörung, Depersonalisation und antisozialer Persönlichkeitsstörung zu beobachten. Mentalisieren als Prozess (und nicht Mentalisierung als Substantiv!) findet sich als Wesensmerkmal auch in anderen Psychotherapien, wenn sie sich als wirksam erweisen, obwohl dies von den meisten Protagonisten der sehr unterschiedlichen Verfahren so noch nicht konzeptualisiert wurde.

Lange Zeit galt in der wissenschaftlichen Community der Psychosomatik das 1947 formulierte Diktum von Edward Weiss, dass Psychosomatik nicht bedeute, den Körper weniger, sondern die Psyche mehr zu erforschen (Weiss 1947). Nicht wenige Psychosomatiker folgten diesem Aufruf und verloren dabei den Körper – entgegen ihrem Anspruch – aus den Augen. Mehr unbewusst als bewusst folgten sie Freud, der zeitlebens gegenüber einer psychoanalytischen Psychosomatik eher skeptisch bis ablehnend eingestellt war (Schultz-Venrath 1995 [1992]). Mit der Etablierung des Faches Psychosomatische Medizin wurden psychosomatische Zusammenhänge zunehmend über psychometrische Testverfahren »psychologisiert« und damit weniger körperlich und weniger klinisch-ärztlich verstanden. Mit der Betonung des »Soma« als biologische Organisation konnte jedoch der Anschluss an ein medizinisches Verständnis eher gesichert werden, wobei das Verständnis eines libidinös-erotischen, aggressiven oder narzisstischen Körpers verloren ging.

Für den Umgang mit dem Körper spielt neben einer sicheren Bindung die Entwicklung der Affekt- und Emotionsregulation eine zentrale Rolle sowohl für die Entwicklung eines (körperlichen) Selbst als auch für das Überleben. Kein Kind ist ein unbeschriebenes Blatt: Es tritt – wie alle Lebewesen – mit einer Reihe angeborener und protomentaler Bedürfnisse in die Welt. Nach derzeitigem Wissen ist davon auszugehen, dass ein Säugling bereits mit intrauterinen Erfahrungen auf die Welt kommt. Diese schlagen sich als proto-implizites Beziehungswissen im prozeduralen Gedächtnis nieder und beeinflussen das postnatale Leben. Die Fähigkeit eines Neugeborenen, den Geruch und die Stimme seiner Mutter von denen anderer zu unterscheiden (DeCasper & Fifer 1980), Mimik und Gestik zu imitieren (Meltzoff & Moore 1977) und sich durch jene Musik zu beruhigen, die es bereits in der Gebärmutter hörte, zählen zu den zahlreichen Belegen für prä- und perinatale Lern-, Erfahrungs- und Beziehungsprozesse, die gedächtnistheoretisch bedeutsam sind.

Erinnerungen sind dynamische Konstrukte, deren Eigenschaften sich mit der Zeit und der Erfahrung verändern. Die biologischen Mechanismen, die dieser Dynamik zugrunde liegen, sind nach wie vor rätselhaft, insbesondere die Frage, wie Verschiebungen in der Zusammensetzung der gedächtniskodierenden neuronalen Ensembles die Entwicklung eines Gedächtnisses im Lauf der Zeit beeinflussen. Eine Baseler Forschungsgruppe entdeckte, dass im Hippocampus, der für das Lernen verantwortlich ist, ein einziges Ereignis parallel in mindestens drei verschiedenen Gruppen von Neuronen gespeichert wird (Kveim et al. 2024). Laut dieser Autoren unterscheiden sich diese Neuronen vor allem hinsichtlich ihres Alters: Die ältesten Neuronen entstammen der embryonalen Entwicklung, die jüngsten entwickeln sich in deutlich späterem Alter, wobei die ältesten Neuronen ein Ereignis langfristig speichern und sich deren Gedächtniskopie im Lauf der Zeit stärkt. Bei den später entwickelten Neuronen verhält es sich umgekehrt: Ihre Gedächtniskopie ist anfangs sehr stark, verblasst aber mit der Zeit, sodass das Gehirn nach einer Weile nicht mehr darauf zugreifen kann. Bei einer dritten Gruppe von Neuronen bleibt deren angelegte Kopie fast gleichbleibend stabil. Die drei unterschiedlichen Erinnerungskopien unterscheiden sich darin, wie leicht sie sich verändern lassen und an neue Erfahrungen der Umwelt angepasst werden können. Erinnerungen, die von den späten Neuronen nur kurz gespeichert werden, sind sehr formbar und können umgeschrieben werden, was

Optionen für Psychotherapien, z. B. mit traumatisierten Patienten, eröffnet.

Die von Freud formulierten Stufen psychosexueller Entwicklung »oral«, »anal« und »genital« wiesen bereits auf die frühkindlich dominierenden körperlichen Bedürfnisse hin, die das Mentale organisieren. Jedoch ist die *somatische* Herkunft dieser Begriffe, welche die Libido-Phasen markierten, durch eine überwiegend metapsychologische Verwendung weitgehend verloren gegangen. Es ist von der heutigen analytischen Entwicklungspsychologie inzwischen vergessen worden, dass Freud mit seiner Darstellung der Sukzession der erogenen Zonen auch ein Modell für die Strukturierung *affektiver* Körpererfahrung entworfen hatte. Dies belegt eine hübsche Geschichte von Szekely (1962), die von einem zweijährigen Kind auf einem Bauernhof handelt: Es beobachtet, wie ein Huhn ein Ei legt. Das Kind deutet auf das Huhn, blickt aber zur Mutter und sagt: »A-a«. Der analytische Beobachter versteht die anale Organisation als kognitive (!) Weltauffassung des kleinen Kindes, obwohl es sich eigentlich um eine *body-mind*-Organisation handelt (vgl. Kap. 4).

Ebenso wird mit dem Triebbegriff »als Grenzbegriff zwischen Seelischem und Somatischem« (Freud 1915c, S. 214) der Körper als Fundament des Psychischen in der Psychoanalyse weniger gewürdigt. Basisemotionen lösen instinktive Verhaltensweisen aus, die sich auf angeborene Handlungsimpulse zurückführen lassen. Diese werden ausgeführt, um die jeweils spezifischen Bedürfnisse zu erfüllen (wie z. B. Suchen, Fliehen, Angreifen). Allerdings wurde bis heute keine allgemeine Übereinstimmung bezüglich Art und Anzahl der angeborenen Bedürfnisse erreicht.

In Psychotherapien ist der ungeliebte, verhasste oder mit Schmerzen verbundene Körper einer Patient*in in der körperlichen Gegenübertragung oft präsenter, als mancher/manchem Therapeut*in lieb ist, etwa wenn es ihr/ihm »die Tränen in die Augen treibt« oder »die Kehle zuschnürt«. Denn *wie* Therapeut*innen dem Körper und seinen Geschichten zuhören – und hier folgen wir weitgehend Alessandra Lemma (2014) –, wird von der eigenen Subjektivität, also den eigenen, meist schambesetzten Erfahrungen mit dem eigenen Körper und dessen eigenen Affekten und Emotionen sowie den sich daraus ableitenden theoretisch-technischen Annahmen beeinflusst. Dieses hat vermutlich auch einen Einfluss darauf, welcher Veränderungstheorie sich Psychotherapeut*innen im Rahmen ihrer Ausbildung zuwenden und wie sie die damit verbundenen Interventionen einsetzen. Ob in den Lehranalysen und Lehrtherapien zwischen Ausbildungskandidat*innen und Analytiker*innen immer authentisch über eigene körperliche Empfindungen gesprochen werden kann, ist wegen der beiderseitigen Schamdimensionen fraglich. Die schwierige Beforschung von Supervisionen von Ausbildungskandidat*innen ist ein Hinweis darauf (Grünewald-Zemsch 2019).

Neben einer Spaltung zwischen Seele und Körper in Psychologie und Psychoanalyse und den von ihr abgeleiteten Verfahren ist in den letzten Jahren ein verstärktes Interesse für den Körper zu beobachten: Der Körper wird einerseits aufgrund vertiefter neurowissenschaftlicher Erkenntnisse, andererseits aufgrund aktueller Erfahrungen gerade »neu« entdeckt. Dies schlägt sich in einer Reihe von Publikationen zum Körper nieder, in denen die allgemeine Empfehlung steht, die multisensorisch verkörperten olfaktorischen, visuellen, auditiven und haptischen Ressourcen zu erschließen. Körperresonanz bezieht sich einerseits auf das Erleben interozeptiver Signale, anderseits auf die Interaktion mit dem Therapeuten. So entscheiden Mimik, Gestik, Körperhaltungen, Stimmführung und Atembewegung wesentlich darüber, wie der andere emotional wahrgenommen wird. Wahrnehmung und affektive Bewertung (!) drücken sich körperlich aus und beeinflussen das Gegenüber in Form einer reziproken Beeinflussung mit der Folge einer wechselseitigen Körperresonanz. Dabei lohnt sich ein Blick auf philosophische Genauigkeit: Resonanz gilt nicht nur als Metapher für eine bestimmte Erfahrung eines emotionalen Zustands, sondern auch als Beziehungsmodus, der durch vier Merkmale bestimmt wird: Berührung (Affizierung – hier kommen die Affekte ins Spiel), Selbstwirksamkeit (Antwort), Anverwandlung (Transformation) und Unverfügbarkeit, weil sich Resonanz erst einmal nicht willentlich herstellt (Rosa 2019, S. 38 f.). »Das Lächeln des oder der Geliebten *kann* versteinern oder gefrieren, das Schnurren der Katze *kann* ausbleiben, die Lieblingsmusik *kann* uns auch völlig kaltlassen, der Wald oder das Meer *können* uns jede Resonanz verweigern« (Rosa 2016, S. 295).

Aus der Perspektive des Mentalisierungsmodells empfiehlt sich auf dem Boden des Intentionalitätsbegriffs die gemeinsame Suche nach dem Sinn eines körperlichen Symptoms, der – wenn es ihn jemals vorher überhaupt schon gegeben hatte – parallel zum Verlust von Resonanz verloren gegangen war. Eine sinnstiftende Würdigung der Symptomatik, die den Körper nicht gegen das Sprechen ausspielt, fördert eine – oftmals schwer zu erreichende – Behandlungsmotivation und stärkt die therapeutische Arbeitsbeziehung durch den akzeptierenden und ermutigenden Blick auf die Problematik. Jeder Mensch weiß, dass kaum etwas so verletzend, aber auch so heilsam sein kann wie das gesprochene Wort. Einerseits gibt es keinen Gegensatz zwischen Sprechen und Körper (Buchholz 2014, S. 113), die Gegenwärtigkeit des Körpers ist letztlich in der Sprache, besser: im Sprechen und damit in der Konversation zu suchen, die gestisch-mimisch begleitet ist. Andererseits kommuniziert der Körper Botschaften (z. B. frühe Traumata), welche die Betreffenden erst einmal nicht zur Sprache bringen können. Die SARS-CoV-2-Pandemie mit ihren präventionsbedingten Video-Psychotherapien machte vielen Therapeut*innen deutlich, dass es online zu Brüchen zwischen Sprechen und Körper, zu einem sogenannten *disembodiment* kommt (Weinberg & Rolnik 2020), das am besten mit Entkörperlichung übersetzt wird. Gleichzeitig rückte in den Fokus, wie förderlich körperliche Präsenz für eine gelingende therapeutische Interaktion ist. Die psychoanalytische Gemeinschaft versäumt jedoch immer noch die Reflexion, dass auch das Couch-Setting eine Art *disembodiment* fördern kann, wenn sich der Therapeut hauptsächlich auf das Zuhören und die assoziative und imaginative Aktivität einlässt, ohne auf die (zwischen-)körperlichen Prozesse zu achten.

1.1 Affekte, Gehirn und Körper – Zur Entwicklung eines affektiven Selbst

Die Bedeutung von eigener und fremder Berührung sowie körperlicher Interaktionen kann für die menschliche Entwicklung und das Wohlbefinden nicht genug betont werden. Neugeborene sind auf körperlichen Kontakt und stimmliche Klänge angewiesen, um verschiedene Körperfunktionen zu regulieren. Die verschiedenen Aspekte der Berührung, einschließlich ihrer Rückkopplungseffekte, reichen von frühen Bindungserfahrungen bis hin zu kulturellen Praktiken und unterstützen das Zusammenspiel von Körper und Psyche. Sie gestalten unsere Erfahrungen und Wahrnehmungen und fördern die Entwicklung eines affektiven Selbst.

Die erste Interaktion mit einem anderen Menschen verläuft bereits pränatal, erst recht aber mit der Geburt – im Idealfall – über liebevolle Berührung und leibliche Kommunikation: Ein Neugeborenes wird von den primären Bindungspersonen, meist seinen Eltern, rhythmisch-melodisch gestreichelt, liebkost und eng an den Körper gehalten, was in den vergangenen Jahrzehnten selbst die sterilste Geburtshilfe revolutioniert hat (Böhme 2019). Berührung ist auch deshalb so bedeutsam, weil das Sehen eines Neugeborenen nicht über 30 cm hinausreicht. Direkt nach der Geburt stabilisieren Hautkontakte die Atmung, die Körpertemperatur, die Säure-Basen-Bilanz und sogar den Blutzucker des Neugeborenen (Winberg 2005). Hautkontakte sorgen darüber hinaus für die Ausschüttung von Oxytocin beim Stillen, das als Bindungshormon bekannt geworden ist. Auch Mütter profitieren von der frühen Berührung ihrer Babys, weil sie dann erfolgreicher und länger stillen. Berührung ist auch im weiteren Leben von größter Bedeutung: Fällt ein Kind hin, wird es in den Arm genommen, die Schürfwunde wird schnellstmöglich versorgt, oder die Beule wird gestreichelt. Trauert ein Freund oder eine Freundin, sind wir geneigt, ihm oder ihr die Hand auf die Schulter zu legen. Mögen wir einen Menschen, verspüren wir den Impuls, diesen berühren zu wollen. Berührung zwischen Menschen hat insofern eine Sonderstellung, als sie nicht Teil des Tastsinns ist, sondern von speziellen Nervenfasern, den sogenannten C-Fasern, wahrgenommen und an die Insula im Gehirn weitergeleitet wird. Berührungswahrnehmung findet nicht nur im somatosensorischen Kortex statt, sondern auch in Teilen des präfrontalen Kortex und des hinteren Scheitellappens. Von diesen Hirnregionen ist bekannt, dass sie für die Aufmerksamkeitsfokussierung und die Körperwahrnehmung essentiell sind. Demnach ist das zuständige Hirnnetzwerk für die Wahrnehmung von Hautberührungen viel komplexer als bisher angenommen (Rullmann et al. 2019). So sind spezielle Berührungsneuronen für die sexuelle Empfänglichkeit erforderlich und regen die Dopaminausschüttung im Gehirn an. Das Ausschalten solcher Neuronen durch die Arbeitsgruppe um Elias (2023) führte dazu, dass weibliche Mäuse die Männchen ablehnten, mit denen sie sich normalerweise zu paaren versucht hätten. Dies belegt, dass ein spezieller Haut-Gehirn-Schaltkreis die belohnende Qualität sozialer Berührung kodiert.

Die Entwicklung eines Kindes als Subjekt hängt besonders von der Qualität körperlicher Berührungserfahrungen mit seinen primären Bindungspersonen ab. Gedemütigte, geschlagene oder sexuell missbrauchte Kinder leiden eher an psychischen Erkrankungen und/oder psychosozialen Entwicklungsrückständen im Erwachsenenalter als Menschen, denen solche Erfahrungen in jungen Jahren erspart geblieben sind. Insofern ergab sich die Frage, worin die eigentlichen Gründe für die größere Verwundbarkeit liegen und ob diese eventuell mit einer veränderten Wahrnehmung von Berührung zusammenhängen. Berührungen beeinflussen die Gehirnentwicklung, vermitteln ein Gefühl für den eigenen Körper und dienen auch als Stressregulator. Führen also Gewalterfahrungen im Kindesalter möglicherweise zu einer dauerhaft veränderten Wahrnehmung von sozialen Reizen?

Während der Covid-19-Pandemie war bezüglich der Folgen von sozialer und physischer Distanzierung zu beobachten, dass Wünsche nach intimen Berührungen mit der Dauer sozialer Distanzierung umso deutlicher zutage traten. Dabei spielten weniger die Menge an unterstützenden Berührungen, die Menschen nach eigenen Angaben in ihrer Kindheit erhalten hatten, eine Rolle, sondern die individuellen Unterschiede im Bindungsstil: Je ängstlicher eine Person gebunden war, desto mehr sehnte sie sich während Covid-19 nach Berührung, und je vermeidender eine Person gebunden war, desto weniger sehnte sie sich in dieser Zeit nach Berührung.[1] Unabhängig davon hat sich in

1 Aikatherina Fotopoulou: Social versus Physical Distancing: Experiences and Desires of Social Touch During COVID-19 and in Psychotherapy am 11. 07. 2020, Neuropsychoanalysis Around the World. https://npsa-association.org/event-details/neuropsychoanalysis-around-the-world-abstracts/.

unserer westlichen Kultur – möglicherweise auch als Antwort auf die digitalisierte, entkörperlichte Welt – eine Berührungssubkultur entwickelt, die in der steten Zunahme von Yoga-, Massage- und Tantra-Studios, Kuschelpartys und tiergestützten Psychotherapien zum Ausdruck kommt.

Bis zum vergangenen Jahrhundert wurden liebevolle Berührungen zum sogenannten Gemeingefühl *(sensus communis)* gezählt, einem gängigen Begriff der Psychologie und Physiologie, der alle Sinneswahrnehmungen umfasste, die von innen kommen und nicht als Teil der anderen fünf Sinne galten. In der Zwischenzeit wurde der Begriff des Gemeingefühls durch spezialisiertere Termini wie Körperschema, Körperbild und Körper-Selbst ersetzt (Fuchs 1995). Während das Körperschema konstitutionell bedingt ist, weist der Begriff des Körperbilds auf die Bedeutung des intersubjektiven Kontextes hin, in dem sich ein solcher Körper entwickelt. Das Körperbild besteht aus einem »System von Wahrnehmungen, Einstellungen und Überzeugungen, die sich auf den eigenen Körper beziehen« (Gallagher 2013 [2005], S. 24; Übers. USV). Das Körperbild unterliegt gesellschaftlichen und modischen Strömungen, an denen z. B. die Schönheitschirurg*innen und Tätowierer*innen ihr Geld verdienen.

Das Mentalisierungsmodell kann wertvolle Beiträge zum Verständnis von Entwicklungsfaktoren und Fantasien liefern, die mit der durchaus fluiden seelischen Repräsentanz des Körpers, also dem Körperbild, einhergehen (Lemma 2014, S. 5). Wenn Resonanz und Reziprozität in der frühen Entwicklung zwischen Baby und primären Bindungspersonen fehlen, können sich weder Repräsentanzen noch ein stabiles Körperbild entwickeln. Folglich können im späteren Lebensalter traumatische Erfahrungen zu einer Resomatisierung führen, was von Dennis Brown mit dem Begriff des »Dementalisierens« beschrieben wurde (Brown 2006).

Auch wenn wir manchmal in aller Klarheit zu wissen meinen, was wir fühlen, ist es nicht ungewöhnlich, dass wir unserer Gefühle nicht allzu sicher sind, weil sie situativ unbestimmt oder konfliktbelastet sind. Nichts zu fühlen kann ein Hinweis für eine bestimmte Psychopathologie sein, muss es aber nicht. Die Tatsache, dass wir nicht immer wissen, was wir fühlen, kommt in den aktuellen Beiträgen zu Affekten und Emotionen deutlich zu kurz (Jurist 2018). Eine Voraussetzung, Erleben frühester Entwicklung in Psychotherapien zu erkennen und zu nutzen, ist die Fähigkeit, körperliche Empfindungen, die häufig als Affekte in Erscheinung treten, zu erspüren und sie in einem aufmerksamen Wahrnehmungsprozess zu Emotionen zu entwickeln.

Das Fehlen von Einfühlung ist neben dem Hass Folge fehlender oder nicht gelingender Affektregulation im teleologischen Modus, eine häufige Bedingung für aggressive Impulsdurchbrüche bis hin zu Mord- oder Tötungshandlungen. Die Fähigkeit der Einfühlung setzt eine hinreichend gute Entwicklung der klassischen fünf Sinne (Hören, Riechen, Schmecken, Sehen, Tasten) voraus, die durch weitere Sinneskompetenzen, wie z. B. den Temperatursinn (Thermorezeption), die Schmerzempfindung (Nozizeption), den Gleichgewichtssinn (vestibulärer Sinn), die Tiefensensibilität (Propriozeption) und eine Reihe von Interozeptoren (z. B. für Durst, Hunger und Blutdruckregulation), als »Fühler« ergänzt werden. Ohne diese »Sinne« – Leikert (2019a) spricht deshalb sehr treffend von einem sinnlichen Selbst – wäre unsere Wahrnehmung sehr eingeschränkt. So können Menschen, für die Angstsymptome eine vitale Katastrophe bedeuten (eine Herzattacke wird mit einem Gefühl des Sterbens verbunden), diese in ihrer Intensität in der akuten Situation einer Panikattacke nicht begrenzen. Es spricht vieles dafür, dass dieses Erleben auf instabilen Repräsentanz-Erfahrungen im prozeduralen Gedächtnis beruht, die sich aus einer entweder übertrieben-überflutenden oder einer fehlenden Spiegelung kindlicher Emotionen durch frühe Bindungspersonen bilden. Dadurch kommt es zu einer neurobiologisch unterbrochenen repräsentationalen Kartierung (Fonagy et al. 2004 [2002], S. 35) bzw. nicht entwickelten Repräsentanzen. Fehlen Repräsentanzen oder sind sie nicht miteinander verbunden, äußert sich dies in Form prämentalisierender Modi (vgl. Kap. 5.1). Erst spezifische therapeutische Interaktionen, die mit wiederholten, kongruenten Spiegelungsprozessen einhergehen, ermöglichen einen mentalisierenden und schließlich reflektierenden Modus. Der von Diez Grieser und Müller (2018, 2024) in unserer Reihe »Mentalisieren in Klinik und Praxis« entwicklungspsychologisch eingebrachte und von uns klinisch ausgearbeitete Körper-Modus fehlte bis vor Kurzem im Mentalisierungsmodell. Der stattdessen aktuell genutzte Begriff *embodied mentalizing* im britischen Mentalisierungsmodell trifft die mit dem Körper-Modus erfassten Phänomene unseres Erachtens nicht: Im Körper-Modus kann (noch) nicht mentalisiert werden. Erstmals tauchte der Terminus *embodied mentalizing* in einem Kapitel über Essstörungen von Skarderud und Fonagy mit folgender Definition im Glossar auf: Es seien Phänomene, »bei denen der Körper benutzt wird, um Momente des mentalen Versagens auszufüllen« (Skarderud & Fonagy 2012, S. 359; Übers. USV). Der Begriff wird weiter gefasst und umfasst mentale Zustände, die sich auf das körperliche Sein einer Person beziehen, einschließlich Wahrnehmungen und Kognitionen über körperliche Funktionen und sensomotorische Wahrnehmung« (Skarderud & Fonagy 2012, S. 359). Aber: *Embodied mentalizing* spiegelt die im Körper-Modus erfassten Phänomene wenig präzise wider: Denn der Körper-Modus ist ein Modus *vor* dem Mentalisieren: »Der Körper ist kein Gefäß für unerwünschtes psychisches Leben; er informiert und unterstützt das psychische Leben« (Jurist 2022, S. 200). Unabhängig von der Art des prämentalisierenden Modus können bestimmte Sinneswahrnehmungen allein nicht sinnvoll auf die zwischenmenschliche Homöostase übertragen werden, wenn stabile Repräsentationen zur Strukturierung der Sinneserfahrungen fehlen.

Die Entwicklung eines Körper-Selbst ist ohne die Entwicklung stabiler neuronaler Strukturen des Gehirns, einschließlich eines Gedächtnissystems nicht zu denken. Lebendige Systeme bestehen aus offenen, zirkulären Feedback-Schleifen, in denen die Systemkomponenten reziprok, entweder horizontal oder vertikal zirkulär interagieren. Inzwischen ist hinreichend belegt, dass die Regulation des Immunsystems wie des Hormon- und Nervensystems in ihrer Funktionsweise nicht mehr für sich isoliert, sondern nur in Form wechselseitiger Beeinflussung verstanden werden kann (Federschmidt 2017). So tragen Immunzellen sowohl Rezeptoren für Neuropeptide (Transmitter des Nervensystems) als auch für Hormone. Umgekehrt tragen Nervenzellen Rezeptoren für die Botenstoffe des Immunsystems, wobei den Zytokinen eine zentrale Rolle bei der Kommunikation zwischen den Zellen des Immunsystems zukommt. Alle immunologischen Organe sind mit Fasern des Nervensystems verbunden. Botenstoffe des Immunsystems nehmen ebenso wie die Hormone Einfluss auf das zentrale Nervensystem und damit auf das psychische Befinden.

Vor dem Hintergrund dieser bio-psycho-sozialen Verschränkungen ist der Körper Spiegel der Seele und die Seele auch Spiegel des Körpers. So interagieren die Hormone in der Mutter-Kind-Dyade bei beiden, einschließlich des Blutzuckers und des Adrenalins, des Lächelns, der Gesten und der Emotionen. Dies entspricht dem, was Winnicott (1958) mit der berühmten Formulierung: »Es gibt so etwas wie ein Baby nicht. Es gibt nur ein Mutter-Kind-System« zu erfassen suchte.

Das Gehirn wird heute als ein aktives Organ gesehen. Im Sinne eines *predictive brain* generiert es Vorhersagen und Hypothesen von Sensationen (im Sinne von Erwartungen) und ist nicht auf Reizreaktionen beschränkt. Es sagt physiologische Bedürfnisse vorher und versucht, diese zu erfüllen, bevor sie vom Körper benötigt werden (wenn sich der Blutdruck z.B. erst nach dem Zum-Stehen-Kommen änderte, würde man ohnmächtig). Dies ist energetisch deutlich ökonomischer und dient der Anpassung an Herausforderungen (»Allostase«).

Umgekehrt spielen individuelle Prägungen der frühen Kindheit und der Adoleszenz in Form von Erwartungen eine wesentliche Rolle. So berichten Probanden von einem geringeren Schmerz, wenn die Schmerz-Erwartung niedriger war als die reale Reizstärke. Wird ein intensiver Schmerz erwartet, ist die Wahrnehmung deutlich höher. Dies ist bei ängstlichen Menschen besonders ausgeprägt (Paulus & Stein 2010): Nebenwirkungen von Antidepressiva werden intensiver von chronisch depressiven Patienten wahrgenommen, die zusätzlich an einer Panikstörung leiden (Shankman et al. 2017). Dies wird einer erhöhten Sensibilität für Veränderungen im Körper zugeschrieben, wodurch solche Patienten einem höheren Risiko ausgesetzt sind als jene ohne Panikstörung. Ob die Interozeption stärker oder weniger ausgeprägt ist, scheint vom Bindungsstil und den Bindungs-Repräsentanzen abhängig zu sein. Diskrepanzen zwischen einem erwarteten und einem empfundenen inneren Zustand können ein breites Spektrum maladaptiver Verhaltensweisen fördern, die darauf abzielen, das innere Milieu zu verändern, um dem erwarteten Zustand zu entsprechen.

Fehlt über längere Zeit ein emotional-körperliches Feedback über eine sichere Bindung, hat dies dramatische Folgen: Rumänische Waisenkinder, die gegen Ende der Ceaușescu-Ära ihre ersten Lebensmonate in extremer emotionaler Deprivation verbringen mussten, hatten im Erwachsenenalter um 8,6 % kleinere Gehirne als britische Kinder, die gleich nach der Geburt adoptiert worden waren (Mackes et al. 2020). Diese Veränderungen betrafen vor allem Hirnregionen, die mit Funktionen wie Organisation, Motivation, Integration von Informationen und Gedächtnis verbunden sind. Interessanterweise war der rechte untere Temporallappen bei den rumänischen Heimkindern größer als bei den englischen Adoptivkindern, was als Versuch des Gehirns interpretiert wurde, negative Auswirkungen der Deprivation zu kompensieren. Kinder mit dem größten Wachstum in diesen Regionen zeigten in geringerem Ausmaß ADHS-Symptome.

Ein neuronal und neuroendokrin begründeter Mangel behindert ein ausgewogenes Mentalisieren bezüglich der Fähigkeit, Stressoren und Affekte aller Art adaptiv neu zu kalibrieren (Abb. 1.1-1). Neben der Verminderung synaptischer und dendritischer Verbindungen im Gehirn ist das Stress-System – die HPA-Achse – und damit die Affektsteuerung massiv beeinträchtigt. Auch eine Reihe von Neuropeptiden ist beeinträchtigt, von denen Oxytocin am besten untersucht ist. Oxytocin hat sich als bedeutsam bezüglich sozialer Zugehörigkeit, des Bindungsverhaltens, sozialer Unterstützung, mütterlichen Verhaltens und Vertrauens sowie bezüglich des Schutzes vor Stress und Ängsten herausgestellt. Emotionaler und auch sexueller Missbrauch in der Kindheit sind u. a. mit verminderten Oxytocin-Spiegeln im Liquor bei erwachsenen Frauen assoziiert (Heim et al. 2009). Dies alles hat auch als soziales Schicht-Problem Bedeutung. Menschen mit geringem und mittlerem Einkommen sind nicht nur häufiger besonderen Stressoren ausgesetzt, die sie für alle möglichen somatischen wie psychosomatischen Erkrankungen, einschließlich der Neigung zur Dissoziation, vulnerabel machen, sondern sie sind auch in der Fähigkeit eingeschränkt, den Symptomen mentalisierend etwas entgegenzusetzen (Goldstein et al. 2019; Purgato et al. 2018).

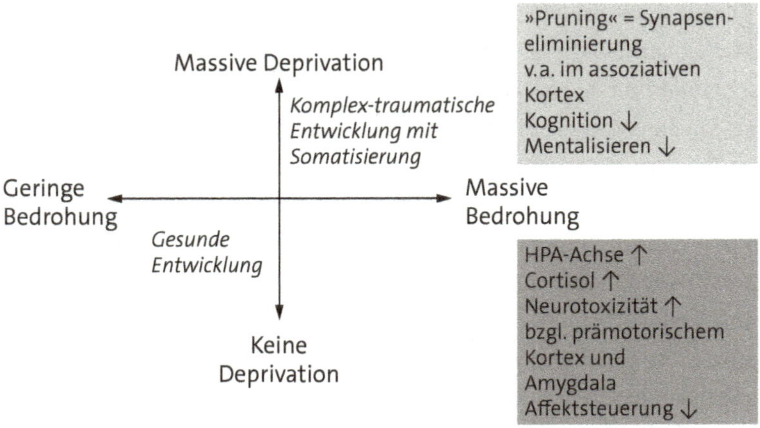

Abb. 1.1-1: Widrige Kindheitserfahrungen (Deprivation und Bedrohung) als Dimensionen früher Erfahrung und neuronaler Entwicklung (McLaughlin et al. 2014)

Monotonie der Umwelt und soziale Isolation führen in Tiergehirnen zur eingeschränkten Bildung neuer Neuronen im Gyrus dentatus, der Teil des Hippocampus ist; ähnliche Ergebnisse, einschließlich einer Volumenminderung der grauen Substanz im rechten dorsolateralen präfrontalen Kortex (DLPFC), im linken orbitofrontalen Kortex (OFC) und im linken parahippocampalen Gyrus, fanden sich bei Erwachsenen, die über 14 Monate in der Antarktis auf sich allein gestellt waren (Stahn et al. 2019). Insofern sollten Beeinträchtigungen der neuronalen Entwicklung durch Deprivations- und Bedrohungserfahrungen mit Auswirkungen auf die Affektregulation als Defizite bezüglich etwaiger Einschränkungen des Mentalisierens angemessen im therapeutischen Umgang berücksichtigt werden (Sheridan & McLaughlin 2014).

Erst in den vergangenen zwei Jahrzehnten ist ein verstärktes Interesse an der Bedeutung von Affekten und Emotionen bezüglich Bindungsstil, Körper und Entwicklung eines affektiven Selbst in der psychotherapeutischen Szene zu beobachten. Jedoch sind die leiblich-körperlichen Prozesse, die Rolle der körperlichen Selbstwahrnehmung im Rahmen der Gegenübertragung und »die Integration leiblicher Wahrnehmungen in die Kette der Assoziationen« des Patienten »weit entfernt davon, zureichend erforscht zu sein« (Leikert 2019b, S. 30). Affekte und Gefühle wurden über lange Zeit wissenschaftlich und klinisch nicht besonders wertgeschätzt. Noch bis 1987 wurden Kinder ohne Narkose operiert, weil man davon ausging, dass sie kein Schmerzempfinden haben können (Coates 2016).

Jeder Säugling, jeder Erwachsene kennt Wut, wenn sein Interesse keine Antwort erhält, verleugnet oder vereitelt wird. Wir alle kennen den Zustand, sich verlassen oder zuweilen traurig zu fühlen. Zahlreiche Menschen freuen sich über das Spielen mit anderen. All diese Affekte beruhen auf nichtverbalen, körperlichen, sensomotorisch-neurobiologischen Zuständen des Organismus in spezifischen Situationen. Zu jedem Affekt gehört eine bestimmte Intentionalität (wie z. B. etwas Toxisches ausstoßen bei Ekel oder eine aktuelle Interaktion fortsetzen bei Freude). Der Begriff »Intentionalität« geht auf Franz Brentano zurück, der diesen Ausdruck zur Charakterisierung psychischer Phänomene (wie z. B. Überzeugung, Wunsch, Wahrnehmung, Absicht usw.) vorschlug. »Kein physisches Phänomen zeigt etwas Ähnliches« (Brentano 2008 [1874], S. 124 f.). Unabhängig von der Diskussion, inwieweit Affekte angeboren, intersubjektiv oder beides sind, sind sie kulturell eingebettet und verändern sich im Lauf der Zeit: Z. B. war es im Mittelalter üblich, dass Menschen in aller Öffentlichkeit schamlos koteten und urinierten, wo immer sie sich gerade aufhielten. Im weiteren Verlauf der Entwicklung gab es sogar Gemeinschaftstoiletten. In der neuzeitlichen Geschichte Europas ließen sich immer höhere Scham- und Peinlichkeitsschwellen beobachten. Dies korrelierte mit dem Bau individueller Toiletten und Waschräume, die neue Körpergrenzen definierten und zugleich die moderne Zivilisation einleiteten (Elias 1939; Gleichmann 1979). Anekdotisch sei erwähnt, dass Freuds Phasentheorie (oral, anal und genital) wesentlich davon beeinflusst wurde. Um die Jahrhundertwende erreichte nämlich der Gestank der Wiener Fäkalien solche Ausmaße, dass nicht nur in Wien, sondern auch in vielen anderen europäischen Großstädten die Kanalisation Abhilfe schaffen sollte. Während die Bauern früher diese Hinterlassenschaften als Dünger abgeholt und dafür bezahlt hatten, mussten die Stadtbewohner nun für die Kanalisation bezahlen. So lag es für Freud nahe, Analität mit Geld gleichzusetzen.

Dies ist ein schönes Beispiel dafür, dass Affekte situations- und subjektgebunden auftreten und per se intersubjektiv sind (Trevarthen

1993), auch wenn sie sich in informationsverarbeitende Affekte (wie z.B. Neugier), beziehungsregulierende Affekte (wie z.B. Wut) und selbstreflexive Affekte einteilen lassen (Wöller & Kruse 2018, S.138). Sie weisen zwei Dimensionen auf: ein Erregungsniveau und einen »hedonischen Ton« (Hill 2015), d.h., sie gehen mit negativen oder positiven Zuständen von Über- oder Untererregung sowie einem Gefühl von Lust und Unlust, von Freude oder Unmut einher. Hier ist man an ältere psychoanalytische Konzepte erinnert, dass sich alle später entwickelnden Affekte aus einem neonatalen Zustand von Zufriedenheit und Kummer herleiteten (Krystal 1978). Dies wird später mit zwei unterschiedlichen Entwicklungslinien verbunden – mit einem kleinkindlichen nonverbalen Affektsystem und einem verbalen, desomatisierten Erwachsenen-System: »Der Kern des Selbst ist somit nonverbal und unbewusst und eingebettet in die Matrix der Affektregulation« (Schore 2007, S.43).

Das Mentalisierungsmodell stützt sich auf die Theorie der Repräsentanzen-Bildung für Affekte auf dem Boden einer sicheren Bindung zu den primären Bindungspersonen und versucht damit, eine Reihe anderer Modelle zu integrieren, die unterschiedlich auf die (meist dreistufige) Entwicklung eines (affektiven) Selbst mal mit, mal ohne entwicklungspsychologische Befunde fokussieren:

- *Daniel Stern* mit seinem intersubjektiven Selbstkonzept und den dynamischen Formen der Vitalität, die sich in Wörtern wie »explodierend«, »pulsierend« oder »verblassend« ausdrückten und eher das »Wie«, die Art und Weise, den Stil und nicht das »Was« und »Warum« betreffen. Ohne Bewegung können wir keine mentale unsichtbare Aktivität – Gedanken, Emotionen oder gar den »Willen« – lesen oder imaginieren. Für ihn ist die Entwicklung von Repräsentanzen bzw. von Schemata für ein auftauchendes Selbst bzw. Kern-Selbst zentrale Voraussetzung für eine Selbststruktur (Stern 1992 [1985]; Stern 2019 [2011]). Dabei unterscheidet er zwischen semantischen und prozeduralen Repräsentanzen. Semantische Repräsentanzen ermöglichen eine Symbolisierung durch Sprache, bei prozeduralen Repräsentanzen handelt es sich um ein Wissen, das z.B. die Fähigkeit betrifft, *wie* man Fahrrad fährt. Stern war deshalb einer der Ersten, der Deutungen im Sinne der Bewusstmachung verdrängter Triebregungen und Fantasien als nicht ausreichend ansah, Veränderungen in psychoanalytischen Behandlungen herbeizuführen (Stern 2012, S. 52).

- *Antonio Damasio* mit seinem neurowissenschaftlichen Konzept vier verschiedener Ebenen der Lebensregulation. Die basale Lebensregulation besteht aus einfachen, stereotypen Reaktionsmustern, zu denen Stoffwechselregulation und Reflexe gehören. Auf ihr basieren Emotionen (entsprechend den Affekten) mit komplexen, stereotypen Reaktionsmustern, zu denen die primären (= angeborenen) und sekundären oder sozialen Emotionen (Verlegenheit, Schuld, Stolz und andere) sowie Hintergrundemotionen (Wohlbehagen oder Unbehagen, Ruhe oder Anspannung) zählen. Aus diesen entwickeln sich Gefühle als sensorische Muster, die Schmerz, Lust und Emotion signalisieren, zu Vorstellungen werden und mit der obersten Ebene, den höheren Denkprozessen (Bewusstsein), verbunden sind (Damasio 1999; Damasio 1999 [1994]; Damasio 2000). Anstelle der Affekte führte er den Begriff der »somatischen Marker für innere mentale Zustände« ein, die durch Erfahrung erworben werden, bei neuronaler oder kultureller Schädigung aber auch fehlen können. Sie äußern sich u. a. als Anspannung, Seufzen oder Verkrampfung.
- *Jaak Panksepp* mit seinen aus der Tierwelt evolutionsbiologisch abgeleiteten sieben Basis-Affekten, die das Verständnis der Entwicklung eines Körper-Selbst neu begründeten. Sie entstammen den alten subkortikalen Säugetier-Hirnstrukturen im Sinne eines primären Prozesses (Panksepp wählt für die Bezeichnung der sieben Affektsysteme Großbuchstaben) (vgl. Tab. 1.1-1). Der sekundäre Prozess beruht auf »eingebauten emotionalen Lernmechanismen«, der tertiäre Prozess »auf emotionalen Gedanken und Überlegungen, die für die menschliche Erfahrung so evident sind« (Panksepp 1998; Panksepp & Biven 2012, S. xi). Auf dieser Basis entwickeln sich Repräsentanzen, die beim Menschen im Alter von drei bis vier Jahren eine gewisse Stabilität aufweisen. Panksepp unterteilte die außerordentlich variantenreichen körperlichen Affekte taxonomonisch in interozeptive (›homöostatische‹) und exterozeptive (›sensorische‹) Subtypen. Diese sind beide körperlicher Natur. Ein drittes Affektsystem ist emotional, das den Körper zwar einbezieht, aber nicht

ohne Weiteres als körperlich bezeichnet werden kann, etwa wenn man seinen Bruder vermisst – ein emotionaler Zustand, der nicht in der gleichen Weise wie Hunger und Schmerz körperlich ist (Solms 2023, S. 98).

- *Sebastian Leikert* bezieht sich auf Wilma Bucci, Jörg Scharff, Daniel Stern und Ulla Volz-Boers. Mit der »somatischen Narration« vertritt er die Arbeitsweise, »die Strukturen des Körperselbst, die durch Traumatisierung desorganisiert sind und den Kontakt zum symbolischen Netzwerk verloren haben, ins Zentrum der Aufmerksamkeit« des therapeutischen Paares zu stellen (Leikert 2024a). Im Unterschied zu ihm gehen wir jedoch davon aus, dass es auch nicht wenige Patienten gibt, die keine Proto-Repräsentanzen oder gar Repräsentanzen entwickeln konnten. Bei ihnen fehlen die von ihm so bezeichneten traumatisch bedingten »verkapselten Körperengramme«, die mit einer leiblich organisierten Abwehrstruktur einhergehen. Solche äußern sich in Desorganisation, Versteinerung und einer spezifischen Wahrnehmungsabwehr, die sich in einer systematischen Abwendung der Aufmerksamkeit vom eigenen Körper präsentiert. Lombardi (2008) kritisiert deshalb in ähnlicher Weise die Rede vom Körper-Selbst, die bereits eine höhere Entwicklung impliziert und eine Integration des psychischen Selbst des Patienten mit seinem Körper voraussetzt, was nicht selbstverständlich sei. Und etwas überspitzt: »Die meisten Patienten haben heute nie eine Psyche entwickelt« (Lombardi 2023, S. 69–70). In dieser Hinsicht ziehe er es vor, weniger vom leiblichen Unbewussten und mehr vom Unbewussten und dem Körper als zwei verschiedenen Entitäten zu sprechen, was wieder eine Körper-Psyche-Dichotomie bedeutet. Behandlungstechnisch sind Stern und Leikert dem Mentalisierungsmodell sehr nahe, weil zur »Entgiftung des Körper-Selbst« eine »Differenzierung der leiblichen Selbstwahrnehmung« empfohlen wird (Leikert 2019a, S. 26 f.).
- *Mark Solms* interessiert sich als Neuropsychoanalytiker primär für die Entstehung des Bewusstseins aus Affekten. Dies sei viel primitiver als wir oft annehmen: Das Bewusstsein entstehe in Gehirnregionen, die der Mensch mit den Fischen teile: »Die einfachsten Formen von Gefühlen – Hunger, Durst, Müdigkeit, Muskelermüdung, Übel-

keit, Kälte, Harndrang, Stuhldrang und dergleichen – mögen nicht wie Affekte erscheinen, aber genau das sind sie. Was affektive Zustände von anderen psychischen Zuständen unterscheidet, ist, dass sie hedonisch bewertet werden: Sie fühlen sich ›gut‹ oder ›schlecht‹ an« (Solms 2021, S. 96). Die Valenz registriert »den Grad und die Richtung homöostatischer Abweichungen von unseren biologisch lebensfähigen Zuständen« (Solms 2022, S. 168). Sie verleiht damit allen Affekten und Emotionen eine Dimensionalität von schwer/intensiv bis leicht/sozial verträglich. Auf der anderen Seite zeigen alle Affekte, dass sie sich an der Homöostase orientieren, denen das Lust-Unlust-Prinzip zugrunde liegt. Deshalb kritisiert Solms, dass die Bezeichnung »homöostatisch« ausschließlich für den interozeptiven Subtyp gelte. Ähnlich anderen Lebewesen sind Menschen biologische Bedürfnisse angeboren, von denen er – Jaak Panksepp folgend – sieben zu den primären Affekten zählt (vgl. Tab. 1.1-1). Die besondere Herausforderung emotionaler Entwicklung bestehe im Umgang mit diesen Bedürfnissen, die entweder gehemmt oder befriedigt werden. Dabei spielt die frühe Kindheit, in der das deklarative Gedächtnis noch nicht entwickelt ist, eine besondere Rolle bezüglich der Regulation dieser Bedürfnisse. Kleinkinder automatisieren die besten Lösungen (im Sinne des *predictive brain*), von denen einige davon später im Leben verbessert werden könnten, wenn sie nicht non-deklarativ geworden wären. Werden diese Vorhersagen darüber hinaus unseren emotionalen Bedürfnissen nicht gerecht, so leiden wir unter Gefühlen, deren Ursachen uns unbekannt sind und die mit Abwehrmechanismen gegen solch emotionales Leiden einhergehen. Versagen diese Abwehrmechanismen, leiden wir an psychischen oder psychosomatischen Störungen. Dies sind Störungen, für die professionelle Psychotherapie in Anspruch genommen werden sollte. Dabei besteht Solms Technik in Übereinstimmung mit der klassischen Psychoanalyse darin, die aktuellen nicht-deklarativen Vorhersagen durch »Übertragungsdeutungen« bewusst zu machen, um den Patienten auf das wiederkehrende Auftreten einer nicht-deklarativen Vorhersage aufmerksam zu machen. Hier gibt es einen Unterschied zur Technik der Mentalisierungsbasierten Einzel- und Gruppentherapie, aber auch zur »somatischen Narration« von Sebastian Leikert, die beide weitgehend auf Übertragungs- und Gegenübertragungsdeutungen in diesem Stadium verzichten.

Der Begriff Emotion kommt vom Lateinischen emotio (heftige Bewegung) bzw. emovere (aufwühlen, heraustreiben). In der Affekt- und Emotionsforschung findet sich bisher keine gemeinsame Auffassung, was Affekte, was Emotionen und was Gefühle eigentlich genau sind und wie daraus ein Selbst entsteht. Das englische Wort *emotion* wird im Deutschen mit »Gefühl« übersetzt. In den Kognitiven Neurowissenschaften wird *emotion* als »frei von Affekt« verstanden (LeDoux 1996). Damasio wiederum nutzt den Begriff Affekt nicht, sondern spricht von »ursprünglichen Gefühlen« des Proto-Selbst, die Informationen über den Körper speichern, und meint im Grunde das Affekt-System. Als entscheidendes neuronales System für den Erwerb des Signalapparats der somatischen Marker, die durch Erfahrung erworben werden, sieht Damasio die präfrontalen Rindenfelder an, die größtenteils auch das System für die sekundären Gefühle enthalten (Damasio 1999 [1994], S. 247). Entgegen den Befunden, die eine Differenzierung der Gefühle durch affektmarkierte Spiegelungen bedeutsamer Bindungspersonen präferieren, vertritt Damasio ein neuronales Selbst mit zwei Kategorien von Repräsentanzen – topographisch organisierte und erworbene dispositionelle Repräsentanzen, die in kleinen Neuronenkomplexen für erinnerbare Vorstellungsbilder zuständig seien und ein Gedächtnis darstellten (Damasio 1999 [1994], S. 147). Obwohl Damasio entwicklungspsychologische Befunde außen vorlässt, vertritt er eine intersubjektive Position: Bewusstsein entstehe erst, »wenn die Repräsentanzmechanismen eine bestimmte Art von wortloser Erkenntnis offenbaren – nämlich, dass der Zustand des Organismus durch ein Objekt verändert worden ist – [und] diese Erkenntnis gleichzeitig mit der deutlichen Repräsentanz eines Objekts erfolgt« (Damasio 2000, S. 20).

Während Affekte und Emotionen umgangssprachlich und auch in der Wissenschaft als unbewusste Ausdrucksformen häufig identisch verstanden werden, sind Gefühle in der Regel bewusst und als Repräsentanzen von Affekten und basalen Emotionen anzusehen. Zahlreich sind die Versuche, Emotionen zu definieren. Destilliert ließe sich vielleicht sagen: Wenn mächtige Affektwellen unser Selbst überschwemmen, erleben wir eine Emotion. Wenn ähnliche Gefühle weniger stark, aber persistierend ausgeprägt sind, ließe sich vom Erleben einer Stimmung sprechen (Panksepp 1998, S. 47). Eine Überwältigung von Emotionen geht meist mit einer Unterbrechung der übrigen neuronalen Mechanismen einher, die mit Rationalität und Kognition verbunden sind, weshalb Mentalisieren dann nicht möglich ist. Basale, phylo- und ontogenetisch ältere Hirnstammsysteme steuern dann das Verhalten. So plausibel eine solche Beschreibung ist, so wenig wird sie allerdings der Komplexität gerecht, auf welche Weise Affekte und Emotionen die persönlichen Eigenschaften, die Persönlichkeit bzw. das Selbst kontrollieren, und umgekehrt, welchen Einfluss das autobiographische Selbst auf Affekte und Emotionen hat. Auch erklärt sie damit nicht, wie Emotionen wirklich funktionieren, um innerhalb der Psyche eines Individuums Gefühle auszulösen, die dieses dann als solche erfährt. Eine weitere Schwierigkeit ist, dass sich eine Vielzahl emotionaler Begriffe, wie z. B. Liebe, Scham und Wut, in ihrer Bedeutung von Kultur zu Kultur und von Sprache zu Sprache unterscheiden, selbst wenn wir sie in dieselben Worte übersetzen.

In seinem epochalen Meisterwerk »Der Ausdruck der Gefühle bei Mensch und Tier« ging Charles Darwin (1872 [1934]) davon aus, dass jede Kultur auf der ganzen Welt sechs grundlegende Emotionen teile: Glück, Traurigkeit, Angst, Wut, Überraschung und Ekel. Anspruchsvolle linguistisch-rechnerische Studien belegen, dass emotionale Begriffe sowohl eine kulturelle Variation als auch eine universale Struktur aufweisen (Jackson et al. 2019). So haben die Sprecher von Mwotlap im südpazifischen Inselstaat Vanuatu kein perfektes Äquivalent für das englische Wort *love*. Am ehesten entspreche diesem das Verb *tam*, was variabel Einfühlungsvermögen, Großzügigkeit und Gastfreundschaft bedeute. Dies sei ein guter Begriff für Nächstenliebe, aber er umfasse nicht die romantische Liebe (die durch ein anderes Verb ausgedrückt wird, ähnlich wie »brauchen«, wie in »ich brauche dich«) (Matacic 2019). Selbst in der westlichen Kultur, die andere Kulturen bezüglich ihrer Affektausdrücke, Emotionen und Gefühle erstaunlich wenig zur Kenntnis nahm, findet sich keine Einheitlichkeit. Insofern unterliegt affektives Erleben in hohem Maße sowohl unterschiedlicher Wahrnehmung als auch der Möglichkeit von Fehlregulierung. Ekman (2003) geht von sieben Basisaffekten aus: Ärger (Wut), Angst, Trauer, Freude, Ekel, Verachtung, Überraschung. Mentzos (2009) bezieht sich auf die Säuglingsforschung und findet ebenfalls sieben Affekte, allerdings nicht die gleichen: Wut, Furcht, Freude, Verzweiflung, Ekel, Überraschung, Interesse. »Soziale Emotionen« wie Scham, Schuld, Stolz und Neid werden eher zu den komplexen Affekten gerechnet. Panksepp und Biven (2012) vertreten sieben basale emotionale Systeme, die sich auf evolutionär geprägte neurobiologische Instinktsysteme stützen: ein »allgemeines Motivations- und Explorationssystem« (SEEKING), »Spiel« (PLAY), »liebevolles Fürsorgeverhalten« (CARE), »sexuelle Lust« (LUST), »Furcht« (FEAR) und »Wut« (RAGE) (Tab. 1.1-1). Erstaunlicherweise fehlt »Ekel« als primärer Affekt, wird von Panksepp aber den »sensorischen« Emotionen zugeordnet.

Auch wenn bisher keine allgemeine wissenschaftliche Übereinstimmung bezüglich der neurobiologischen Affektsysteme besteht – ob angeboren oder doch durch Lernen entwickelt –, scheint das von Panksepp und Biven vertretene Affektmodell für das Mentalisierungsmodell am geeignetsten zu sein: Bewusstwerdung und Bewusstsein entstünden im Kern verkörperlicht-affektiv durch einen Gefühlsstrom des

Tab. 1.1-1: Taxonomie der primären Affektsysteme

Descartes 1649	Ekman et al. 1972	Mertens & Krause 1993	Mentzos 2009	Panksepp & Biven 2012
		Interesse	Interesse	SEEKING
Verwunderung	Überraschung	Überraschung	Überraschung	
Freude	Freude/Glück	Freude	Freude	PLAY (JOY)
Liebe				CARE (LOVE)
Begehren				LUST (SEXUAL)
	Angst	Angst	Furcht	FEAR, PANIC (Separation Distress)
Hass	Ärger/Wut	Wut	Wut	RAGE
			Ekel	

körperlichen Kern-Selbst, sodass Fühlen als ein Prozess zu verstehen ist, der maßgeblich durch tief in der Evolution entwickelte Instinkt-/Triebsysteme geprägt ist. Das Fundament der menschlichen Psyche ist von unten nach oben in Primär-, Sekundär- und Tertiärprozesse unterteilt. Erst auf der tertiären Ebene, der menschlichen Psyche, ermöglichen uns »verschiedene Erkenntnisse und Gedanken [...] darüber nachzudenken, was wir aus unseren Erfahrungen gelernt haben«, während auf der sekundären Ebene Lern- und Gedächtnismechanismen durch Konditionierung erklärt werden können (Panksepp & Biven 2012, S. 9). Die Kognitive Neurowissenschaft habe sich, wenn sie sich überhaupt Affekten gewidmet habe, auf die Erklärung dieser Ebene beschränkt. Panksepp und Biven interessierten sich besonders für die unterste Ebene, für die »Primärprozesse«. Sie entspricht weitgehend der Proto-Selbst-Definition von Damasio. Dabei weist der SEEKING-Affekt, ein Such-Trieb, der sich hinter jeglichem Interesse und jeglicher Neugier verbirgt, die meiste Übereinstimmung mit Freuds »Libido«-Begriff auf. Eine zentrale Aufgabe psychosozialer Entwicklung bestehe in der Befriedigung unserer Bedürfnisse in der Welt. Wir lernen nicht um unserer selbst willen; wir tun dies, um optimale Aktionspläne zu erstellen, die unsere Bedürfnisse in einer gegebenen Umgebung erfüllen. Dies stimmt genau mit dem überein, was Freud »Ich«-Entwicklung nannte, wobei er »Ich« und »Selbst« synonym verwandte. So startet ein Säugling mit dem primären Affekt-Trieb-System SEEKING (Neugier), ein Motivationssystem für alle möglichen Zwecke – sozusagen die Libido des Lebens. Es fördert Enthusiasmus und positive Vitalität bezüglich psychischer Gesundheit. Dieses System ist evolutionär angeboren und bleibt im Normalfall lebenslang erhalten, um später alle notwendigen Ressourcen, wie z. B. Wasser, Nahrung, sichere Unterkunft oder einen Partner zum Überleben, zu suchen. Über das Dopamin-System entspricht dieses System auch dem basalen Belohnungssystem des Gehirns. Ist das SEEKING-System chronisch unteraktiv, entstehen depressive Gefühle, die als Folge wiederholter Frustrationen oder bei der Aufgabe süchtigen Verhaltens (z. B. Amphetamin- oder Kokainsucht) zu beobachten sind. Da wir Sexualpartner finden wollen, nutzen wir den LUST-Trieb. Spielen (PLAY) dürfte in der psychodynamischen Affekt-Welt trotz Winnicott vermutlich der bisher unbekannteste Affekt sein.

Spielen (PLAY) ist »eine sehr ursprüngliche Aktivität. Es ist vorbewusst und präverbal und entstammt alten biologischen Strukturen, die vor dem Bewusstsein oder unserer Fähigkeit zu sprechen existierten. Es ist scheinbar zwecklos (wird um seiner selbst willen getan), es ist freiwillig, übt eine inhärente Anziehungskraft aus, ist frei von Zeitstruktur, geht mit einem verminderten Bewusstsein des Selbst einher und weist ein Improvisationspotential mit Fortsetzungswunsch auf. Spielen hat auch das Potential, soziale Hierarchien (im Sinne einer »Hackordnung«) zu üben, indem Grenzen innerhalb und außerhalb einer Gruppe aufrechterhalten werden. Über die Wiederholung des Spielens bilden sich Strukturen des Selbst. Um gefährlichen Situationen zu entkommen, brauchen wir Furcht/Angst (FEAR), andererseits wird die Trennung von Bindungspersonen nicht als Angst, sondern als Panik empfunden, und ihr Verlust wird mit Trauer beantwortet. CARE bedeutet, dass wir uns insbesondere um unsere Nachkommen, aber auch um andere Angehörige und Freunde kümmern und sie nähren müssen. Damit frustrierende Objekte zerstört werden können, ist Wut (RAGE) erforderlich.

Affekte drücken sich körperlich u. a. in der Mimik aus, worauf Ekmans Forschungsmethode, Affekte an Gesichtern zu unterscheiden, beruhte. So fand sich Ekel als Leitaffekt in der Mimik von Schizophrenie-Patienten, Verachtung bei narzisstischen Persönlichkeitsstörungen und ostentative Freundlichkeit bei Angstpatienten (Krause 2012, S. 84), die auf diese Weise ihre Trennungsangst aufgrund unsicherer Bindungs-Repräsentanzen zu kompensieren versuchen. Die Verleugnung von Trennungsangst bei pathologischem Narzissmus äußert sich wiederum in Formulierungen wie z. B. »America first« oder »Ich habe die Wahl nicht verloren«.

Bei der Fokussierung auf das Affektsystem wurde in der jüngeren psychodynamischen Literatur vernachlässigt, dass auch »die Psychosexualität […] in der sensomotorisch verkörperten Erfahrung verwurzelt« ist (Fonagy 2008, S. 8). Dieser Mangel könnte ausgeglichen werden, wenn man die sieben Basisemotionen (mit Ekel) gleichfalls als Triebe ansähe und anstelle der klassischen Triebdualität (Eros versus Thanatos) von sieben grundlegenden Trieben ausginge oder die Triebe als Affekte definierte. Freud (1905d, S. 67) hatte unter Trieb »die psychische Repräsentanz einer kontinuierlich fließenden, innersomatischen

Reizquelle« verstanden. Insofern war und ist der Triebbegriff – dem heutigen Wissen über Affekte entsprechend – »ein Grenzbegriff zwischen Seelischem und Somatischem« (Freud 1915c, S. 214) und *der* psychosomatischste unter den psychodynamischen Begriffen.

Eine gewisse Schwäche liegt im Triebbegriff, weil er primär mit Sexualität in Verbindung gebracht wird. Wenn diese aber überwiegend nur als Symptom von Objektbeziehungen gesehen wird, wird ein wesentlicher Aspekt verfehlt, denn erotische Erfahrung ist zweifellos intensiv körperlich. Diesen Aspekt oder gar die physische Erregung ausschließlich auf eine soziale Konstruktion zu übertragen erschafft eine verzerrte Darstellung der menschlichen Sexualität, die sie von ihren Wurzeln in der körperlichen Erfahrung trennt (Budd 2001). Insofern haben die Objektbeziehungstheorien in ihrer Reinform noch kein befriedigendes theoretisches Verständnis der Psychosexualität entwickelt, vermutlich auch, weil die Mosaiksteine eines körperlichen und affektiven Selbst noch nicht adäquat zusammenzufügen waren. Einer dieser fehlenden Mosaiksteine war die Fähigkeit der primären Bindungspersonen, nicht integrierte Aspekte eines konstitutionellen Selbst-Affekt-Zustands so kontingent und markiert zu spiegeln, dass bestimmte Affektzustände des Babys/Kleinkinds mehr und mehr repräsentiert werden können. Das Kind verinnerlicht die Reflexion all jener metabolisierten Affekte, die auf dem Gesicht und durch die Gestik der primären Bindungsperson sichtbar werden, als proto-mentalen Kern einer verkörperlichten Repräsentanz: Das Kind nimmt wahr, die Mutter »denkt«, ich »denke« und »fühle«, deshalb bin ich.

Interessanterweise gelang Müttern die markierende Affektspiegelung besonders schlecht bei sexuell erregten Mädchen und Jungen im Alter von drei bis sechs Monaten, indem sie die Erregung ignorierten oder wegschauten (Fonagy 2008, S. 12). Fonagy schloss daraus, dass wir zwar »einigermaßen sicher sagen können, wie wir Traurigkeit oder Ärger markiert« zu spiegeln vermögen, aber »keine bewussten Strategien zur Verfügung haben, um sexuelle Erregung zu spiegeln« (Fonagy 2008, S. 22; Übers. USV). Dadurch ergebe sich für sexuelle Erregung keine sichere Repräsentanz und damit kein »Besitz«, wodurch sich der Erwachsene seiner Sexualität lange Zeit nicht sicher sei und diese zuweilen als »fremd« erlebe. Ein solches Fremdheitsgefühl ist »normalerweise ein Indikator für psychische Störungen, die in der Mentalisierungstheorie mit dem Stichwort des ›fremden Selbst‹ als einem Produkt nicht angemessen gespiegelter Affekte in Verbindung gebracht werden« (Rottländer 2020, S. 176). Insofern habe die »normale« Sexualität, die mit der Identität des Kern-Selbst in Verbindung gebracht wird, durchaus Borderline-Ähnlichkeit (Fonagy 2008, S. 19). Während viel über die Folgen von sexueller Grenzverletzung und sexuellem Missbrauch geforscht und publiziert wurde, wissen wir relativ wenig über die Folgen negativer Reaktionen auf eine sexuelle Erregung von Kindern, etwa wenn Betreuungspersonen mit Äußerungen wie »Finger weg!« oder »Lass das!« ihr negatives Verhältnis zur Sexualität äußern (Rottländer 2020, S. 175).

Bezüglich der Entwicklung eines affektiven Selbst sind mehrere Aspekte noch relativ unbearbeitet: erstens das zeitliche Auftreten und zweitens die Dimensionalität von Basis- und komplexeren Affekten, die sich in verschiedenen Körperregionen relativ stabil äußern. Affekte und Emotionen beeinflussen unser Verhalten und unsere physiologischen Zustände sowohl während überlebenswichtiger Ereignisse als auch während angenehmer Interaktionen (Nummenmaa et al. 2014). Auch wenn wir uns unseres aktuellen emotionalen Zustands wie Ärger oder Glück oft bewusst sind, sind die Mechanismen, die zu diesen subjektiven Empfindungen führen, weiterhin ungelöst. Verschiedene emotionale Zustände sind einerseits mit topographisch unterschiedlichen und andererseits kulturell universellen Körperempfindungen verbunden, die an einer großen europäischen und ostasiatischen Population bestimmt wurden (Nummenmaa et al. 2014); dieses Affekterleben ist nicht nur für die Selbstentwicklung von Bedeutung, sondern liegt lebenslang unseren bewussten wie unbewussten emotionalen Erfahrungen und Verhaltensweisen zugrunde.

Affekte, wie z. B. Angst, wurden bisher eher nach einem Strukturniveau (hoch, mittel, niedrig) eingeteilt. Sie haben jedoch auch eine Dimensionalität, die sich in unterschiedlichen bewussten oder unbewussten Intensitätsgraden äußert, wie z. B. am Scham-Affekt verdeutlicht werden kann (Hadar 2008). Diese reicht von der unbewussten archaisch-malignen Scham, keine Existenzberechtigung zu haben, die meist nicht in Worte gefasst, sondern nur körperlich über das Körpergedächtnis ausgedrückt werden kann, über die Scham in der Sexualität und das Beschämtsein bis hin zur kognitiv bewussten Scham, wenn ein Versprecher als Fehlleistung herausrutscht. Die mit unsicherer Bindungserfahrung einhergehende Scham drückt sich körperlich in chronischer Angespanntheit aus (Abb. 1.1-2).

Interessanterweise ist der Affekt der Scham das erste, namentlich erwähnte Gefühl in der Bibel: »Am Anfang war Scham«, so heißt es im ersten Buch Mose, mit den moralischen Emotionen von Schuld und Mitgefühl verbunden. Sowohl Adam als auch seine Frau sind nackt, aber sie schämen sich nicht. Dies ändert sich, nachdem beide die verbotenen Früchte vom Baum der Erkenntnis (!) probiert haben. Aber was geht in ihrem Blick vor, was sehen sie? Die klassische Sichtweise ist, dass sie sich gegenseitig sehen, offensichtlich aber mit einer anderen Sichtweise. Der entscheidende Punkt von Scham ist die Entdeckung, dass der andere mich sehen kann und ich keine Kontrolle über seine Sichtweise habe und den anderen bezüglich seiner Körperlichkeit sehen und wahrnehmen kann. Gerade weil die körperlichen Beschwerden von Patienten mit somatoformen Störungen einerseits gesehen, andererseits der psychodynamische Bezug vermieden werden soll,

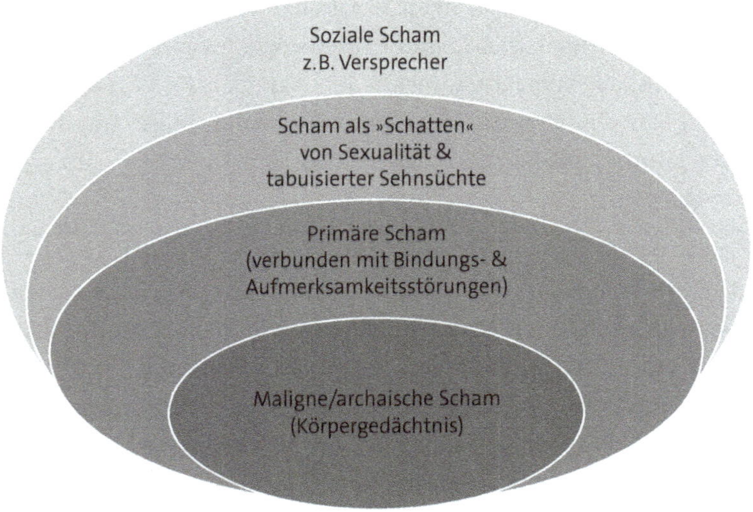

Abb. 1.1-2: Dimensionen der Scham als Beispiel für die Dimensionalität von Affekten von schwer bis leicht (modifiziert nach Hadar 2008)

spielen die Scham wie auch die Beschämung in diesem Kontext eine besonders große Rolle.

Während Tiere zeigen, was sie fühlen, versuchen Menschen mit zunehmender Sozialisation, ihre Gefühle sowohl gegenüber sich selbst als auch gegenüber anderen zu verbergen (Karterud 2024, S. 28). Auf dem Boden der Annahme einer Affektphobie begründete dies eine eigenständige, in Deutschland weniger bekannte Psychotherapie: die »Affektfokussierte psychodynamische Psychotherapie« (McCullough et al. 2019).

1.2 Bindung und Entwicklung eines mentalisierenden Selbst

> Der Begriff »Mentalisieren« wird in Psychologie und Psychotherapie traditionell verwendet, um die kognitive Fähigkeit zu beschreiben, auf mentale Zustände von uns selbst und anderen zu schließen. Die Fähigkeit des Mentalisierens als ein Prozess beruht auf der Art der frühen Bindung und darauf, wie der Körper wahrgenommen wurde. Die zunehmende Integration sensomotorischer Signale führt in bedeutsamen Situationen zur Repräsentanz der verkörperten Signale. Bestimmte Arten von affektiver Berührung, körperlichem Kontakt und nahen Interaktionen sind für die Bildung eines Proto-Selbst oder eines minimalen Selbst entscheidend, um schließlich auch das Mentalisieren des Körpers zu ermöglichen.

Die Entwicklung eines mentalisierenden Selbst beginnt bereits in der Schwangerschaft. Psychisches Wohlergehen werdender Mütter wirkt sich positiv auf Neugeborene aus, indem sie mit längeren Telomeren – Schutzkappen an den Enden der Chromosomen – auf die Welt kommen (Verner et al. 2020). Dadurch ist ihre Zellalterung verringert und die Resilienz sowie das psychische Wohlergehen erhöht, was sich vermutlich auch auf die Bindungsbereitschaft des Säuglings auswirkt.

Für die Entwicklung eines mentalisierenden Selbst ist die ursprüngliche Funktion der Haut des Säuglings von zentraler Bedeutung, solange sie noch nicht von anderen Körperteilen unterschieden werden kann. Die Haut funktioniert insbesondere als Begrenzung für passiv erlebte, unintegrierte innere Zustände, was sich bei Problemen der Abhängigkeit und Trennung in Form von Trennungsintoleranz auf verschiedenste Weise auch im späteren Alter äußern kann (Bick 2002 [1968], S. 236). Während für die einen die Haut die Wahrnehmungen zusammenhält, woraus Anzieu (2016 [1991]) mit seinem Begriff des »Haut-Ich« ein interessantes Selbstkonzept entwarf, sind es für andere der Geruch, die Stimme oder die Brustwarze im Mund und für Dritte wiederum das *containment* der primären Bindungsperson. Insofern ist Winnicotts Statement »kein Baby ohne eine Mutter« (Winnicott 1960b, S. 587) dahingehend zu erweitern: kein Körper ohne primäre Bindungsperson(en)! Psyche und Körper sind in dieser frühen Phase einerseits untrennbar, andererseits formt der Körper die Psyche, woraus im Winnicott'schen Sinne sich die Frage ergab, wie man den Körper, den man hat, »personalisiert« (Lemma 2024). Nach Freuds Fußnote in der Standardedition, die in allen deutschen Ausgaben fehlt, dass »das Ich […] letztlich von körperlichen Empfindungen« herrühre (Freud 1923b, S. 25), versuchten einige in Vergessenheit geratene Psychoanalytiker, diesen Zusammenhang konzeptuell zu fassen: Ernst Simmel (1924) entwarf die Idee einer »intestinalen Libido«, Melanie Klein beschrieb die Psyche als Verdauungstrakt (Caper 1999), ohne Simmel zu erwähnen, Fenichel (1974 [1945]) bezog sich darauf, dass das, was geschluckt werden kann, die erste Realität des Säuglings darstelle.

So bedeutsam eine liebevolle Bindung zwischen einem Kind und seiner primären Bindungsperson ist, wodurch sich ein Tor zu einer psychosomatischen Entwicklung des Kindes öffnet, so wenig wird dadurch jedoch bestimmt, was durch das Tor gehen wird, was das Körperbild, das Körperschema und Körpervorstellungen betrifft. Bindungsforscher und Entwicklungspsychologen versuchten zu belegen, dass über die Affektregulation ein kausaler und funktionaler Zusammenhang zwischen der Qualität der frühkindlichen Bindung und der Entwicklung der Mentalisierungsfähigkeit beim Menschen bestehe (Fonagy et al. 2015 [2004]; Gergely & Unoka 2011). Dabei wurde die Bedeutung körperlicher Interaktionen weniger gebührend berücksichtigt. Ciaunica und Fotopoulou (2017, S. 181) kritisierten deshalb deren Behauptung, durch die mentalen (!) Zustände der Eltern und die darauf beruhenden psychologischen Konzepte höherer Ordnung (z. B. Theory of Mind, Bindungsstil) werde die Mentalisierungsfähigkeit vermittelt. Selbst Theorien, die auf verkörperlichte Aspekte der Beziehung zwischen Säugling und Betreuungsperson fokussieren, wie z. B. die »affect attunements« (Stern 1985) oder das »contingent marked mirroring« (Gergely & Watson 1999 [2014]), verorten diese Phänomene schnell in komplexeren mentalen Konzepten der Psyche der Betreuungsperson. Damit werde die Ansicht vertreten, dass die Psyche des Säuglings zunächst von der Mutter »gelesen« werde, die dann entsprechend reagiere. Im Gegensatz zu diesen Auffassungen fordern sie ein besseres Verständnis der konstitutiven Interdependenz zwischen minimaler Selbstheit und Wir-Erfahrungen (!) gegenüber einer Intersubjektivität, die ausschließlich auf zwei dynamisch interagierende Personen ausgerichtet ist.

Mit der Bindungsforschung wurde der Erwerb expliziter Mentalisierungsfähigkeiten auf das Alter von etwa vier Jahren bestimmt, wenn ein Kind standardisierte *False belief*-Aufgaben meistert (s. Kap. 1.4). Die »Vorläufer« des Mentalisierens wurden auf den Grad an Sicherheit und auf die Qualität der Interaktionen zwischen primärer Bindungsperson und Kind zurückgeführt, die in den ersten Monaten und Jahren erfahren werden. Zu jener Forschungsphase standen die unterschiedlichen Kulturen körperlicher Interaktionen und deren soziale Hintergründe noch wenig bis gar nicht im Blickfeld. So betonten die ungarischen Forscher Gergely und Unoka (2011) als Merkmale früher menschlicher Interaktionen zwischen primärer Bindungsperson und Kind vor allem die Art des Sprechens, die Gestik und das Blickverhalten aus eurozentristischer Perspektive:

- Die Interaktion zwischen primärer Bindungsperson und Kind weise eine einzigartige »proto-gesprächsförmige« Kontingenzstruktur mit Abwechseln der Rollen von Zuhören und Vokalisieren auf, die bei Primaten nicht vorkomme.
- Säuglinge zeigten eine spezifische, angeborene Sensibilität für sogenannte anschauliche Kommunikationssignale *(ostensive cues)*, wie

z. B. Blickkontakt oder kontingente Reaktivität. Die primären Bindungspersonen nutzten ein besonderes prosodisches Intonationsmuster der als »Ammensprache« *(motherese)* bezeichneten, ganz auf das Kind zugeschnittenen Sprechweise.

- Säuglinge achteten schon früh auf Referenzsignale im Verhalten eines Gegenübers (etwa auf Blickverlagerungen oder Kopfbewegungen) und richteten ihren Blick entsprechend aus, doch nur dann, wenn diese Signale in einem Kontext anschaulicher Kommunikation präsentiert wurden (wenn ihnen z. B. ein direkter Blickkontakt mit dem Kind oder eine mit dem Verhalten des Säuglings kontingente Reaktivität mit Wechsel der Kommunikationsrollen vorausging). So ließen Säuglinge mit einem Jahr, anders als Menschenaffen, bereits ein kommunikatives und referentielles Verständnis erkennen und setzten Zeigegesten ein.
- Mutter-Säugling-Interaktionen zeichneten sich durch ein vergleichsweise reichhaltiges und differenziertes (und sich im Lauf der Ontogenese rasch erweiterndes) Repertoire mimisch-vokaler Äußerungen spezifischer Basisemotionen aus (wie z. B. Wut, Freude, Furcht, Traurigkeit, Ekel und Interesse). Die Regelmäßigkeit und Spezifität solcher Basisemotionen nähmen gegenüber den primären Bindungspersonen in den ersten Lebensjahren immer weiter zu.
- Nur bei Menschen seien empathische affektspiegelnde Emotionsäußerungen der Eltern in der affektregulierenden Interaktion von Angesicht zu Angesicht mit dem Kind zu beobachten (dazu gehöre manchmal auch das kontingente Spiegeln von negativen Emotionsäußerungen des Kindes). Das mimisch-vokale Muster der affektspiegelnden elterlichen Äußerungen bestehe aus spezifisch »markierten« Abwandlungen stereotyper motorischer Äußerungsmuster, mit denen die Eltern ihre »eigentlichen« inneren Basisemotionen üblicherweise zum Ausdruck bringen. Abgesehen von den charakteristischen »aufmerksamkeitsheischenden« Merkmalen der Markiertheit (die motorischen Ausdrucksmuster werden beispielsweise in übertriebener, verlangsamter, schematisierter Form oder nur lückenhaft ausgeführt) seien »markierte« affektspiegelnde Äußerungen typischerweise auch mit einer spezifischen Konstellation anschaulich-kommunikativer und referentieller Signale verknüpft (etwa mit di-

rektem Blickkontakt, Hochziehen der Augenbrauen, Weiten und Verengen der Augen, »wissenden« Blicken und einer auf das Kind gerichteten kontingenten Reaktivität).

- Säuglinge seien von Geburt an fähig und motiviert, in der Interaktion mit ihren Eltern Merkmale von anschaulichen mimisch-vokalen Emotionsäußerungen kontingent und spontan zu reinszenieren (z.B. Herausstrecken der Zunge, Stirnrunzeln, Hochziehen der Augenbrauen, Vorwölben der Lippen, Öffnen des Mundes und einige Merkmalskomponenten von Basisemotions-Äußerungen).

Die Fähigkeit, erfolgreich mit anderen Menschen zu kommunizieren, ist für jedes Individuum im Alltag von fundamentaler Bedeutung. Da das motorische System von Säuglingen noch so unentwickelt ist, dass sie sich nicht selbst ernähren oder vor Verletzungen schützen können, versuchen sie über einen angeborenen sozialen Bindungsstil, der von Hunger und Thermoregulation unabhängig ist, in Kontakt mit der Umwelt zu kommen. Dies sollte jedoch die Bedeutung der »verkörperten Rolle der Bezugspersonen bei der Regulierung der interozeptiven Zustände des Säuglings und damit die Grundlagen des minimalen Selbst nicht verdecken« (Ciaunica & Fotopoulou 2017, S.185). Wir bevorzugen anstelle des minimalen Selbst den Begriff des Proto-Selbst, da nicht klar ist, wo »minimal« beginnt, und wo es endet. Die Erkennung von anschaulich-emotionalen Emotionsäußerungen ist ebenso wie die Spracherkennung sowohl von der Klarheit der akustischen Eingabe abhängig als auch von dem, was der Säugling – und später der Erwachsene – zu hören oder zu sehen erwartet. Shai und Belsky (2011, 2017) ergänzten diese Liste der Merkmale, welche die Entwicklung eines affektiven Selbst und eines Selbstwertgefühls fördern. Die elterlichen Mentalisierungskompetenzen spiegeln sich in der Nutzung jener kommunikativen Mittel, die ein Säugling einsetzt: des nonverbalen, kinästhetischen Modus. Elterliches »embodied mentalizing« (PEM) ist demnach die elterliche Fähigkeit, die mentalen Zustände (wie z.B. Wünsche, Sehnsüchte, Vorlieben) des Säuglings implizit zu erfassen, zu verstehen und aus den kinästhetischen Ganzkörperausdrücken des Säuglings zu extrapolieren, wobei die eigenen kinästhetischen Muster entsprechend angepasst werden sollten. Aus ihrer Sicht besteht ein entscheidendes Element im Prozess der Entwicklung eines Selbstgefühls darin, ein Gefühl von Präsenz, Volumen, Solidität und Masse aufzubauen. Darüber hinaus müssten die Grenzen des Selbst festgelegt werden, um Grenzen zwischen innen und außen, zwischen mir und nicht mir, zwischen real und imaginär zu definieren. So könne die gleiche Art der Berührung oder Bewegung verschiedene Bedeutungen oder Intentionen ausdrücken. Andererseits könnten unterschiedliche Arten der Berührung oder Bewegung das gleiche emotionale Resultat zur Folge haben. Erst das Zusammenspiel der kinästhetischen Qualitäten[2] im Hier und Jetzt der Interaktionen enthüllt deren emotionalen und mentalisierungsfördernden Bedeutungsgehalt. Dies findet in körperbezogenen Spielen, wie z. B. dem aus der Tierwelt bekannten Raufen-und-Wälzen-Spiel *(rough-and-tumble play)*, statt. Während man früher dieses Spiel als Risiko für eine aggressive Entwicklung bei Jungen ansah, wird in jüngerer Zeit eher davon ausgegangen, dass es nicht nur die sozialen Kompetenzen schärft, sondern auch die Entwicklung von mentalen Repräsentanzen in jenen Hirnregionen fördert, die für hemmende Verhaltensweisen zuständig sind (Panksepp & Scott 2012).

Vor diesem Hintergrund ist in der frühen Entwicklung als Folge von Vernachlässigung oder Fehlwahrnehmung eine Reihe von Körpersymptomen zu beobachten, die als Ausdruck »misslungener« Affektregulierung verstanden werden können und dem prämentalisierenden Körper-Modus zuzuordnen sind (vgl. Kap. 5.1). Darunter fallen z. B. stereotypes Kopfschlagen und Kopfschaukeln von Kleinkindern (Leung & Robson 1990) oder persistierende, repetitive Körperbewegungen bei Kindern, die den Autismus-Spektrum-Störungen zugeordnet werden, bis hin zum nächtlichen Einnässen, das bis zur Adoleszenz und darüber hinaus auftreten kann.

Ulmen (2014), die das Kopfschaukeln in der frühen Kindheit aus einer psychoanalytischen Sichtweise untersuchte, sah Jaktationen als ein »Übergangsphänomen« (Winnicott 1971) oder als »Vorläufer von Übergangsphänomenen« (Gaddini & Gaddini 1970) an, die dem Säugling hälfen, die Ängste und damit die Abwesenheit der primären Bindungsperson zu bewältigen (Ulmen 2014, S. 4), indem sie sich selbst

2 Kinästhesie = Bewegungsempfindung.

spüren. Wegen des Fehlens der primären Bindungsperson greift ein Kleinkind zur Angstbewältigung auf phylogenetisch ältere Systeme zurück, die sich in Kampf/Flucht und/oder Immobilisation äußern (Ulmen 2014). Solche atavistischen Affektregulationen finden sich z. B. in der älteren Beschreibung psychogener Anfälle als »Bewegungssturm« und »Totstellreflex« (Schultz-Venrath & Masuhr 1993). Dasselbe Phänomen wird in der Säuglingsforschung als *frozen fear* beschrieben. Andererseits könnten rhythmisch »wiegende Bewegungen wie Kopfschaukeln und -schlagen« eine Stimulation des noch proto-mentalen Selbstsystems ermöglichen, wenn soziale Bezugspersonen nicht zur Verfügung stehen und darüber hinaus auf Repräsentanzen für basale Affekte nicht zurückgegriffen werden kann (Collins 1965).

Im Rahmen des sozialen Biofeedbacks – darunter wird der Vorgang des interaktiven Lernens eigener Selbstzustände über markiertes Spiegeln durch die primäre(n) Bezugsperson(en) verstanden (Gergely & Watson 1996) – interessieren sich Säuglinge in den ersten drei Monaten sehr für perfekte Reaktions-Stimulus-Kontingenzen (Reize zusammenbringen: wenn ..., dann ...). Ab dem Alter von etwa drei Monaten wechseln sie ihre Vorliebe zugunsten imperfekter sozialer Kontingenzen *(contingency switch)* (Gergely & Watson 1999 [2014], S. 108) im Sinne von: alles, was sich nicht perfekt kontingent zu meinen eigenen Aktionen verhält, gehört nicht zu mir (Allen et al. 2011, S. 116). Die nicht perfekten sozialen Kontingenzen bedeuten u. a., dass die Spiegelung nicht mehr 100 %ig genau sein muss, um angenommen werden zu können. Dies eröffnet einen Zugang zur sozialen Welt, indem auch Spiegelungen durch andere Personen als die primäre Bindungsperson produktiv aufgenommen werden können.

Steht jedoch keine zugewandte, mentalisierende Bindungsperson zur Verfügung, kann die neue Vorliebe »nicht konsolidiert werden. Der Säugling erfährt kein soziales Biofeedback« und damit keine gelingende Affektregulierung, wodurch sich bei Wiederholung keine stabilen Repräsentanzen entwickeln können, die vermutlich mit einem Leeregefühl einhergehen. In Situationen mangelhafter interaktiver Angstregulation ist ein Säugling deshalb »darauf zurückgeworfen«, sich schließlich »mit seinen eigenen Körperbewegungen zu beruhigen« (Ulmen 2014, S. 4). Daumenlutschen (selbst im Mutterleib!), Kopfschlagen und -schaukeln erscheinen im Licht dieser Theorie »als rudimentäre Möglichkeiten zur affektiven Selbstregulierung« (Fonagy et al. 2015 [2004], S. 163). Aus wissenschaftlicher Perspektive ist inzwischen unstrittig, dass die Qualität des frühen elterlichen »embodied mentalizing« (PEM) sowohl darüber entscheidet, ob Gesundheit oder Krankheit dominiert, als auch darüber, ob ein erfülltes oder gar ein entfremdetes Leben begünstigt wird. PEM ist ein validiertes Videomaß zur Erfassung der elterlichen Mentalisierungsfähigkeit, die kinästhetisch manifestierten mentalen Zustände des Säuglings zu verstehen und ihre eigene Kinästhetik entsprechend anzupassen, ohne Berücksichtigung des verbalen oder vokalen Austauschs (d. h., die Lautstärke wird bei der Codierung ausgeschaltet) (Shai & Belsky 2017). Es scheint, dass Eltern mit einer hohen Mentalisierungskompetenz häufiger ostensive Signale verwenden (z. B. Blickkontakt, akkurate Wechselbeziehung, angemessene und kontingente Reaktionen in Bezug auf Zeit, Tonfall und Inhalt sowie die häufige Verwendung eines speziellen Kommunikationstons, der die Erfahrungswelt des Kindes anspricht), die dem Kind signalisieren, dass es als einzigartiges subjektives Wesen wahrgenommen und behandelt wird. »Auf diese Weise fördern Eltern das epistemische Vertrauen in ihre Kinder und ermöglichen es dem Kind, die Eltern als zuverlässige Wissensquelle zu nutzen, von der es lernen kann« (Shai et al. 2022). Der Einfluss früher Bindungsbeziehungen entscheidet über späteres Verhalten bis hin zur psychosozialen Kompetenz, sich demokratisch oder anfällig für populistische und/oder sogar autoritär-repressive Strukturen mit potentieller Gewaltbereitschaft zu zeigen.

Ein Säugling weist eine hohe Sensibilität für »kontingente Beziehungen zwischen seiner Propriozeption (intentionaler Bewegungen) und der Außenwelt« auf (Gergely & Watson 1996; Fonagy et al. 2015 [2004], S. 24). Der Säugling erkenne Kontingenzbeziehungen zwischen seinen eigenen körperlichen Handlungen und den darauffolgenden Stimuli, und er sei in der Lage, die Wahrscheinlichkeiten dieser Kontingenzbeziehungen zu kalkulieren und zu maximieren (Gergely & Watson 1999, S. 116; vgl. Ulmen 2014, S. 17). Vor diesem Hintergrund schreiben Gergely und Watson (1996, 1999) deshalb Säuglingen ein angeborenes Kontingenzentdeckungsmodul zu, »mit dem sie den Kontingenzgrad zwischen motorischen Reaktionen und anschließenden sensorischen Vorgängen analysieren können« (Fonagy et al. 2015 [2004], S. 214).

Entwicklungspsychologisch ist davon auszugehen, dass Säuglinge noch nicht über stabile Repräsentanzen für ihre emotionalen Zustände verfügen. Insofern sollte zwischen dem Aufbau und der Entwicklung solcher Repräsentanzen sowie der »Online«-Regulierung von Affekten unterschieden werden (vgl. Fonagy 2015 [2004], S. 197 ff.; Ulmen 2014, S. 16). Die Kontingenz der mütterlichen Reaktion für die »Online«-Regulierung der Affekte hat eine besondere Bedeutung. Säuglinge verfügen offenbar über eine angeborene Sensibilität für ostensive Kommunikationssignale wie Blickkontakt und Kontingenzbeziehungen (Gergely & Unoka 2011, S. 865). So bewegen sich Neugeborene rhythmisch mit dem *baby talk*, mit dem Singsang der primären Bindungsperson, was sich beim Stillen als Rhythmizität sogar im EEG niederschlägt (Lehtonen 2006). Durch die Synchronisation der Rhythmen kommt es zu Momenten der Begegnung. Condon und Sander (1974) sprechen von »Hörtanz«. Dadurch, dass etwas wiederkehrt, wird ab den ersten Lebenstagen die Fähigkeit geschaffen, etwas zu erwarten. So nutzen Neugeborene diese Fähigkeit, »um zwischen den markierten Affektspiegelungen« ihrer primären Bindungsperson und dem »eigenen diffusen, emotional-körperlichen Zustand eine Verbindung zu ziehen« (Ulmen 2014, S. 16). Dies fördert vermutlich von Anfang an eine Proto-Repräsentanz des körperlichen Selbst, ein Proto-Selbst als "körperlicher Akteur". Im Alter von drei Monaten präferieren Säuglinge jedoch eher eine hohe unvollkommene, nicht-kontingente Reiz-Antwort. Der Säugling richtet sich jetzt eher auf die äußere Umgebung aus, womit auf der Grundlage der Stimulation durch eine reaktionsfähige soziale Umgebung der Aufbau und die Entwicklung weiterer Repräsentanz-Strukturen unterstützt wird (Gergely & Watson 2014, S. 108). Insofern explorieren Säuglinge sowohl kontingente wie nicht-kontingente Reiz-Antwort-Beziehungen in ihren ersten sechs bis zwölf Lebensmonaten und »trainieren so die Kontrolle über ihren eigenen Körper (Körperhaltung und Bewegung), die nach der Geburt durch das Wirken der Schwerkraft erheblich erschwert wurde« (Ulmen 2014, S. 17).

Berührungen des eigenen Körpers und Erfahrungen mit dem eigenen Körper weisen darüber hinaus eine Reflexivstruktur auf. Berührt das Kind mit dem Finger Teile seines Körpers, hat es zwei sich ergänzende Empfindungen: Es ist die Haut, die berührt, und gleichzeitig die Haut, die berührt wird. Nach diesem Modell der reflexiven Berührung bilden sich weitere reflexive Empfindungen (seine eigenen Laute hören, seinen eigenen Geruch riechen, sich selbst im Spiegel betrachten) bis hin zum reflexiven Denken (Anzieu 2016 [1991]; Stern 2007) als Vorstufe des reflektiven bzw. reflektierenden Denkens (Ensink et al. 2015). Über das propriozeptive Feedback, das nicht auf die Kleinkindphase beschränkt ist, gelingt es dem Säugling, eigene und fremde Aktivität einerseits zu differenzieren und andererseits den Raum für die Entwicklung von Selbst- und Objekt-Repräsentanzen zu öffnen. Dies kann alle Sinne betreffen:

So äußerte eine schwer deprivierte, von den Eltern regelmäßig verlassene Borderline-Patientin: »Ich bin als Kind immer wieder auf der Suche nach dem Achselgeruch [!] meines (häufig abwesenden) Vaters gewesen, um mich wenigstens ein bisschen vertraut und sicher zu fühlen.«

Selbst oder fremd erzeugte Handlungen werden in jedem Fall als Empfindungen im Körper wahrgenommen. Bestimmte selbst erzeugte Handlungen rufen hierbei eine körperliche Rückkoppelung hervor, die allerdings bei Handlungen einer anderen Person nicht auftritt. Wenn der Säugling in der primären Bindungsbeziehung seine eigenen Affekte entdeckt, »versteht« er sich als psychischer (emotionaler) Akteur. Daniel Stern (1992 [1985]) vertrat aufgrund seiner Forschungsergebnisse, dass das Selbstempfinden des Säuglings bereits präverbal Subjektivität organisiere. Damit verbunden sei ein präverbales Erleben von Urheberschaft, körperlicher Kohäsion und zeitlicher Kontinuität. Auch Stern verortet den Ursprung eines psychischen Raumes auf früheste körperliche Erfahrungen, so wie alle Affekte zunächst auch Ganzkörperempfindungen sind. Anzieu (2016 [1991]) ging davon aus, dass diese Ganzkörperempfindungen primär mit Haut-Erfahrungen zu tun haben, die über die Internalisierung eine psychische Hülle bilden, welche die psychischen Inhalte enthalte. Dieser Haut-Hülle, die mindestens um eine »Geruchshülle« erweitert werden sollte, entspricht in der weiteren Entwicklung der somatopsychische (nicht nur psychische!) Raum als ein Behälter oder Netzwerk, der erste Gedanken proto-mental aufnimmt oder externalisiert.

Der Entstehungsmechanismus eines solchen Behälters oder Netzwerks um die Geburt herum war bisher weitgehend unbekannt. Inzwischen ist die Bedeutung früher sensorischer Reize für die Entwicklung weitreichender Kommunikation entschlüsselt (Gretenkord et al. 2019). Die sensorischen Systeme sind mit Ausnahme des olfaktorischen Systems in der Frühphase noch weitgehend unausgereift. Das Geruchssystem sichert mit der Geburt die Interaktionen zwischen Mutter und Kind und auch das Überleben des Neugeborenen. Dabei scheint die Kommunikation zwischen dem Bulbus olfactorius (deutsch: Riechkolben) und dem lateralen entorhinalen Kortex – Torwächter (*gatekeeper*) der limbischen Schaltkreise – während der frühen Entwicklung besonders bedeutsam zu sein. Geruchsreize stoßen eine Aktivierung des entorhinalen Kortex an. Dieser steuert als »Pförtner« die kognitiv relevanten neuronalen Netzwerke. Sowohl eine Blockade als auch eine Überstimulation des Geruchssinns im Bulbus olfactorius während der frühen Entwicklung des Gehirns begünstigen eine fehlerhafte Kommunikation zwischen den Hirnregionen. Dies belegt die Bedeutung sensorischer Erfahrungen in der frühen Kindheit für die Entwicklung der Aufmerksamkeits- und Gedächtnisfähigkeiten, einschließlich der Repräsentanzen-Entwicklung im Erwachsenenalter. Bei einer Reihe von Patienten, insbesondere bei solchen mit funktionellen Körperbeschwerden, körperdysmorphen Störungen und Transgender-Identitäten (Lemma 2024), scheinen die Verbindungen von solchen Repräsentanzen – oder Repräsentationssträngen (Stern 2019 [2011], S. 33) – zu fehlen oder unterbrochen zu sein, mit denen sie ein auf Körper-Repräsentanzen beruhendes stabiles Selbst erleben könnten.

Für die Entwicklung eines repräsentationalen Netzwerks beim Säugling sind resonierende Bezugspersonen notwendig. Die Fähigkeit, »die eigenen Emotionen als Gefühle wahrzunehmen, beruht auf der Internalisierung der kontingent responsiven, markierten Emotionsausdrücke der Bezugsperson *(care giver)*. Deren mentale Repräsentanzen der emotionalen Zustände des Kindes manifestieren sich in ihrem Verhalten; intuitiv präsentieren sie ihm diesen Ausdruck. Der Säugling wiederum beginnt, seinen eigenen emotionalen Zustand als Gefühl zu repräsentieren – eine Form des auftauchenden emotionalen Selbstgewahrseins. Nach und nach verbinden sich diese Repräsentanzen und bilden eine Basis für das Mentalisieren der Emotionen und somit für die Affektregulierung und Impulskontrolle: Gefühle werden erkennbar; sie müssen nicht agiert werden, und man kann sie mit anderen teilen« (Allen et al. 2011, S. 117 f.).

Inzwischen ist gut gesichert, dass die Neigung der primären Bindungspersonen, ihren Säugling als psychologischen »Agenten« zu behandeln, der Entwicklung einer sicheren Bindung bei Kindern förderlich ist. Inwieweit man diese Gefühle aber nicht unbedingt teilen muss, war seit den 1980er-Jahren eine zentrale Frage der Entwicklungspsychologie: Ab welchem Zeitpunkt können heranwachsende Kinder andere mittels Zuschreibung von Überzeugungen und Wünschen verstehen, die sie zugleich als repräsentationale Zustände auffassen? Die Entdeckung dieser Fähigkeit mittels sogenannter *False belief*-Tests (vgl. Kap. 1.2) begründete die »Theory of Mind« (ToM) der Kognitiven Psychologie (Wimmer & Perner 1983). Die Entwicklung mentaler »Repräsentanzen« kann man sich am ehesten als Herausbildung dynamischer neuronaler Netzwerke vorstellen, die mit ihren fluiden Erregungskurven ineinander einmal (horizontal) verflochten und einmal (vertikal) aufeinandergeschichtet sind.

Schon vor der Geburt entwickelt sich beim Embryo intrauterin ein erstes taktil-propriozeptives Wahrnehmungssystem, das sich in seiner eindrucksvollsten Form als intersubjektiver, sicht- und spürbarer Tritt gegen die innere Bauchwand einer Schwangeren äußern kann. Da der Suchreflex angeboren, also »präsent« ist, kann man in diesem Fall schlecht von einer »Re-Präsentanz« sprechen (bei Bion ist deshalb wohlüberlegt von »Präkonzept« die Rede). Erst im weiteren Verlauf entwickeln sich über wiederholte Affektregulationen gleicher Situationen affektbesetzte Vorstellungsbilder (in Form einer perzeptiven und ikonischen Objekt-Repräsentanz), die sich zu seelischen Spuren und Niederschlägen der Wahrnehmung vom Selbst, von primären Bindungsobjekten und deren Interaktionen bis hin zur Verinnerlichung ganzer Szenen entwickeln, welche die Bilder vom Selbst, vom Objekt, von den Umständen und den dazugehörigen Affekten umfassen (in Form einer konzeptuellen und/oder symbolischen Selbst-Objekt-Repräsentanz).

Im ersten Lebensjahr bestehe trotz des Strebens nach Unabhängigkeit noch eine doppelte Abhängigkeit, sowohl körperlich als auch emotional. Mit einem Jahr sei das Kind dann in der Lage, sich »die Vorstellung von seiner Mutter und deren gewohnter Pflege während einer gewissen Zeit, zehn Minuten, einer Stunde oder länger lebendig zu erhalten« (Winnicott 1960b, S. 27). Dies weist indirekt darauf hin, dass sich eine erste Art von Objekt-Repräsentanz entwickelt hat, auf die sich das Kleinkind auf einer ikonischen Ebene beziehen kann. Winnicott beschrieb vor mehr als 50 Jahren (!) mit bewundernswerter Klarheit eine Reihe von mütterlichen Aktivitäten und Haltungen, die für die Schaffung eines solchen psychischen und physischen Babys notwendig seien, damit dieses so etwas wie eine »Integration« hinbekomme, die sich schrittweise aus einem noch »unintegrierten Zustand« vollziehe, aber auch mit Rückschlägen einhergehe. »Am Beginn ist das Kind von Bewegungsabläufen und Sinneswahrnehmungen bestimmt. Es kann angenommen werden, dass es bei Ruhe in einen unintegrierten Zustand zurückkehrt« (Winnicott 1960b, S. 28), der nicht notwendigerweise als Bedrohung erlebt werden müsse, sofern das Kind durch seine Mutter ein Gefühl von Sicherheit erlebe. Die Integrationsarbeit sei jedoch an umschriebene emotionale oder affektive Erfahrungen geknüpft, wie z. B. Wut oder den Reiz der Ernährungssituation. Gelingt diese – durchaus komplexe – Integration, sind Psyche und Soma in einem ständigen Austausch miteinander verbunden; misslingt sie, wird der Körper häufig schmerzhaft überfordert und zu einem »intermediären Puffer zwischen Innenwelt und Außenwelt« (Hartung & Steinbrecher 2017). So berichten Transgender-Personen beispielsweise sehr häufig über ein »Gefühl der Inkongruenz zwischen dem vorgegebenen Körper und dem Körper, der als das ›richtige‹ physische Zuhause für das Selbst betrachtet wird« (Lemma 2024, S. 68).

Die Repräsentanzen-Bildung kann auch gestört werden, wenn Eltern Selbstaspekte an ihre Kinder delegieren oder auf sie projizieren, was sich im Begriff der »Helikopter-Eltern« widerspiegelt. Kinder übernehmen dann z. B. Aspekte eines idealen Selbst im Sinne von »Hochbegabung« oder eines negativen Selbst im Sinne eines »Sündenbocks«. Insbesondere scheinen Trennungsängste der Eltern, die sich in einer längeren Beelterung ausdrücken, einer der Hauptfaktoren zu sein, welche die Selbst- und Identitätsentwicklung der (erwachsenen) Kinder beeinträchtigen. Für Seiffge-Krenke (2014) hat sich das Lebensspannenkonzept für die Entwicklung eines affektiven und körperlichen Selbst in den vergangenen Jahrzehnten sehr verändert: Die Kindheit habe sich verkürzt, die Jugendzeit durch die säkulare Akzeleration und durch die zunehmenden Ausbildungszeiten verlängert. Es sei eine neue Phase zwischen Adoleszenz und Erwachsenenalter getreten, das *emerging adulthood*, eine Periode, die zwischen 18 und 25 bis 30 Jahren lokalisiert wird. Wenig beforscht ist allerdings noch, was diese speziellen Veränderungen für die Entwicklung eines affektiv-sinnlichen Selbst bzw. eines Körper-Selbst bedeuten.

1.3 Zu den Innovationen des Mentalisierungsmodells

> Es gibt Gemeinsamkeiten und Unterschiede in der französischen, britischen und deutschen Geschichte des Mentalisierungsmodells. Während der Körper für die Theorie der psychoanalytischen Psychosomatik der Pariser Gruppe um Pierre Marty Ausgangspunkt war, blieb er in der britischen Gruppe um Peter Fonagy und Anthony Bateman durch die Konfrontation mit den kognitiven Vertretern der Theory of Mind in den 1990er-Jahren eher nebensächlich, ebenso wie bei John Bowlby mit seiner Bindungstheorie.

Das Mentalisierungsmodell der Arbeitsgruppe um Peter Fonagy integriert kontinuierlich empirische Befunde zur Bindungs- und Affektforschung, der kognitiven Entwicklungspsychologie sowie der Trauma- und der Neurowissenschaften. Insofern stellt es eine empirisch fundierte Erweiterung des psychoanalytischen und psychosomatischen Basiskonzepts dar und hat Einfluss auf die Behandlungstechnik, die für Patient*innen mit somatoformen Störungen ebenfalls noch als *work in progress* anzusehen ist. Obwohl der Körper im Mentalisierungsbegriff selbst nicht aufscheint, ist Mentalisieren keinesfalls »nur« ein mentaler Prozess. Ähnlich dem Triebbegriff als Grenzbegriff zwischen Soma und Psyche sind die Vorstadien des Mentalisierens und schließlich die Fähigkeit des Mentalisierens selbst Folge eines prozessualen Regulierens früher Körper- und Affekterfahrungen: Ohne Körper kann nicht mentalisiert werden!

Mentalisieren beginnt mit dem Körper und wird durch den Körper überhaupt erst erlebbar, was am ehesten durch den Begriff des elterlichen verkörperlichten Mentalisierens (PEM) erfasst wird (Shai & Belsky 2017; Shai et al. 2022). In diesem Sinne findet im Mentalisierungsmodell eine Wiederbelebung der Integration von Körper und Psyche statt (auch wenn die englischen Begriffe »mind« und »mental« den Körper nicht ausdrücklich einschließen). Diese sprachlich-kulturellen und historischen Unterschiede hinsichtlich der Bedeutung des Körpers, wie sie sich in Frankreich, in Deutschland und im angelsächsischen Raum entwickelt haben, begründen kleine, aber feine Unterschiede der Theorie-Konzepte des Mentalisierens, die sich auch auf die Behandlungstechnik auswirken.

In der Psychosomatischen Medizin dominierte lange Zeit das Modell der Konfliktspezifität von Franz Alexander: Unbewusste Konflikte seien die entscheidenden Reize für das vegetative Nervensystem und träten an die Stelle physiologischer Reize (Alexander 1934). Dieses Modell stützte Alexander (1948) methodisch zunächst auf Semi-Verbatim-Protokolle von Patient*innen mit gastrointestinalen Beschwerden und schließlich auf die von ihm ausgewählten sieben Psychosomatosen *(holy seven)*. Das um Persönlichkeitsprofile erweiterte Spezifitätsmodell barg jedoch die Gefahr der Symboldeutung von Körpersymptomen, weshalb es von zahlreichen Psychosomatikern kritisiert wurde (Hoff et al. 1958). Auch Pierre Marty, Begründer der Pariser Psychosomatik-Schule und Verfasser von *»Psychosomatique et Mentalization«* (Marty 1991), mit der er – allerdings nur in Frankreich – Aufsehen erregt hatte, lehnte das Spezifitätskonzept ab. Einzige Ausnahme machte Marty bei Allergie-Patienten, die nach seiner Auffassung an einer »allergischen Objektbeziehung« litten. Solche Patient*innen zeichneten sich durch die Unfähigkeit aus, »die Grenzen zu bestimmen, die es in der Realität von seinem Objekt unterscheiden, es von ihm trennen und fernhalten« (Marty 1958, S. 422). Marty sprach in diesem Zusammenhang vom Verschmolzensein des »Gast- und Wirtsobjekts«, wobei sich im Zuge einer erlebten Gleichheit nicht entscheiden lasse, wer wem gleiche. Jedes Scheitern eines Annäherungsversuchs löse eine allergische Reaktion

(Asthma, Ekzeme, Urticaria etc.) aus, die sich aus der Regression auf ein Niveau archaischer Fixierung ergebe, auf dem Subjekt und Objekt nicht klar voneinander getrennt seien. Der prämentalisierende Entwurf des später von Fonagy und seiner Arbeitsgruppe eingeführten Äquivalenz-Modus war hier bereits auf körperlicher Ebene vorgedacht!

Im Unterschied zum Spezifitätsmodell fanden Marty und seine Arbeitsgruppe (Marty 1991; Marty et al. 1963) »bevorzugt bei Patienten mit Psychosomatosen« einen besonderen Denkstil, den sie als operatives Denken *(pensée opératoire)* definierten. Darunter verstanden sie ein »bewusstes Denken«, »das (1) in keiner inneren Beziehung mit einer zugänglichen Phantasieaktivität zu stehen« scheint und das »(2) die Handlung wie ein Abbild wiedergibt« (Marty & de M'Uzan 1978 [1963], S. 974). Somatisierung sei somit Folge eines Mentalisierungsversagens, weil das, was sich psychisch ereigne, als körperliches Ereignis verstanden werde. Oder, wie Gubb (2013, S. 117) es noch besser ausdrückte: »Die Psyche kann sich nicht als Psyche ausdrücken, weil sie ganz Körper ist.« »Somatisierung« wurde hier als relativ unspezifischer Begriff verwendet, der das breite Spektrum körperlich bedingter, psychogener und funktionell somatischer Syndrome, wie z. B. Reizdarmsyndrom oder Fibromyalgie-Syndrom, gleichermaßen einschließt. Bouchard und Lecours (2008, S. 110 f.) erweiterten das operative Denken um den Begriff »tangentialer Assoziationen«. Diese zeichneten sich dadurch aus, dass Wörter Handlungen verdoppelten, die Ausdrücke stereotyp, klischeehaft und konformistisch seien und die Gedanken und Erinnerungen sich wenig auf den aktuellen Rahmen bezögen. Aus diesem Grund werde der Kontext nicht für Mentalisieren genutzt. Es finde sich eine leere oder »weiße Beziehung«, die jeden Bezug zum anderen lebendigen Objekt vermissen lasse.

Unter Psychosomatose verstand die französische Arbeitsgruppe die Erkrankung einer Persönlichkeit, die »aufgrund ihrer Disposition in Konfliktsituationen einen vorwiegend somatischen Ausgang« wähle, was allerdings auch bei den »Charakterneurosen« (so die damalige diagnostische Taxonomie) beobachtbar sei. Sie beschrieben ein Denken und Sprechen, die sich entlang des Faktischen und/oder Gegenwärtigen statt des Libidinösen oder des Beziehungshaften strukturierten. Beides wirke sowohl vom Objekt als auch von der Fantasietätigkeit und damit letztlich auch vom Körper abgetrennt. Konsequenterweise präsentierte die Schule um Marty und de M'Uzan (1963) eine Reihe neuer Schlüsselbegriffe, wie z.B. den Begriff der *Dementalisierung*, der den Mangel an psychischen Funktionen widerspiegelte, nämlich die Armut des Dialogs mit dem Psychotherapeuten und das Fehlen eines psychischen Ausdrucks über innere oder äußere Objekte (Jaeger 2019, S. 754). Inwieweit diese Beobachtung nicht auch auf einer Unfähigkeit von Therapeut*innen beruhen könnte, kleinste Affektäußerungen wahrzunehmen, aufzugreifen und interaktionell zum Schwingen zu bringen, ist bisher wenig untersucht. Erst in jüngster Zeit scheint auch ein Interesse an Ärzten und Psychotherapeut*innen aufzukommen, die selbst an einer Autismus-Spektrum-Störung leiden (Moore et al. 2020).

»Dementalization« gehe mit sogenannten leeren Beziehungen einher, in denen dem Denken »der Bezug zu einem inneren, wirklich lebendigen Objekt« fehle und ein Mangel an Assoziationen, Träumen oder freien Einfällen vorliege. Angesichts eines so beträchtlichen Fehlens an identifikatorischen Möglichkeiten des Patienten führe dies zu einer »Verwirrung« des Analytikers bzw. Psychotherapeuten. »Wenn er an den Umgang mit solchen Patienten nicht gewöhnt ist, bekommt er selbst Identifizierungsschwierigkeiten und ist unschlüssig hinsichtlich der Möglichkeiten psychotherapeutischer Behandlung« (Marty & de M'Uzan 1978 [1963], S. 975).

Kulturgeschichtlich scheint sowohl in der französischen als auch in der über 100-jährigen Geschichte deutscher Psychosomatik (Geisthövel & Hitzer 2019) ein viel engeres Verhältnis zum Körper zu bestehen als beispielsweise in der britischen Kultur, die keine eigenständige Psychosomatik kennt. Psychosomatik ist in Deutschland seit 1992 ein eigenständiges Fachgebiet mit einer eigenen Fachgesellschaft (DGPM). In der angelsächsischen Kultur ist Psychosomatik dagegen als Spezialfach der Psychiatrie mehr oder weniger verkümmert oder wird allenfalls von der psychodynamischen Fraktion in der Kinder- und Jugendpsychiatrie vertreten. Möglicherweise erklären diese kulturellen Unterschiede, warum das Mentalisierungsmodell in Frankreich an Patient*innen mit psychosomatischen Störungen entworfen wurde, während es in Großbritannien seinen Ursprung in der Behandlung von Patient*innen mit Borderline-Persönlichkeitsstörungen hat.

Der in dieser Hinsicht fehlende interkulturelle Austausch schlägt sich u.a. darin nieder, dass das von dem Kinderarzt John Bowlby und seinen Schülerinnen Mary Main und Mary Ainsworth erarbeitete Bindungsmodell (Ainsworth et al. 1978; Bowlby 1958; Bowlby 1969; Bowlby 1978; Main & Goldwyn 1994) von der deutschsprachigen Psychiatrie wissenschaftlich und behandlungstechnisch kaum rezipiert wurde. Dies betrifft insbesondere das *Internal Working Model* (IWM), das als Repräsentanzentheorie eine herausragende konzeptionelle Stellung einnimmt. Ein zunehmend reifer werdendes Kleinkind entwickelt unter günstigen Bedingungen mit seinen primären Bindungspersonen ein IWM. Darunter wird ein überwiegend kognitiver Rahmen verstanden, der mentale Repräsentanzen zum Verständnis der Welt, von sich selbst und von anderen umfasst. Erinnerungen an frühere soziale Interaktionen werden verwendet, um zukünftiges soziales und emotionales Verhalten zu steuern, was mit relativ stabilen Bindungsstilen bis zum 25. Lebensjahr einhergeht (Bretherton 1999; Grossmann et al. 2006). IWMs sind mit verschiedenen Bindungsstilen von Kleinkindern assoziiert. Je nach Sensibilität der primären Bindungsperson findet sich ein sicherer, ein unsicher-vermeidender, ein unsicher-ambivalenter oder ungelöst-desorganisierter Bindungsstil (Main & Solomon 1986).

Obwohl das IWM zentral für die Bindungstheorie ist, gibt es mehrere wissenschaftstheoretische Probleme: Erstens sind die neuronalen Grundlagen noch wenig verstanden, insbesondere die Veränderungen während des Älterwerdens; zweitens zeigen Metaanalysen, dass die IWMs der Bindung als angeblich stabile Persönlichkeitsfaktoren nur eine begrenzte Stabilität und Vorhersagekraft haben (Fraley et al. 2013). Dadurch ist unklar, ob es sich um State- oder Trait-Parameter handelt. Möglicherweise liegt das auch daran, dass im Lauf der Entwicklung unterschiedliche mentale Repräsentanzen und Erinnerungen an soziale Interaktionen genutzt werden, um die soziale emotionale Reaktionsfähigkeit zu steuern, was an Kindern und Adoleszenten nachgewiesen werden konnte (Debbané et al. 2017). Und schließlich werden Bindungsstil und Bindungs-Repräsentanzen häufig vermischt verwendet.

Sichere Bindung zu den primären Bindungspersonen ist ein zentraler Bestandteil des Mentalisierungsmodells. Das Bindungsmodell eröffnet auf dem Boden einer empirischen Datenlage jedoch die Möglichkeit, Beziehungserfahrungen als Organisator emotionaler Reaktionen und als Katalysator für ein zunehmendes Verständnis für das Verhalten von sich selbst und anderen anzusehen, das auf der Bildung von Selbst- und Objekt-Repräsentanzen beruht. Die Qualität früher Bindungsbeziehungen entscheidet über die Entwicklung neurokognitiver, verkörperlichter *(embodied)* und sozialer Fähigkeiten. Das Konzept des elterlich verkörperten Mentalisierens repräsentiert den Versuch, nichtverbale elterliche Kompetenzen zu berücksichtigen, die bedeutungsvoll und einflussreich bezüglich der Eltern-Kind-Interaktion sind und sich auf den gesamten Körper (etwas mehr als nur den Kopf oder das Gesicht) beziehen. Diese Art des Mentalisierens ist ein aktiver Teil der reichhaltigen Kommunikation von psychophysischen Befindlichkeiten zwischen Eltern und Kindern.

Für die Entwicklung stabiler Selbst- und Objekt-Repräsentanzen ist der Ausdruck konsistenter emotionaler Reaktionen primärer Bindungspersonen in der frühen Phase bedeutsam, der sich durch die Art des Augenkontakts, des akkuraten Sichabwechselns, der angemessenen kontingenten Reaktivität (bezüglich Zeit, Prosodie[3] und Inhalt) und eines häufigeren Einsatzes eines speziellen Tones der Kommunikation, meist in Form einer Ammensprache, äußert, der sich an die Erfahrungswelt des Kindes anlehnt. Wie bedeutsam eine solche Kommunikation ist, konnte an der Entwicklung von Gesichts-Repräsentanzen gezeigt werden: Wenn Affen postpartal kein Gesicht zu sehen bekommen, sind sie trotz normaler retinotopischer Organisation nicht in der Lage, Gesichts-Repräsentanzen *(domains)* zu entwickeln (Arcaro et al. 2017). Eine frühe visuelle Deprivation geht folglich mit einem hoch selektiven kortikalen Entwicklungsdefizit im inferioren temporalen Kortex einher. Dadurch können Affen auch keine Gesichter mehr verfolgen. So lag die Annahme nahe, dass das Schauen auf ein Gesicht nicht nur angeboren ist, sondern auch erworben wird. Der Umwelteinfluss wirkt sich auf das Sehverhalten aus, das Sehverhalten führt zur Entwicklung neuronaler Aktivität und diese schließlich zur Bildung einer Repräsentanz für Gesichter.

3 Unter Prosodie verstehen Phonetiker und Linguisten neben der Kombination aus Vokalen und Konsonanten musikalische Aspekte in der Sprache.

Unsicher gebundene Kinder weisen bereits im Alter von einem Jahr nach 15 und 30 Minuten im Fremde-Situations-Test sowohl eine ausgeprägtere Tachykardie als auch einen massiveren Cortisol-Anstieg auf als sicher gebundene Kinder, die eher einen Abfall des Cortisols zeigen (Spangler & Grossmann 1993). Dies bestätigte sich in Tiermodellen: Ratten, die von ihren Müttern intensiv geleckt und deren Fell gepflegt wurde *(licking und grooming)*, erwiesen sich unter akutem Stress resistenter, weniger ängstlich gegenüber Neuem und seltener aktiv bezüglich Verteidigungsverhalten gegenüber bedrohlichen Stimuli; Nachkommen von Rattenmüttern mit niedrigerem Pflegeverhalten reagierten intensiver auf Widrigkeiten als jene, deren Mütter ein hohes Pflegeverhalten zeigten (Menard & Hakvoort 2007).

Eine unsichere Bindung und eine daraus resultierende mangelhafte Entwicklung von »Repräsentanzen« scheinen entwicklungspsychologisch – zumindest für den europäischen Sprachraum – als bisheriges *missing link*, somatoforme Belastungsstörungen (Strauß 2011), körperdysmorphe Störungen und Transgender-Identitäten am ehesten zu erklären. Unsichere Bindung, die mit Mentalisierungsversagen der primären Bindungspersonen einhergeht, kann sich auf jeder Ebene in Form von »Somatisierung« oder selbstschädigendem Verhalten äußern. Neuere Daten sprechen allerdings gegen einen deterministischen und für einen kritischeren Umgang mit dem Bindungsmodell (Keller 2017; 2019; Otto & Keller 2018 [2014]), zumal auch unsicher gebundene Kinder über sekundäre Resilienzfaktoren (wie z. B. über positive Erfahrungen im Kindergarten oder aufmerksam bezogene Lehrer) offensichtlich »gesund« bzw. stabil bleiben können. Kleinkinder scheinen bezüglich ihres Bindungsverhaltens relativ anpassungsfähig zu sein, sie lassen sich von anderen Menschen beeinflussen und formen. Bemerkenswerterweise wurde in der Bindungsforschung fast ausschließlich die dyadische Beziehung zur primären Bindungsperson untersucht. Die familiäre Klein- oder Großgruppe, in der die Mutter – zur wechselseitigen Affektregulation – als »Sprecherin« ihrer Gruppe eingebettet ist, wurde von der Forschung bisher weitgehend vernachlässigt. Darüber hinaus sind Untersuchungen, die sich mit dem Bindungsstil bzw. den Bindungs-Repräsentanzen bei Patienten mit somatoformen Störungen befassen, spärlich (Scheidt & Waller 2002, S. 247).

Auch wenn die wenigen Studien sehr unterschiedliche Messinstrumente verwandten, stimmen sie darin überein, dass Patienten mit somatoformen Störungen überwiegend unsicher-vermeidende oder gleichgültig-vermeidende Bindungsstrategien aufweisen (Riem et al. 2018). Defizite der mütterlichen Sensitivität begünstigten bei Kleinkindern im Alter von 18 Monaten eine Somatisierung im Alter von fünf Jahren, während ein mütterliches Sensitivitätsdefizit im Alter von sechs Monaten noch keinen Einfluss auf eine spätere Somatisierung hatte (Maunder et al. 2017). Die Autoren dieser prospektiven Studie vermuteten, dass das Verhalten der Mutter die zukünftige Somatisierung in diesem Alter noch nicht beeinflussen kann, weil das Verhalten noch nicht verinnerlicht ist, also noch kein stabiles IWM gebildet werden konnte. Bei Erwachsenen korrelierte die Bindungsunsicherheit hochsignifikant mit Somatisierung, die sich vor allem in Gesundheits- und Bindungsängsten äußerte.

Relativ wenig ist bisher über andere Einflüsse auf den Bindungsstil und die Entwicklung von Bindungs-Repräsentanzen bekannt, wie etwa die Unterschiedlichkeit der Temperamente und der Epigenetik. In ihrer klassischen Studie konnten Meaney und Szyf (2005) nachweisen, dass Rattenmütter, die ihre Jungen mit einem erhöhten Maß leckten, in der ersten Lebenswoche die DNA-Struktur an einem Glucocorticoid-Rezeptor-Genpromotor im Hippocampus so veränderten, dass es zu Unterschieden im DNA-Methylierungsmuster zwischen den Nachkommen von Rattenmüttern mit hohem und niedrigem Leckverhalten kam. Diese Befunde »helfen uns, Bindung stärker im Bereich des Körperlichen zu verankern: Feinfühliges Reagieren und aufmerksame Fürsorge sind nicht einfach die Manifestation interner symbolischer Arbeitsprozesse, sondern beinhalten auch kostspielige Anstrengungen und körperliche Investitionen« (Fonagy & Campbell 2017, S. 40). Konkret bedeutet dies im Fall von primären Bezugspersonen: Wir beziehen uns auf die Art und Weise, wie wir uns berühren.

Temperamentsunterschiede scheinen einen immensen Einfluss darauf zu haben, welcher Bindungsstil sich unabhängig von den aktuellen Umwelteinflüssen entwickelt. Optimistische, gleichmütige Menschen kommen mit neuen Erlebnissen, auch mit negativen gewöhnlich gut zurecht. Zurückhaltende und ängstlich temperierte Menschen sind dagegen weniger zuversichtlich und lassen sich durch radikale Veränderungen ihrer Lebensverhältnisse schneller verunsichern. Die meist epigenetisch bedingten Unterschiede bezüglich des Temperaments sollten nicht mit den umweltbedingten (fürsorgebedingten) Unterschieden verwechselt werden. Eltern, die mehr als ein Kind haben, bemerken schnell, dass sich Säuglinge von Anbeginn sehr in Temperament und Verhalten unterscheiden. Sie unterscheiden sich durch ihre Emotionalität in Form von Sensibilität, Reaktivität, Ängstlichkeit, Beruhigungsfähigkeit und Schüchternheit. Einige sind gelassen, unkompliziert und passen sich gut an Veränderungen an. Andere sind hingegen reaktiver, stellen höhere Anforderungen und können weniger gut mit veränderten Routinen umgehen. Das Temperament scheint eine biologische, genetisch beeinflusste Gegebenheit zu sein und auch eine Rolle bezüglich der Anfälligkeit einer Person für Angstgefühle zu spielen. Insofern hat die Intensität der unterschiedlich angeborenen Ängstlichkeit Auswirkungen darauf, wie schnell, wie oft und wie intensiv das Bindungssystem aktiviert wird. Diese natürlichen Unterschiede wirken sich ebenso auf die Betreuungspersonen wie auf die Feinfühligkeit ihrer Fürsorge aus.

Traditionell fokussierten die Bindungsforscher auf die mütterliche Sensitivität als Schlüsselfaktor für die Entwicklung von Bindungssicherheit und damit verbunden auf die Entwicklungsergebnisse. Eine entscheidende elterliche Fähigkeit, welche die Entwicklung des Kindes beeinflusst, ist dabei Mentalisieren. Darunter wird die Fähigkeit verstanden, ein Kind als psychologischen Akteur anzusehen und zu behandeln, der durch mentale Zustände motiviert ist. Eine höhere elterliche Mentalisierungsfähigkeit führt zu einer besseren sozioemotionalen Entwicklung, einschließlich eines angepassteren Sozialverhaltens, einer geringeren psychopathologischen Symptomatik und eines erhöhten epistemischen Vertrauens (Fonagy et al. 1995; Fonagy & Nolte 2023; Katz & Windecker-Nelson 2004). Die elterliche Fähigkeit »verkörperlichten« Mentalisierens, das eigene Kind durch innere körperliche (mehr als durch psychische!) Zustände motiviert zu verstehen, ist in ein breiteres Spektrum von Faktoren eingebettet, das die kindliche Entwicklung beeinflusst. Dazu zählen Familie, Nachbarschaft und allgemeiner soziokultureller Kontext (Luyten et al. 2020, S. 300) (Abb. 1-3.1). Die Entwick-

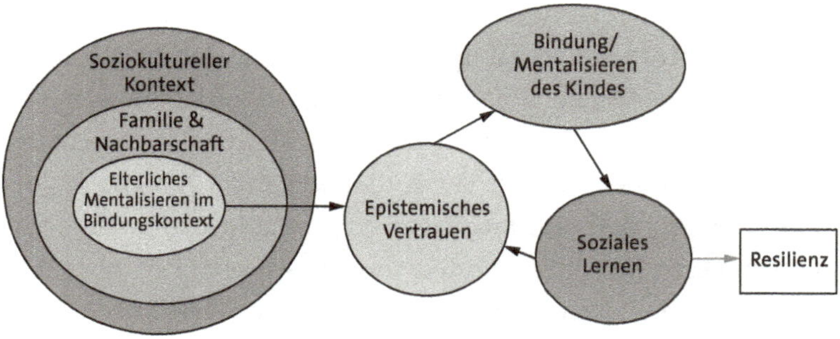

Abb. 1.3-1: Epistemisches Vertrauen als Folge soziokulturellen Mentalisierens (Staun & Schultz-Venrath 2023a; 2023b; modifiziert nach Luyten et al. 2020)

lung des Selbst beruht folglich auf einer Entwicklung in der Gruppe, in der das epistemische Vertrauen eine Schlüsselrolle spielt.

Trotzdem überrascht, dass alle bisherigen psychometrischen Verfahren zur Beurteilung des Mentalisierens (z. B. die »Reflective Function Scale«) (Fischer-Kern & Fonagy 2012) – bis auf eine einzige Ausnahme (Shai & Belsky 2017) – selbst im Fall von Säuglingen ausschließlich auf dem semantischen Inhalt von verbalen Äußerungen basieren (Luyten et al. 2019).

Die unterschiedlichen Bindungsstile und Bindungs-Repräsentanzen gehen mit unterschiedlichen Verhaltensweisen einher (Tab. 1.3-1), die sich in unterschiedlichen Fähigkeiten der Affektwahrnehmung und der Affektregulation sowie in einer unterschiedlichen psychophysiologischen Regulation niederschlagen und auf verschiedenen Wegen zu somatoformen Störungen führen können. So ist ein unsicher-ängstlicher Bindungsstil mit erhöhter Aufmerksamkeit für jegliche Form von Anzeichen verbunden, einen anderen nicht zu erreichen, was im Psycho-Jargon als »Klammern« bezeichnet wird. Vor diesem Hintergrund werden Beziehungen aktiv und mit einem wachsenden Bedürfnis nach sozialer Co-Regulierung gestaltet. Unsicher-vermeidende Bindungsstile zeichnen sich eher durch Rückzug in Form von deaktivierendem Bindungsstil *(detachment)* aus, halten andere für grundsätzlich nicht erreichbar, weshalb sie ihre Unabhängigkeit demonstrieren und eher weniger ein Bedürfnis nach sozialer Co-Regulation aufweisen. Es spricht im Erwachsenenalter für einen sicheren Bindungsstil, wenn der Betreffende dann Hilfe in Anspruch nimmt, wenn sie – wie z. B. in

Stress- oder Notsituationen – wirklich erforderlich ist. Insofern geht ein sicherer Bindungsstil in der Regel mit epistemischem Vertrauen einher: Dieses besteht darin, dass andere über ein Wissen verfügen, das sowohl für zuverlässig erachtet wird als auch persönlich relevant ist, weshalb Menschen dann bereit sind, sich dieses Wissen anzueignen (Fonagy & Nolte 2023; Hutsebaut et al. 2024). Epistemisches Misstrauen und epistemische Wachsamkeit bzw. Naivität beruhen auf frühen Erfahrungen, neues Wissen, neue Kenntnisse als unzuverlässig oder irrelevant anzusehen, weshalb es mit Floskeln abgelehnt wird: »Ich vertraue niemanden außer mir selbst!«

Als Beispiel für einen aktiven unsicheren Bindungsstil schildert der Schriftsteller Paul Auster präzise eine somatoforme Belastungsstörung als Reaktion auf den fehlenden Vater bzw. auf eine misslungene Tri-

Tab. 1.3-1: Bindungsstile, epistemisches Vertrauen/Misstrauen und Verhaltensweisen

Unsicher-ängstlich	Unsicher-vermeidend	Sicher
Aktivierung	De-Aktivierung	Nähe suchend bei Stress und Not
Wachsendes Bedürfnis nach sozialer (Co-)Regulierung	Abnehmendes Bedürfnis nach sozialer (Co-)Regulierung	(Co-)Regulierung von Stress über soziale Interaktion
Abhängigkeit	Unabhängigkeit	Andere sind erreichbar
Erhöhte Aufmerksamkeit für Anzeichen, den anderen nicht zu erreichen	Andere sind grundsätzlich unerreichbar	Das Selbst ist fähig, Hilfe zu suchen, wenn nötig
Erhöhte epistemische Hypervigilanz (»Ich vertraue meinem Körper nicht«, »Ich möchte anderen vertrauen, kann es aber nicht, weil ich fürchte, dass man ihnen nicht trauen kann«)	Epistemisches Misstrauen (»Ich vertraue nur mir selbst und niemand anderem«)	Epistemisches Vertrauen (»Ich vertraue meinem Körper, meiner eigenen Meinung und meiner Erfahrung«, »Ich vertraue der Meinung/Erfahrung anderer, insbesondere der von Bindungspersonen, es sei denn, sie ist weniger glaubwürdig«)

angulierung. Die mentalisierende Zuordnung der Ursache seiner Beschwerden verweist auf eine später gelungene analytische Therapie:

> Früheste Erinnerung: seine Abwesenheit. In den ersten fünf Jahren meines Lebens ging er frühmorgens, wenn ich noch schlief, zur Arbeit und kam erst wieder nachhause, wenn ich längst im Bett lag. Ich war der Sohn meiner Mutter und lebte ganz in ihrer Sphäre. Ich war ein kleiner Mond, der ihre gigantische Erde umkreiste, ein Stäubchen in ihrem Gravitationsfeld, und ich beherrschte die Gezeiten, das Wetter und die Kräfte des Gefühls. Von ihm bekam sie ständig zu hören: mach nicht so viel Umstände, du verdirbst den Jungen. Aber ich war ein wenig kränklich, und dies benutzte sie als Vorwand, mich zu verhätscheln. Wir verbrachten viel Zeit miteinander; sie in ihrer Einsamkeit und ich mit meinen Krämpfen, saßen wir in den Praxen der Ärzte und warteten, dass irgendjemand den Aufstand niederwarf, der immerzu in meinem Magen tobte. Und schon damals klammerte ich mich in einer Art Panik an diese Ärzte und wollte, dass sie mich festhielten. Von Anfang an, so scheint es, habe ich nach meinem Vater gesucht, habe ich verzweifelt nach jemanden gesucht, der ihm ähnlich war ... (Auster 1982, S. 32).

Für Psychotherapeuten aller Schulen gibt es die berechtigte Hoffnung, dass die verschiedenen Bindungsstile und Bindungs-Repräsentanzen für die menschliche Natur zwar lebenslang von Bedeutung, aber auch beeinflussbar und veränderlich sind. Die Fluktuation der Symptomatik war auch einigen Psychoanalytikern schon bewusst, die sich nicht auf das Bindungsmodell bezogen und noch von proto-symbolisch anstelle von proto-mental sprachen:

> Wenn Angst, Leid, Wut, Entsetzen oder überwältigende Erregung somatisiert [...], statt anerkannt und psychisch verarbeitet werden, wird das Individuum plötzlich von einem primitiven Denken überschwemmt, dessen Signifikanten präverbal sind. Es findet [...] eine Regression auf eine infantile psychische Funktionsweise statt. Ein Säugling kann auf körperliche oder seelische Belastungen oder Ängste, die nicht durch die Fürsorge seiner Mutter her-

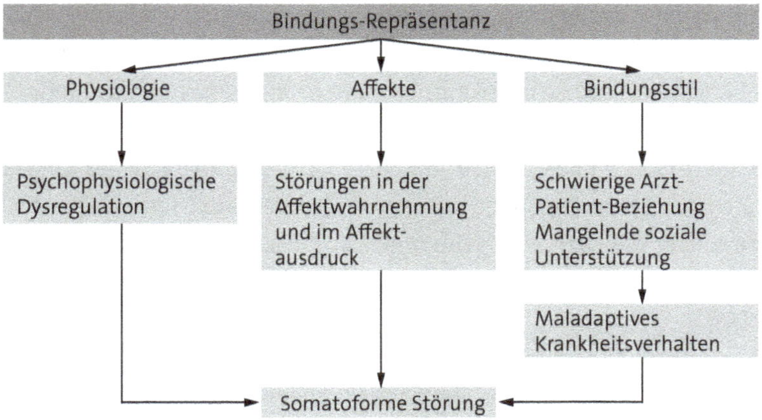

Abb. 1.3-2: Bindungs-Repräsentanz und Bindungsstil als Vulnerabilitätsmodell für somatoforme Störungen (modifiziert nach Waller & Scheidt 2002)

abgemindert oder aufgefangen werden, kaum anders als somatisch reagieren. Somatisierungen können also theoretisch als präverbale oder proto-symbolische Funktionsweise bestimmt werden, aus denen sich mithin eine »Protosprache« ergibt (McDougall 1997 [1996], S. 223).

Eine Schwäche der Bindungstheorie von Bowlby und seinen Schülern besteht darin, dass nicht nur das Triebkonzept zu wenig Berücksichtigung fand, obwohl man den Bindungswunsch auch als einen Trieb ansehen könnte. Darüber hinaus sind weder kulturell unterschiedliche Affektregulationen präsent noch das Verhältnis des kulturell bedingten Bindungsstils zum Körper und dessen Einbindung in eine Gruppe von Menschen mit verschiedenen Bindungsstilen. Transkulturelle Unterschiede der Stress- und Affektregulation scheinen aber eine Auswirkung auf die Entwicklung unterschiedlicher Affekt-Repräsentanzen zu haben (Heinle-Schneider 2018; Otto 2018 [2014]; Keller 2019). In dem bekannt gewordenen afrikanischen Sprichwort: »Es braucht ein ganzes Dorf, um ein Kind großzuziehen« steckt der Hinweis, dass die Mutter-Kind-Dyade in der afrikanischen Kultur nicht so bedeutsam scheint wie die familiäre Großgruppe im Sinne eines *multiple mothering* (mit vielen Körpern!), in der ein Kind aufwächst. Obwohl die Beziehung weniger auf die leibliche Mutter fokussiert – das Kind wird schon früh mit »verschiedenen Müttern« *(alloparenting)* versorgt –, findet die Regulation zwischen den afrikanischen Betreuungspersonen und Kindern bevorzugt über den Körperkontakt, d. h. über die Haut statt: Mutter und Kind sprechen über die Haut miteinander, die Bedürfnisse des Kindes wie nach Sättigung oder Tröstung werden von der Mutter insbesondere über die Haut wahrgenommen und beantwortet, während griechische und deutsche Eltern dies eher über den Blickkontakt versuchen.

Kinder der westlichen Welt entwickeln eher eine Hierarchie von Bindungsbeziehungen, wobei durchaus ein anderer in der Familie, wie z. B. Vater, Großmutter oder ein anderer Erwachsener im Haushalt, die primäre Bindungsperson werden kann (Bowlby 1969). Insofern gibt es kulturell unterschiedliches Elternverhalten mit darin eingebundener unterschiedlicher Affektregulation und -resonanz. Aufgrund der Gruppensozialisation und der Erfahrung, dass der Einzelne immer in der Gruppe »gehalten« wird, entstehen offenbar auch weniger Ängste, was Otto und Keller (2018 [2014]) bei den Nso in Kamerun beobachteten.

In westlichen Kulturen mit ihren WEIRD-Menschen *(western, educated, industrialised, rich, democratic)* entscheiden frühe stabile Bindungserfahrungen und die Qualität der Beziehung zu primären Bindungspersonen in der Regel über eine gesunde psychosoziale und psychosomatische Entwicklung (Maunder & Hunter 2001; 2008; Brisch 2011; Fischer-Kern et al. 2014). Dabei ist nicht das Ausmaß der Übereinstimmung des mütterlichen und kindlichen Affektausdrucks für die Qualität der Interaktionen entscheidend, sondern die Fähigkeit des interaktiven Reparierens, d. h. das Vermögen, sich zwischen übereinstimmenden und nicht übereinstimmenden Affektzuständen flexibel hin- und herzubewegen (Tronick 1982; Tronick & Cohn 1989). Die westliche Kulturspezifizität sensitiver Responsivität – hier folgen wir Fonagy – besteht in einer *Face-to-Face*-Interaktion, in der die Sichtweise und der Blick des Säuglings – auf die primäre Bindungsperson gerichtet – von ebenso großer Bedeutung sind wie der verbale und vokale Austausch. Diese dyadischen, wechselseitigen, meist reibungslos stattfindenden Interaktionen unterstützen das kulturelle Ideal des Säuglings als eines Agenten, der sensibilisiert wird, persönliche Qualitäten und Attribute als primären Bezugspunkt von Handlungen zu nutzen. Wenn ein Säugling die Projektion seiner primären Bindungsperson als zentralen Agenten erkennt, führt dies zu einem »Kick« im epistemischen Spiel.[4]

In der viel größeren nichtwestlichen Welt spielen dagegen körpernahe Pflege sowie eine andere Blickrichtung des an die primäre Bindungsperson gebundenen Säuglings eine zentrale Rolle: Der Säugling blickt nach außen und sieht dafür die Welt so, wie die primäre Bindungsperson sie sieht. Dadurch wird dieser darin unterstützt, die Perspektive anderer einzunehmen. Primäre Bindungspersonen unterweisen, führen und leiten den Säugling als »Auszubildenden«. Darüber hinaus nehmen Kinder und primäre Bindungspersonen an mehreren, gleichzeitig laufenden Aktivitäten teil. Dies bestärkt das kulturelle Ideal des Säuglings als eines Agenten, der sensibilisiert wird, sich um die Wünsche und Interessen anderer zu kümmern und diese als Hauptreferenz von Handlungen zu nutzen. Der Säugling erkennt den spezifisch anderen als Beispiel für ein generisch anderes Merkmal der Gemeinschaft. Dadurch entsteht bezüglich des epistemischen Spiels der »Kick« vom Ich-Modus zum Wir-Modus als Wir-Gefühl *(we-ness)* für gemeinsames Handeln (vgl. Abb. 4.1-1). Der Säugling lernt deshalb »nur« sekundär (objektbezogen) über sich selbst, wobei diese ethnologisch-kulturanthropologischen Beobachtungen meistens von weißen westlichen Beobachter*innen stammen. In beiden Bindungsszenarien sollte Mentalisieren als Prozess und nicht statisch verstanden werden, weswegen der Begriff »Mentalisierung« anstelle von Mentalisieren nur im Notfall benutzt werden sollte.

Unabhängig von Kulturabhängigkeit und Vielfalt psychischer und psychosomatischer Störungen ist die frühe Beziehung zwischen primären Bindungspersonen (wir sprechen bewusst im Plural) und relativ hilflosem Baby, die sich primär um das Überleben des Körpers dreht, paradigmatisch für die Entwicklung eines stabilen Selbst und für das Funktionieren aller späteren (intimen) Beziehungen, aber erst recht für das weitere Körper-Erleben. Die Beziehung zwischen einem Säugling und seinen primären Bezugspersonen ist durch körperliche Interaktionen *(intercorporéité)* charakterisiert. In der Regel findet beim Stillen

4 Ein Beispiel findet sich unter https://www.youtube.com/watch?v=RP4abiHdQpc.

über das Saugen und über eine spezifische Zuwendung der Mutter, die mit bestimmten Hautreizen und rhythmischen EEG-Mustern einhergeht, eine intensive körperliche Interaktion statt, die gleichzeitig die existentiellen Bedürfnisse des Säuglings befriedigt. Solche frühen Erfahrungen bilden das Fundament für die Entwicklung eines Körper-Selbst in Beziehung zu seinen primären Bezugspersonen.

Lehtonen (2006, S.420) schlug deshalb vor, dass man die frühe Entwicklung des Körper-Selbst als eine matrixähnliche Struktur charakterisieren solle, die innere und äußere Stimuli und die dazugehörenden Reaktionen miteinander verbinde und die gesamte Befindlichkeit des Organismus reguliere; das Körper-Selbst könnte in seinem Ursprung als matrixähnliches Netzwerk angesehen werden. Möglicherweise ist die Fütterungssituation (durch Brust- oder Flaschennahrung) mit ihren rhythmischen neurophysiologischen Prozessen prototypisch für den Aufbau einer frühen mentalen Organisation. Diese frühe mentale Matrix speise sich aus zwei Quellen: aus den Bedürfnissen und den körperlichen Empfindungen des Säuglings sowie aus der Interaktion mit den primären Bezugspersonen, die dieses Bedürfnis intentional erkennen und darauf adäquat reagieren.

Unsichere und/oder instabile Bindungserfahrungen in der frühen Kindheit begünstigen aufgrund psychischer und/oder physischer Vernachlässigung, Verwahrlosung oder zahlreicher Beziehungswechsel im weiteren Verlauf in der Regel psychische oder psychosomatische Erkrankungen (Neumann et al. 2011), die häufig auch mit einer gewissen Rigidität und Anspannung kombiniert sind. Die aktuelle Stressforschung interessiert sich allerdings weniger für einzelne isolierte Stressoren, wie z.B. Missbrauch, Vernachlässigung oder Verlusterlebnisse, sondern mehr für jene Mechanismen, die zu einer Überaktivierung des neurotoxischen kindlichen Cortisol-Systems führen, weshalb von *early life stress* gesprochen wird. Treten mehrere Stressoren im frühen Bindungssystem auf, potenzieren sich die Effekte und führen zu einer kumulativen Gesundheitsbelastung, ein Phänomen, das im Englischen als *allostatic load* bezeichnet wird (Sturge-Apple et al. 2011). Unter Allostase wird ein neurobiologisches Regulierungsmodell verstanden, das prädiktiv und vorausschauend innere Empfindungen als Reaktion auf Reize stabilisierend reguliert (Sterling 2012), denn die Homöostase kann nicht allein der primäre Mechanismus für die Regulierung sein. Die prädiktive Regulation bezieht sich auf die Fähigkeit des Körpers und des Gehirns, Bedürfnisse zu antizipieren und sich darauf vorzubereiten, sie zu erfüllen, bevor sie auftreten, z. B. wenn der Blutdruck oder die Glukoseausschüttung reguliert werden muss, noch bevor die eigentliche Aktion (Kampf oder Flucht) stattfindet (Abb. 1.3-3). Allostase ist evolutionär plausibler als Homöostase, da das Ziel eines Organismus nicht die Konstanz innerer Parameter, sondern das Überleben und die Reproduktion unter sich wandelnden äußeren Bedingungen ist. Aus klinischer Perspektive beschreibt die allostatische Belastung den Preis der Anpassung, z. B. die Folgen einer anhaltenden Aktivierung der neuroendokrinen »Stressachsen«, die mittel- und langfristig zu Krankheiten führen können (Henningsen 2021, S. 28).

Körperliche Verfügbarkeit und Nähe, wie z. B. Körperkontakt und Stimulation des Körpers ohne sprachliche Elaboration und Mentalisieren, werden inzwischen als zentral für eine hinreichend gute und liebevolle Versorgung des Kindes angesehen (Fonagy & Campbell 2017; Lancy 2008; Otto & Keller 2018 [2014]); zur Entwicklung eines Körper-Selbst braucht es allerdings auch eine Erotisierung der Körperoberfläche. Dagegen prägte John Bowlby britisch nüchtern den Begriff einer »Umwelt von evolutionärer Anpassungsfähigkeit«, von der er annahm, dass sie

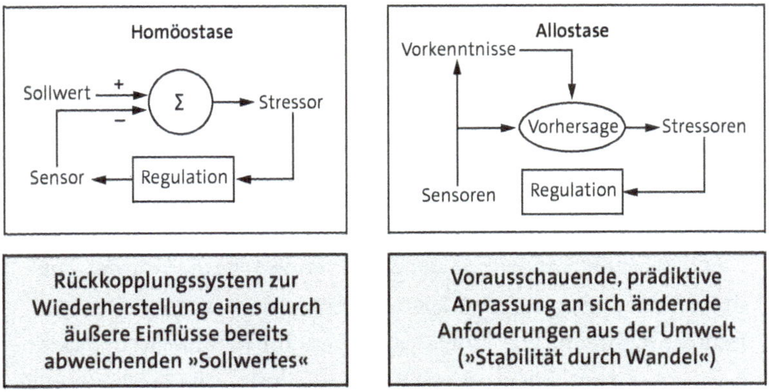

Abb. 1.3-3: Homöostase und Allostase als bedeutsame Weiterentwicklung des Stresskonzepts (Sterling 2012)

am ehesten psychische Anpassungen, einschließlich sozialer Beziehungen und Erziehungsstile, ermöglicht (Bowlby 1982 [1969], S. 39).

Unabhängig von diesen beiden konträren Positionen stellten sich Fotopoulou und Tsakiris (2017, S. 3) »die Frage, ob unser psychisches Leben [...] in erster Linie durch verkörperte Dimensionen des Individuums oder durch zwischenmenschliche Beziehungen geprägt wird«. Aus ihrer Sicht werden selbst minimale

> Aspekte des Selbstseins, nämlich die Gefühlsqualitäten, die damit verbunden sind, ein verkörpertes Subjekt zu sein, grundlegend durch verkörperte Interaktionen mit anderen Menschen in der frühen Kindheit und darüber hinaus geprägt. Solche verkörperten Interaktionen ermöglichen es dem sich entwickelnden Organismus, seine homöostatische Regulation zu mentalisieren.

Insofern tragen »verkörperte Interaktionen [...] direkt zum Aufbau mentaler Modelle der physiologischen Zustände des Säuglings bei, da diese Zustände trotz interner oder externer Störungen innerhalb eines bestimmten dynamischen Bereichs gehalten werden müssen« (Fotopoulou & Tsakiris 2017, S. 3; Übers. USV).

1.4 Wo ist der Körper im Mentalisierungsmodell?

Die Einbeziehung des Körpers in Psychotherapien und in das Mentalisierungsmodell scheint in der heutigen Psychotherapiepraxis noch unterbeleuchtet zu sein. So ist beispielsweise die körperliche Präsenz des Therapeuten für den Aufbau einer therapeutischen Beziehung sowohl im Einzel- als auch im Gruppentherapiesetting wichtig. Während sich das bisherige Verständnis des Mentalisierungsmodells in der Auseinandersetzung mit der Theory of Mind eher auf den kognitiven Aspekt konzentrierte, wird heute zunehmend die Rolle des Körpers für Mentalisierungsprozesse anerkannt. Ebenso bedeutsam sind kulturelle Einflüsse auf den Körper und die Auswirkungen körperlicher Symptome auf die soziale Dynamik. Wir plädieren deshalb für einen Ansatz, Körpererfahrungen als Zugang zu mentalen/psychischen Zuständen im Sinne einer Förderung des Mentalisierens einzubeziehen.

Vor knapp 100 Jahren äußerte Felix Deutsch, »dass in jeder Analyse das Körperliche irgendwie zu Worte kommt, ja kommen muss, falls die Analyse richtig vor sich« gehe; immer melde »sich in der Analyse eine ganz bestimmte Organgruppe, die irgendwie dazu vorgebildet ist, [...] und begleitet mit ihren Symptomen alle bewusstwerdenden Komplexe« (Deutsch 1926, S. 493). Dieses Zitat könnte heute noch für jede Psychotherapie gelten, aber wird darauf auch geachtet? Die körperliche Anwesenheit einer Psychotherapeut*in garantiert keinesfalls die ebenso komplexe wie störbare Abstimmung »der therapeutischen Dyade auf der Ebene kinästhetischer Vorgänge«, obwohl jeder Therapierende bewusst oder unbewusst in den Behandlungsvorgang involviert ist (Leikert 2019b, S. 31). Fonagy und Campbell (2017, S. 39) räumten mit Blick auf die oben erwähnte kritische Arbeit von Fotopoulou und Tsakiris (2017) ein, dass »die Theorie des Mentalisierens, wie ihr Name andeutet (mental im Gegensatz zu körperlich), Gefahr laufe, eine [...] Art von Abstraktion zu implizieren«. Noch komplexer gestaltet sich dies für Gruppentherapeuten, wenn die Gruppe für sich einen eigenen »Körper« bildet und dyadische therapeutische Beziehungen in der Gruppe Mentalisieren eher hemmen.

Die eher philosophische Frage, ob wir bezüglich unserer Gefühle einen Körper haben oder ob wir Körper sind, dürfte zugunsten der Annahme aufgelöst sein, dass je nach Situation und Entwicklungsstand beides stimmt. Ein deutlich geringeres Interesse findet sich in der Literatur jedoch dafür, wie es mit dem Körper der Therapeuten mit sogenannten »schwierigen« Patienten in Psychotherapien bestellt ist. So ist nicht überraschend, dass sich sogar der Körper des Einzel- wie des Gruppentherapeuten in Form von Hüsteln, Husten oder Innehalten des Sprechens aus emotionaler Involviertheit in Fallvorträgen, in Seminaren, auf Tagungen und sogar Kongressen äußern kann.

Im Mentalisierungsmodell findet das Wort Körper *(body)* im Bowlby'schen Bindungskonzept zunächst eher am Rande in Form von *embodied mentalizing*, als verkörperlichtes, verleiblichtes oder verkörpertes Mentalisieren Erwähnung (Fonagy & Target 2007). In der jüngsten Auflage des »Handbook of Mentalizing« wird eingeräumt, dass Mentalisieren der Sprachentwicklung vorausgehe, weil das mütterliche Verständnis des inneren Zustands des Kindes körperlich oder zumindest vorsprachlich lange vor dem Erscheinen des ersten Wortes erfahren und kommuniziert werde (Bateman & Fonagy 2019, S. 7). Dies ist eine deutliche Modifikation der bisherigen Mentalisierungstheorie, in der die Fähigkeit des Mentalisierens in Analogie zur »Theory of Mind« (ToM) etwa ab dem vierten Lebensjahr mit dem (mentalen!) *False belief*-Paradigma verortet wurde, ohne dass der Körper eine Bedeutung erhalten hatte.

Bei solchen Aufgaben müssen Kinder das Verhalten einer Person basierend auf dem falschen Glauben der Person vorhersagen und dabei ihren eigenen wahren Glauben ignorieren. So wird den Kindern eine Situation präsentiert, in der ein anderes Kind (z. B. John) ein Spielzeug in einen Schrank stellt und die Szene verlässt. In seiner Abwesenheit wird das Spielzeug an einen anderen Ort gebracht (z. B. in einen Korb). Dreijährige sagen typischerweise voraus, dass John nach seiner Rückkehr im Korb und nicht im Schrank suchen wird, weil sie selbst wissen, dass sich das Spielzeug im Korb befindet. Das bedeutet, Dreijährige ignorieren zumindest in ihren offenen Antworten, dass John nicht wissen kann, dass sich das Spielzeug im Korb befindet, und daher (fälschlicherweise) glauben muss, das Spielzeug liege im Schrank. Im Gegensatz dazu berücksichtigen ältere Kinder (und Erwachsene) Johns falschen Glauben und sagen voraus, dass er im Schrank suchen wird. Diese Erkenntnisse führten zu der Argumentation, dass »ToM« komplexe Berechnungen erfordert und relativ spät in der Entwicklung auftaucht. Mit dem »ToM«-Erwerb, nicht selten synonym mit dem Begriff der Mentalisierungsfähigkeit verwendet, wird überhaupt erst ein Verständnis von falschen Überzeugungen, Lügen, Betrügereien und Fauxpas möglich. Ebenso ermöglicht »ToM«, dass das Kleinkind nicht mehr konkretistisch im Äquivalenz-Modus denkt, sondern Ironie, Sarkasmus und Metaphorik zu verstehen beginnt. Allerdings lassen neuere Studien mit einfacheren Untersuchungsdesigns annehmen (Kovacs et al. 2010), dass die Fähigkeit, Überzeugungen, Ziele und Intentionalität anderer als alternative Darstellungen der Umwelt im Gedächtnis zu behalten, schon bei Säuglingen im Alter von sieben Monaten zu beobachten sei. Kleinkinder können sich spätestens mit 24 Monaten über die Verfolgung der Blickrichtung hinaus vorstellen, »was andere sehen, hören und wissen [...] und zwar insbesondere in kooperativen Kontexten« (Tomasello 2020, S. 81). Ab einem Alter von drei Jahren haben Kinder die Fähigkeit zu einer kollektiven Intentionalität entwickelt, d. h., sie weisen das Vermögen auf, in einer Gruppe auf der Grundlage gemeinsamer Prinzipien, Normen und Konventionen zu funktionieren (Tomasello 2018). Die oben erwähnte ungarische Arbeitsgruppe geht davon aus, dass es einen spezifisch menschlichen »sozialen Sinn« viel früher gibt, was jedoch von der Entwicklung des Gehirns in der frühen Kindheit abzuhängen scheint.

Möglicherweise nutzt das Gehirn zwei verschiedene Strukturen, die zu unterschiedlichen Zeitpunkten reifen, durch die wir uns in andere hineinversetzen können. So ist der supramarginale Gyrus, zuständig für die nonverbale Perspektivübernahme, früher ausgereift als der temporoparietale Übergang und der Precuneus, zwei Regionen, durch die wir verstehen, was andere denken – und nicht nur, was sie fühlen und sehen oder wie sie handeln werden. Die Arbeitsgruppe um Grosse Wiesmann zeigte Drei- und Vierjährigen einen Videoclip, in dem eine Katze eine Maus dabei beobachtet, wie sie in einer Kiste verschwindet. Anschließend kehrt die Katze der Kiste für einen Moment den Rücken zu, die Maus huscht unbemerkt in die benachbarte Box. Als die Katze sich wieder der Szenerie widmet, will sie nach ihrer Beute schauen – und läuft auf die erste Kiste zu. Mithilfe der sogenannten Eye-Tracking-Methode analysierte die Arbeitsgruppe das Blickverhalten der kleinen Studienteilnehmer. Sowohl die Drei- als auch die Vierjährigen konnten richtig voraussehen, wo die Katze nachschauen wird. Sie erkannten, dass die Katze die Maus noch immer in ihrem ersten Unterschlupf erwartet und dort suchen wird – obwohl sie selbst wussten, dass sich die Maus an anderer Stelle befindet. Als die Wissenschaftler die Dreijährigen aber explizit danach fragten, wo die Katze nach der Maus suchen werde, antworteten sie falsch. Sie konnten zwar mit ihrem Blick richtig vorhersagen, wo die Katze suchen wird, dies aber nicht beantworten, wenn sie explizit gefragt wurden. Erst den Vierjährigen gelang es, die richtige Antwort zu geben. Dies belegt laut dieser Arbeitsgruppe, dass bei den zwei Entscheidungsprozessen, der nonverbalen Variante über den Blick und der verbalen über die Antwort, jeweils andere Hirnstrukturen beteiligt sind (Grosse Wiesmann et al. 2020).

Diese Befunde legen nahe, dass »verkörperlichtes« (implizites) Mentalisieren vom kognitiven (expliziten) Mentalisieren als Integrationsleistung der verschiedenen prämentalisierenden Modi unterschieden werden muss, da auf der vorsprachlichen Ebene nach der klassischen Definition Mentalisieren nicht möglich ist. Eine weitere Neuerung findet sich darin, dass der Körper im Zusammenhang kultureller Systeme zu sehen ist:

> In Kulturen, in denen der Körper als Sitz des Selbst erlebt wird, bestehen Familien aus einer Anzahl von »Selbst(s)«. In anderen Kulturen ist die zentrale Einheit nicht der Körper, oder das »Selbst« des Individuums, sondern die Gemeinschaft und insbesondere die Familie – gleichsam ein »gemeinsamer Körper« oder ein »Familien-Selbst« (Asen et al. 2019; Übers. USV).

So signalisieren Körpersymptome eine Disharmonie in der sozialen Ordnung, die sich in Gruppen in verschiedenen interpersonellen Beziehungsstörungen äußern (Friedman 2007). Trotzdem bleibt das Wort *body* im Mentalisierungsmodell bisher allenfalls ein *eye catcher*. So kommen die Begriffe *somatization* oder *body* in den Standardwerken von Bateman und Fonagy kaum vor (Bateman & Fonagy 2016; Bateman & Fonagy 2019), obwohl gerade Patienten mit Persönlichkeitsstörungen sehr häufig zuerst und ausschließlich mit körperlichen Symptomen – z. B. bei den Essstörungen – dem Behandler gegenübertreten, um ihre existentielle Not auf diese Weise auszudrücken.

Im psychoanalytischen wie im psychosomatischen Sprachgebrauch wird »nicht präzise genug zwischen dem Körper, dem leiblichen Selbst und dem phantasmatischen Trieb-Körper unterschieden« (Kobylinska-Dehe 2019, S. 527). Was aber kann unter »leiblichem Selbst«, »Leib« und »phantasmatischem Triebkörper« verstanden werden, für die es im Englischen nur den Begriff *body* gibt, wenn man von Mutterleib *(womb)* absieht? In der deutschen und französischen Kultur der leiblichen Erfahrung wird zwischen dem subjektiv erlebten Leib *(corps propre)* und dem Körper als physiologischer Funktionseinheit unterschieden: »Wir sind ein Leib und haben einen Körper« (Kobylinska-Dehe 2019, S. 526). Während der Körper gleichermaßen das Bindeglied sensomotorischer Interaktionen in der sozialen und natürlichen Umwelt ist, wird bewusstes »Erleben [...] daher nicht nur an den physiologischen Körper als seine biologische Basis gebunden, sondern auch an den subjektiven Leib« (Fuchs 2017, S. 97). Deshalb gilt der Leib in der phänomenologischen Philosophie als Ort eines »basalen Lebensgefühls: des diffusen Behagens oder Unbehagens, der Vitalität, Frische oder Müdigkeit, des Schmerzes, Hungers und Durstes«, aber auch als »Resonanzraum aller Stimmungen und Gefühle, die wir empfinden« (Fuchs 2017, S. 97). Die Betonung des Doppelaspekts von Leib und Körper wendet sich gegen den cartesianischen Dualismus, der im neurobiologischen Reduktionismus wiederkehrt, und manifestiert sich in der intersubjektiven Beziehung. Diese mündete – vor Corona-Zeiten – im Händedruck, der nicht nur eine symbolisierte Konvention einer Körperbewegung darstellt, sondern für Therapeut*innen manchmal so gegenwärtig ist, dass aus einem (zu starken) Händedruck sich eine diagnostische Ahnung, bei viel Erfahrung sogar eine vorläufige Diagnose ergibt. So lässt eine schweißige Hand eine generalisierte Angststörung erahnen, während Patienten mit einem bandscheibenbedingten Rückenschmerz oder einem Herzinfarkt einen festen, manchmal fast schmerzhaften Händedruck (im Sinne von *pressured pattern*) pflegen, der dem »Type A-Behavior« zugeordnet wurde. Typ-A-Verhalten in Verbindung mit geringer sozialer Unterstützung gilt als Risikofaktor bei koronarer Herzerkrankung, weil diese Menschen sich durch extremen Ehrgeiz, Ruhelosigkeit, Wettbewerbsstreben, Ärger und Feindseligkeit auszeichnen (Blumenthal et al. 1987). Ein tonusloser, schlaffer Händedruck sollte dagegen an Suizidalität denken lassen. Hände können kalt oder heiß, trocken oder feucht, hart oder weich sein, alles körperliche Signale, die ebenso wie das Verfehlen zweier sich begegnender Hände präverbal sind. Nicht weniger bedeutsam, aber wenig thematisiert sind plötzlich sichtbare Tattoos an Hals, Arm und Bein, die dem Körper des Patienten das Bedürfnis nach Statik, ein Gefühl von Stabilität und einen unumstößlichen, eigenen Ausdruck verleihen.

In dieser Hinsicht lohnt sich ein kurzer Rückblick in die Geschichte:

Kobylinska-Dehe (2019) machte auf das Phänomen aufmerksam, dass Sigmund Freud, der im Jahre 1900 »Die Traumdeutung« veröffentlichte, und Edmund Husserl, der im selben Jahr in Wien die »Logischen Untersuchungen« (Husserl 1922 [1900]) herausgab, offenbar nichts voneinander wussten. Beide saßen als junge Studenten in derselben Universitätsbank und hörten die Vorlesungen von Franz Brentano, auf den der Begriff der »Intentionalität« zurückgeht, womit er die herkömmliche Psychologie um einen wichtigen Aspekt bereicherte (Brentano 2008 [1874]). Durch den Wissenschaftsphilosophen Daniel C. Dennett erhielt dieser Begriff eine zentrale Bedeutung bezüglich der Definition des Mentalisierens (Dennett 1987). Mit der intentionalen Gerichtetheit seelischer Vorgänge auf etwas in der Welt und mit dem prozessualen Erfassen der Seele hatte Brentano eine neue Dimension von Phänomenen eröffnet, die sich sowohl von bloßen physiologisch bedingten Empfindungen als auch von Denkkonstrukten unterschieden. Während Brentano noch in bewussten Akten gefangen blieb, legte sein Schüler Edmund Husserl mithilfe dieses Konzepts eine Schicht der ursprünglichen Welt- und Selbsterfahrung offen, die er später »Lebenswelt« nannte. Der Begriff der Lebenswelt – heute wäre wohl besser von »Körperwelt« zu sprechen – wird in der phänomenologischen Philosophie als Fundament der präreflexiven Erfahrung verstanden, als fungierende Intentionalität, die jedem Akt vorausgeht, wobei der Leib für sie eine Umschlagstelle zwischen Innen und Außen darstellt. So stammt von Husserl (1973, S. 110) der Satz: »Der Körper, der lebendige Körper des anderen, ist das erste intersubjektive Ding«. Mit dieser Formulierung wird eine Brücke zu den Vitalitätsformen von Daniel Stern geschlagen, der schärfer auf die dynamischen Eigenschaften des Erlebens fokussierte, »vor allem auf das Fluktuationsprofil von Erregung, Interesse und Lebendigkeit« (Stern 2019 [2011], S. 51). In der phänomenologischen Tradition der deutschen Idealisten wurde zwischen dem belebten, »gelebten Leib« (Leib), der zunächst persönlich erfahren wird, und dem physischen, materiellen, objektiven Körper (Körper) unterschieden, der den Gesetzen der Physik, der Kausalität, der Schwerkraft usw. unterliegt (Moran 2017, S. 28). Interessant ist, dass Husserl betonte, Berührung und Selbstbewegung seien konstitutiv für die Entwicklung eines leiblichen Selbst. Mit Ausnahme des Auges: Das Auge kann sich selbst nicht sehen und ist daher von der Zirkularität der Berührungsbeziehung ausgeschlossen (Moran 2017, S. 34). Schließlich war es Husserls Schüler Maurice Merleau-Ponty (1974 [1965]), der mit dem leiblichen, affektiven, intersubjektiven und impliziten Charakter der Intentionalität für das Mentalisierungsmodell den Grundstein im Sinne einer *intercorporeality* (»Zwischenleiblichkeit«) legte. Die phänomenologischen Ansätze empathischer Wahrnehmung werden als Resultat eines dyadischen Prozesses verkörperter Interaktion angesehen (die Gruppe bleibt theoretisch noch außen vor), während die aktuell dominierenden Theorien der sozialen Kognition, wie z. B. die »Theory of Mind«, auf der Annahme innerer Simulationen oder Schlussfolgerungen beruhen, durch die wir Zugang zu den verborgenen Gefühlen und Absichten anderer erlangen (Fuchs 2018).

Vor diesem Hintergrund ist der Körper-Begriff zunächst vielleicht auch etwas zu groß; bescheidener wäre vermutlich, sich erst einmal mit Gesten zu beschäftigen, die den Ursprung der menschlichen Sprachentwicklung bilden und gleichzeitig das Sprechen über den gestischen Ausdruck der Hände und der Mimik unterstützen, ohne dass zwischen den Ausdrucksebenen ein Bruch entsteht (Küchenhoff 2012, S. 86). Im Unterschied zu ihren nächsten Verwandten im Tierreich zeichnet Menschen die Fähigkeit aus, ihre Artgenossen als intentionale und mit geistigen Zuständen ausgestattete Lebewesen aufzufassen (Tomasello 1999). Dieses von uns geübte *mind reading* scheint Menschenaffen verschlossen zu sein und damit auch unsere Praxis, sich in die Wahrnehmungs- und Handlungsperspektive der Artgenossen hineinzuversetzen. Genau diese Orientierung an Intentionen und geistig-psychischen Zuständen als den »verborgenen« Ursachen von Körperbewegungen sei aber nötig, um Techniken auszubilden, mit denen sich die Aufmerksamkeit anderer lenken lässt. Diese Techniken sind, wie die Beobachtung von Säuglingen im Austausch mit Erwachsenen zeigt, offensichtlich die Basis des Spracherwerbs. Die Auffassung vom Alleinstellungsmerkmal des Menschen ließ sich allerdings nicht halten. Gewitzte Experimente zeigen, dass Menschenaffen durchaus Absichten und Wahrnehmungssituationen ihrer Artgenossen erfassen können (de Waal & Suchak 2010). Vor allem, wenn es um Nahrung und Hierarchieverhältnisse geht, werden Absichten, Perspektiven und Wissensstand der anderen Gruppenmitglieder für die Handlungssteuerung durchaus berücksichtigt; sie können nur nicht Unbeteiligten davon erzählen.

1.5 Persönlichkeitsstörungen ohne Körper?

Das Mentalisierungsmodell, das ursprünglich für die Behandlung von Borderline-Persönlichkeitsstörungen entwickelt wurde, vernachlässigte mit Ausnahme der Essstörungen die Bedeutung des Körpers und der körperlichen Symptome in Theorie und Therapie. Insofern ist erklärlich, dass prämentalisierende Affektregulationen, die sich körperlich ausdrücken, dem teleologischen Modus zugeordnet wurden, der primär objektbezogen ist. Patienten mit Persönlichkeitsstörungen weisen jedoch überzufällig häufig körperliche Symptome auf, die Ausdruck eines primär auf das Selbst bezogenen Leides sind. Insofern ist eine Erweiterung des Mentalisierungsmodells um den Körper-Modus erforderlich, um das Verständnis von Mentalisieren als imaginative Fähigkeit zum Austausch von mentalen und körperlichen Zuständen sowohl implizit als auch explizit zu erweitern.

Das Mentalisierungskonzept wurde ursprünglich von der Arbeitsgruppe um Bateman und Fonagy für die psychotherapeutische Behandlung von Patienten mit einer Borderline- und/oder antisozialen Persönlichkeitsstörung entwickelt (Bateman & Fonagy 2004; Fonagy et al. 2015 [2004]). In der Folge zeigte sich, dass es auch bei anderen Persönlichkeitsstörungen und Patient*innen mit psychischen und psychosomatischen Störungen hilfreich ist, darauf zu fokussieren, ob und wie Patienten jeweils mentalisieren – oder darauf, ob und wie ihr Mentalisieren gestört ist. Es sollte nicht unerwähnt bleiben, dass der Körper noch am Anfang des britischen Mentalisierungsmodells Interesse fand: Peter Fonagy und George Moran (1990; Moran et al. 1991) hatten sich, noch ganz als Psychoanalytiker, mit dem selbstverletzenden Verhalten von adoleszenten Patientinnen mit einem insulinabhängigen »Brittle-Diabetes«[5] beschäftigt, indem sie sowohl die pathologische Biochemie als auch die psychoanalytische (!) Psychodynamik berücksichtigten. Sie erklärten die an Borderline-Patientinnen erinnernde Symptomatik, den Diabetes mellitus über zu viel oder zu wenig Insulin bis hin zu komatösen Zuständen zu manipulieren, als relative »Unfähigkeit der Patientin«, sich ein Objekt psychisch vorstellen zu können. Über die körperliche Erfahrung einer Unter- oder Überzuckerung versuchten diese Patientinnen, entweder »Identifikationen« oder »psychische Abgrenzungen« von den primären Objekten herzustellen. Der unbewusste Auslöser der selbstzerstörerischen Verhaltensmuster sei in den dysfunktionalen oder nicht entwickelten Selbst- und Objekt-Repräsentationen zu suchen (Fonagy & Moran 1990, S. 245–246). Trotz dieser psychosomatisch interessanten Arbeit blieben Aspekte des Körpers und körperlicher Befindlichkeiten in den verschiedensten MBT-Publikationen, wie z. B. in der zweiten Auflage des »Handbook of Mentalizing in Mental Health Practice« (Bateman & Fonagy 2019), weitgehend außen vor, wenn man von Kapiteln über Essstörungen absieht (Robinson et al. 2018; Robinson & Skarderud 2019; Zeeck & Euler 2023). Bei den Essstörungen liegt der Schwerpunkt der MBT nicht so sehr auf der Einhaltung oder Zunahme des Körpergewichts, sondern auf den dysfunktionalen Beziehungen und sozialen Ängsten sowie auf den Problemen, welche die Störungen im Sinne verminderten Mentalisierens aufrechterhalten. Im »Cambridge Guide to Mentalization-Based Treatment« (Bateman et al. 2023) wird leider wider besseres Wissen immer noch von »embodied Mentalizing« geschrieben.

Des Weiteren fehlt eine kulturelle Einbettung des Körpers sowohl von Patienten als auch von Therapeuten (Asen et al. 2019), denn so etwas wie einen »natürlichen Körper«, von dem man sinnvoll und zuverlässig eine Abweichung messen kann, gibt es nicht: »Er setzt nämlich die Existenz eines Körpers voraus, der nicht durch die Projektionen der Bezugspersonen in ihn und/oder durch das kulturelle Umfeld und die darin verankerten Normen und Werte beeinflusst wird«

---

5 Brittle heißt instabil. Mit dieser inzwischen veralteten Bezeichnung wurden Diabetes-Patient*innen beforscht, die manipulativ entweder einen zu hohen oder zu niedrigen Glukosewert herbeiführten, der in der Regel zu einem intensiv behandlungspflichtigen komatösen Zustand führte.

(Lemma 2024, S. 17). Das weitgehende Fehlen von klinischen Körperphänomenen und -Störungen im britischen Mentalisierungsmodell ist überraschend, weil Patienten mit einer Persönlichkeitsstörung, aber auch mit Depressionen, Angststörungen, ADHS und Psychosen durchaus zu verschiedensten Somatisierungen und funktionellen Körperbeschwerden neigen, die letztlich auf Körper-Psyche-Dissoziationen beruhen. Ebenso müssten für körperlich erkrankte Patienten mentalisierungsfördernde Behandlungskonzepte entwickelt werden.

> Eine 20-jährige Patientin räumte nach einiger Zeit ein, dass sie ihren Körper wiederholt angegriffen und missbraucht habe, weil er für sie kein Liebesobjekt darstelle. Sie äußerte: »Damals fühlte ich mich wohl in dieser Leere. In Wirklichkeit war ich von mir selbst so geblendet, dass ich schließlich einfach verschwinden wollte, sodass ich den Schmerz nicht mehr fühlen konnte. Jedenfalls, wem gehörte dieser Körper? Ich brauchte ihn nicht. Ich brauchte ihn aber!«

Eine Metaanalyse von 64 Studien mit 275 183 Adoleszenten und jungen Erwachsenen bestätigte, dass »Selbstverletzer« über ein höheres Maß an Körperunzufriedenheit, Körperfremdheitsgefühl *(body disownership)* und über Defizite in der Erfahrung und Bewertung von Körperempfindungen klagten als diejenigen, die kein selbstverletzendes Verhalten an den Tag legten (Hielscher et al. 2019). Dabei schienen gestörte Körperempfindungen eine Neigung zu Selbstverletzung eher zu begünstigen als eine Unzufriedenheit mit dem Körper.

Immerhin konnte die Arbeitsgruppe um Robinson (2016) in einer randomisierten Studie zeigen, dass Patient*innen mit einer Essstörung und Borderline-Symptomatik von einer modifizierten, intensiven ambulanten kombinierten Einzel- und Gruppen-MBT-Behandlung nach 18 Monaten mehr profitierten als von einem supportiven klinischen Management. Die hohe drop-out-Rate in beiden Gruppen relativierte die Ergebnisse leider etwas.

Ein gestörtes Selbstwertempfinden wird ebenso wie eine fehlende soziale Akzeptanz durch Veränderungen am Körper, z. B. durch Tattoos, Piercings oder andere Arten von Selbstverletzungen, auszugleichen versucht, um sich auf diese Weise einer anderen Gruppe als den Eltern zugehörig zu fühlen. Insofern sind Körpergestaltungen nicht nur aus der Perspektive des Individuums, sondern auch aus der gesellschaftlichen Perspektive zu sehen. Ähnlich der geschmückten, farbenfrohen Haut der Naturvölker aller Kontinente wird mit Körperkunst auf geniale Weise der jeweiligen kulturellen Eigenart innerhalb einer Gemeinschaft Ausdruck verliehen, weshalb Mitmenschen zustimmend oder ablehnend reagieren, wenn sie »ihre Auffassung über Körpergestaltung mit den in anderen Kulturen üblichen vergleichen« (Reichel-Dolmatoff 2001 [1997], S. 15).

Unabhängig von der unterschiedlichen kulturellen Bedeutung sind die Phänomene des Bodybuildings, der »Verzierung« des Körpers mit Tattoos, aber auch Piercings und die martialischen Körperbetonungen sogenannter Skinheads jedoch mehr als nur *body art* in der westlichen Welt. All diese Phänomene, die sich an der Haut abspielen, können als Versuch angesehen werden, sich sowohl über die schmerzhafte Verletzung als auch über den bildlichen Ausdruck des Tattoos konkretistisch im Sinne einer »Zweithaut-Bildung« als haltendes und begrenztes Objekt zu erfahren (Bick 2002 [1968], S. 237). So hatte sich einer meiner männlichen Patienten, der in sehr deprivierten Verhältnissen groß geworden war, den gesamten Körper eindrucksvoll gekonnt als Krokodil tätowieren lassen, womit er gleichzeitig seine nicht integrierte Aggression ausdrückte. Auch Schönheitschirurgen gehören zu jener Berufsgruppe, die den Tätowierern in diesem Sinne nahestehen: Sie sind eine der ersten Anlaufstellen für Patient*innen, die über eine Vergrößerung der Brüste, über eine Begradigung der Nase, Fettabsaugung oder eine Verkleinerung der Schamlippen ihre Körper-Grenzen dem Körper-Ideal, das meist einem sozialen Körper-Ideal entstammt, anpassen oder im Sinne einer Transgender-Identität verändern wollen.

Aus Sicht des erweiterten Mentalisierungsmodells sind diese Körper-Verzierungen oder -Manipulationen eine Variante des prämentalisierenden Körper-Modus (vgl. Kap. 5.1). Sie verweisen in der Regel auf eine frühe Störung mit mangelhafter Repräsentanzen-Entwicklung bezüglich des Körper-Selbst. Dieser Mangel tritt zuweilen als so unerträgliche (traumatische) Leere in Erscheinung, dass nur eine Selbst-Verzierung oder gar Selbstverletzung diesem Zustand ein Ende setzen kann. Dies ist besonders in der Adoleszenzphase zu beobachten, die verschiedentlich als notwendige Krise der Identität beschrieben wurde. Jugendliche sehen während ihrer Identitätssuche (kein Kind mehr, aber auch noch kein Erwachsener und sich gleichzeitig isoliert fühlend) im Körper-Modus eine Möglichkeit, die dramatischen Veränderungen ihrer Existenz mit einem Tattoo für die Ewigkeit in ihr Fleisch zu gravieren oder sich selbst zu verletzen. Die Markierungen ihres Körpers könnten als Folge fehlender Affektmarkierung in der Kindheit auch ein Versuch sein, ihr Selbst auf diese Weise zu behaupten.

Wenn Mentalisieren ausschließlich als eine psychische und nicht auch als eine körperliche, also als eine psychosomatische Funktion verstanden wird, die wir ständig nutzen, um menschliches Verhalten aus inneren Zuständen zu erklären, wird die cartesianische Spaltung zwischen Körper und Seele aufrechterhalten. Im Mentalisierungsmodell wird gefragt, welche Gefühle, Motive, Gedanken, Absichten einem bestimmten Handeln zugrunde liegen – bei sich selbst und bei anderen:

> »Wieso genau habe ich mich eigentlich gerade so verhalten?«
> »Was mag in ihm vorgehen, dass er gestern so kurz angebunden war?«

Weniger wird gefragt:

> »Können Sie mir bitte mal die Geschichte erzählen, wie Ihre Narbe am Unterarm zustande gekommen ist?«, »In welcher Situation waren Sie da?«, etc.

Dabei ist Mentalisieren für uns häufig so selbstverständlich, dass es schwierig ist zu beschreiben und zu verstehen, was Mentalisieren genau bedeutet. Nach Bateman und Fonagy (2019, S. 3) ist Mentalisieren eine besondere Facette der menschlichen Vorstellungskraft und impliziert, dass

> jeder Akt des Mentalisierens aufgrund seiner Natur ungewiss ist; innere Zustände sind undurchsichtig und veränderlich und es ist oft ziemlich schwer, sie genau zu bestimmen, was sogar die eigenen seelischen Zustände betrifft. Das bedeutet, dass jeder Versuch,

> inneren Zuständen eine Bedeutung zuzuschreiben, dem Irrtum und der Ungenauigkeit ausgeliefert ist (Übers. UVS).

Leichter ist es, Mentalisierungsstörungen zu beschreiben. Nicht-Mentalisieren äußert sich darin, dass andere unbegreiflich wirken, innere Zustände unklar sind, oder es dominieren ein ruminierendes Denken oder Ängste, sodass ein stärkeres Kontrollbedürfnis bis hin zu Rigidität und Wutgefühlen spürbar wird. Mentalisierungsstörungen drücken sich darüber hinaus in unterschiedlichen prämentalisierenden Modi aus, die Erlebensweisen der frühen Kindheit darstellen und mit körperlichen Phänomenen einhergehen (Kap. 5.1).

Es gibt wissenschaftlich hinreichend gut belegte Gründe für die Annahme, dass Einbrüche oder länger anhaltende Defizite des Mentalisierens beim Übergang von psychischer Gesundheit zu psychischen und psychosomatischen Erkrankungen eine zentrale Rolle spielen (Katznelson 2014; Schwarzer et al. 2022). Mentalisierungsdefizite oder Einbrüche des Mentalisierens sind mit einer schlechteren psychischen und körperlichen Gesundheit verbunden, was Patienten mit Persönlichkeitsstörungen ebenso belegen wie jene mit Essstörungen, Depressionen, Angststörungen, Psychosen, ADHS, Autismus-Spektrum-Störungen und somatoformen Belastungsstörungen (Ballespí et al. 2019; Ballespí et al. 2018; Weir et al. 2020).

Mentalisieren ist eine kognitive Fähigkeit höherer Ordnung, die es Individuen ermöglicht, einen Sinn dafür zu entwickeln, was in der eigenen Psyche und in der Psyche anderer vor sich geht (Bateman & Fonagy 2016). Darüber hinaus ist Mentalisieren eine mehrdimensionale Fähigkeit mit gewissen Überschneidungen zum Modell der sozialen Kognition, der Sozialen Neurowissenschaften, der Theory of Mind, der Einsicht oder der Meta-Kognition, um einen konzeptionellen Sinn dafür zu entwickeln, was im eigenen Körper und im Körper des Gegenübers passiert.

KAPITEL 2

Der Körper und seine Beziehung zu Ärzt*innen und Psychotherapeut*innen

Im Zusammenhang mit somatischen Belastungsstörungen und anderen Körperphänomenen steht die Arzt-/Therapeut-Patient*innen-Beziehung unter einer großen Herausforderung und Dynamik. Mentalisieren als Fähigkeit, die eigenen mentalen und körperlichen Zustände ebenso wie die der anderen wahrzunehmen und zu verstehen, um eine effektive Kommunikation aufzubauen, setzt eine angemessene therapeutische Allianz voraus. In diesem Kapitel wird beschrieben, wie Personen mit somatischen Belastungsstörungen Körperempfindungen wahrnehmen und bewerten und welche Schwierigkeiten auftreten, mit denen sowohl Ärzte als auch Patienten konfrontiert sind, komplexe Interaktionen zwischen körperlichen und psychischen Faktoren zu bewältigen. Dabei wird auf die Notwendigkeit für Angehörige der Gesundheitsberufe verwiesen, ihr eigenes Mentalisierungsversagen wahrzunehmen und zu überwinden, um die Bedürfnisse von Patienten mit somatischen Belastungsstörungen besser zu verstehen und auf sie einzugehen.

Als junger Assistenzarzt begegnete ich in einer Neurologischen Poliklinik einer etwa 50-jährigen Frau. Kurz nach meiner Begrüßung schaffte sie es, mehr als 30 Minuten ohne Punkt und Komma von ihren diffusen Ganzkörperschmerzen zu sprechen, mit denen sie in den vergangenen Monaten mehr als 20 Ärzte erfolglos aufgesucht habe. Jeder Ansatz einer Frage von mir, um eine vertiefte biographische Anamnese zu erheben, wurde mit einem noch intensiveren Rededrang beiseite gewischt, sodass ich so gut wie überhaupt nicht dazwischenkam. In ohnmächtiger Hilflosigkeit – ihren Redeschwall irgendwie stoppen zu wollen, weil in dieser Klinik von der Leitung eine gründliche biographische Anamnese erwartet wurde – sagte ich schließlich zu ihr: »Sie nerven mich aber!« Zu meiner Überraschung unterbrach die Patientin, eine waschechte Berlinerin, ihren Redefluss und äußerte: »Ich bin doch beim Nervenarzt!«, worauf wir beide schallend lachen mussten.

Heute verstehe ich dies in Kenntnis des Mentalisierungsmodells so, dass mich die Patientin mit ihrer Berliner Schlagfertigkeit in weniger als einer Sekunde auf ihre Weise – wenigstens nach meiner Äußerung – »mentalisiert« hatte, während ich in einen nicht-mentalisierenden Zustand geraten war, den man aus Sicht des Mentalisierungsmodells als Äquivalenz-Modus bezeichnet. Zur weiteren Überraschung konnte das Gespräch nach dieser Interaktion, die auch als ein »Gegenübertragungsagieren« aufgefasst werden kann, etwas dialogischer fortgesetzt werden. Ich konnte endlich meine (!) biographische Anamnese erheben.

Von Karl Valentin (1882–1948), einem berühmten Münchner Komödianten, der wegen seiner anorektischen Erscheinung von jenem Wirt, der ihm in München eine Bühne zur Verfügung gestellt hatte, »Skelettgiggerl« genannt, wurde überliefert, dass er seinen Arztbesuch mit den Worten einleitete:

> »Herr Doktor, mein Magen tut weh, die Leber ist geschwollen, die Füße wollen nicht so recht, die Kopfschmerzen hören nicht auf, und wenn ich von mir selbst reden darf: Ich fühle mich auch nicht wohl«.

Ein Hausarzt äußerte:

> »Und wenn der Patient dann zum fünften Mal in meine Praxis kommt, bin ich genervt [...] es kommt mir vor, als würden die Patienten sich eine schlimme Krankheit wünschen [...] das macht mich wütend. Sollen sie doch froh sein, dass sie nichts haben [...] oft fehlt mir dann auch irgendwann das Mitgefühl [...] das ist sehr anstrengend!«

Viele Patienten äußern enttäuscht: »Mein Arzt findet nichts!« Patienten mit somatoformen Belastungsstörungen werden wegen ihrer organischen Ursachenüberzeugung als »schwierig« erlebt, die trotz oder wegen der Chronifizierung häufig mit unrealistischen Behandlungserwartungen (»Sie sind meine letzte Hoffnung!«) einhergeht (Roenneberg & Henningsen 2016).

Das von Arthur Barsky entwickelte Konzept der somatosensorischen Verstärkung (Barsky 1992) könnte bei Patienten mit einer solchen Dynamik hilfreich sein. Die somatosensorische Verstärkung beschreibt eine charakteristische Art und Weise, wie ein Individuum auf Signale aus dem Inneren und der Oberfläche des Körpers achtet und solche Wahrnehmungen bewertet. Die Reaktion auf interozeptive Signale, die sich bei diesen Patienten in einer ausgeprägten Tendenz zur somatosensorischen Verstärkung äußert, ist auf einen unsicher-vermeidenden Bindungsstil in der frühen Kindheit zurückzuführen (Scheidt & Waller 2002; Waller & Scheidt 2008; Waller et al. 2004). Dieser Bindungsstil geht wiederum mit einer veränderten Psychophysiologie und Affektwahrnehmung einher und zeichnet sich durch mindestens vier Merkmale aus:

- eine Neigung, körperliche Empfindungen bevorzugt als intensiv, schädlich und beeinträchtigend zu erleben;
- eine Tendenz, in einseitiger Form unangenehme Empfindungen besonders zu beachten;
- eine Bereitschaft, unangenehme Körperempfindungen eher als etwas Pathologisches denn als etwas Normales anzusehen;
- unangenehme Körperempfindungen auf keinen Fall mit mentalen Zuständen in Verbindung bringen zu wollen.

Mehr unbewusst als bewusst fokussieren Ärzte in kongruenter Gegenübertragung auf somatische Ursachen, weil sie fürchten, eine körperliche Erkrankung zu übersehen. Dies ist mit der merkwürdigen Sorge verbunden, sich in rechtliche Auseinandersetzungen zu verstricken. Dabei wird weit weniger der Kunstfehler befürchtet, eine psychogene oder psychosomatische Störung nicht zu erkennen oder an einer etwaigen Chronifizierung mitzuwirken. Aus ärztlicher Unsicherheit werden unnötige apparative Untersuchungen zum Ausschluss somatischer Ursachen veranlasst. Die Wiederholung apparativer Untersuchungen, die meist auch noch ökonomische Gründe hat, kann als eine »Beziehungsstörung« im Gesundheitssystem angesehen werden.

Zu einem der bekanntesten Probleme von Patienten mit somatoformen Belastungsstörungen, die als »moderne Leiden« Eingang in die Literatur gefunden haben (Shorter 1994), gehört ihre feste Überzeugung, Psychotherapie bringe ihnen nichts, weil sie (eigentlich) »wissen«, dass ihre Erkrankung biologisch verursacht ist. So äußerte ein Patient im Rahmen einer stationären Behandlung gegenüber einer Musiktherapeutin: »Diese Therapie bringt mir nichts, ich bin aus Beton und Stahl!« Solche Äußerungen, die dem teleologischen Modus zuzuordnen sind (Kap. 5.2), machen selbst erfahrenere Therapeut*innen hilflos und setzen diese sehr unter Druck. Das dysfunktionale Krankheitsverhalten verunsichert Ärzt*innen und Psychotherapeut*innen im Umgang mit solchen Patienten und geht mit belastenden Interaktionen für beide Seiten einher. Es nimmt seinen Anfang häufig darin, dass der Behandler schon vor Therapiebeginn vom Patienten idealisiert wird, z. B. weil er über die sozialen Medien, über Freunde oder andere Quellen Positives von ihm vernommen hat. Dessen Erwartungen korrespondieren wiederum mit dem Ideal, das der Behandler seit seiner Berufswahl mit seiner Rolle in sich trägt. Dadurch kommt es nicht nur zu einer Übernahme der Erwartungen des Patienten (der Arzt fühlt sich zunächst geschmeichelt), sondern auch zu offenen oder latenten Versprechungen, die letztlich nicht gehalten werden können. Dies führt beim Patienten wiederum zu wiederholter Enttäuschung, Entwertung und schließlich massiver Kritik am Behandler, der darauf nicht selten so reagiert, dass er den Patienten zu einem weiteren Kollegen schickt, manchmal sogar zu einem, den er weniger schätzt. Es kommt zu einer Art Mentalisierungsversagen auf beiden Seiten (Abb. 2.1).

Obwohl die Beziehung von beiden Seiten als »schwierig« erlebt wird, suchen diese Patienten trotz ihrer Unzufriedenheit immer wieder Ärzte auf. Diese reagieren aus Enttäuschung, ihrem Helfer-Ethos nicht Genüge getan zu haben, mit stigmatisierenden Begriffen, wie z. B. »Koryphäen-Killer-Syndrom« oder »*Doctor-(s)hopping*«. Angesichts eines solchen Scheiterns der Arzt-/Therapeut-Patient-Beziehung spielen auf beiden Seiten unbewusste Dynamiken eine zentrale, ineinander verflochtene Rolle: Nicht nur der Patient befindet sich mit seinen Beschwerden in einem prämentalisierenden Modus, sondern auch der Arzt oder der Psychotherapeut.

Unklar ist, ob es speziell diese Patient*innen sind, die dem Arzt/Psychotherapeuten seine Empathie-Fähigkeit rauben, oder ob dieses Phänomen durch eine allgemeine gesellschaftliche Abnahme der Empathiefähigkeit begünstigt wird. Andere Überlegungen gehen dahin, dass Menschen in helfenden Berufen, insbesondere Ärzt*innen, durch Überlastung und Verausgabung ein Empathiedefizit oder sogar eine Empathieblockade entwickeln. Aufgrund eines (noch zu spezifizierenden) Bedrohungsgefühls und einer gleichzeitigen Unfähigkeit, ihre Belastung mitzuteilen, kann ein solches Empathiedefizit auch als Beziehungsabwehr verstanden werden. Dadurch fühlen sich die Patient*innen zunehmend weniger verstanden. Ärzte, die Schwierigkeiten haben, ihre Emotionen zu identifizieren und ihre negativen Gefühle zu regulieren, geraten schneller in emotionale Erschöpfung, müssen sich vom Patienten distanzieren und nehmen ihre Leistungsfähigkeit nur noch vermindert wahr, einschließlich einer beobachtbaren Langeweile (Gleichgerrcht & Decety 2013).

Ärztliches Mentalisierungsversagen ist dann anzunehmen, wenn die

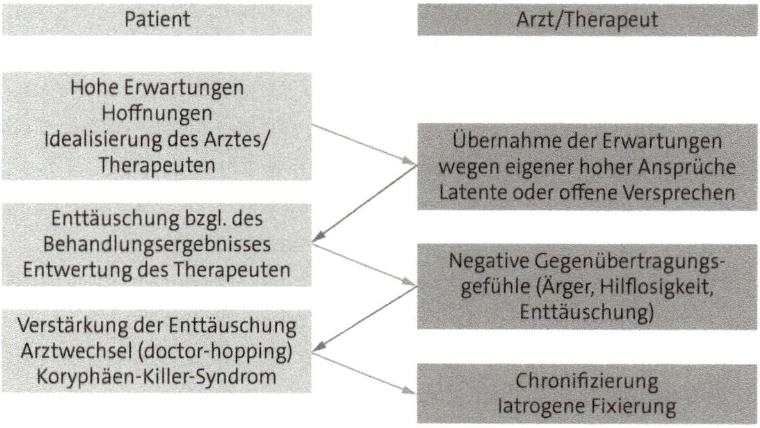

Abb. 2.1: Arzt-Patient-Interaktions-Kaskade bei somatoformen Belastungsstörungen (modifiziert nach Roenneberg & Henningsen 2016)

Beschwerden eines Patienten zu schnell als »psychisch bedingt« diagnostiziert werden, ohne dass diese Einschätzung im Gespräch hinreichend abgewogen wird. Dann kann es auch vorkommen, dass eine wichtige Untersuchung und Behandlungsmöglichkeit unterlassen wird. Ein klassisches Beispiel ist die Fehldeutung einer Hyperthyreose als Angststörung (Lamparter & Schmidt 2018; Janneck & Krenz 2018). Insofern ist die Erstellung einer korrekten Diagnostik auch eine ärztliche Mentalisierungsleistung.

Der Einfluss von mentalisierungsfördernden oder -hemmenden Settings in der Organisation von Kliniken und Tageskliniken ist in der Behandlung dieser Patientengruppe nicht zu unterschätzen (Bales et al. 2017). Wesentlich weniger sichtbar, aber nicht weniger einflussreich sind Management und Verwaltung solcher Institutionen, die beziehungsorientierte Therapiekonzepte unterstützen oder dagegen arbeiten können. Dabei spielt die gewinnorientierte Ausrichtung des Gesundheitssystems, in das die Institutionen eingebettet sind, ebenfalls eine nicht unerhebliche Rolle, die aus ökonomischen Gründen eher eine apparative als eine sprechende Medizin begünstigt. Interessanterweise ist sogar der Ort der Begegnung mit solchen Patienten von Bedeutung, was die Symptomatik betrifft.

So war mir als junger neurologischer Assistenzarzt aufgefallen, dass sich Angstpatienten schneller in der chirurgischen als in der neurologisch-internistischen Notfallambulanz von den körperlichen Symptomen ihrer Panikattacke erholten, wenn sie das chirurgische Equipment um sich herum sahen. Meine damalige Hypothese lautete: Das chirurgische Besteck scheint mehr Sicherheit zu versprechen als »nur« ein ärztliches Gespräch.

Auch wenn für solche Beobachtungen keine belastbaren Forschungsdaten vorliegen, so kann davon ausgegangen werden, dass nicht-mentalisierende Behandlungsteams auch durch die Wahl nicht geeigneter Therapiestrategien einen negativen Einfluss auf den Behandlungsverlauf wie auf das Behandlungsergebnis haben – leider nicht nur bei Patienten mit funktionellen Körperbeschwerden, sondern bei fast allen Patientengruppen.

Somatisch nicht hinreichend erklärte, sogenannte nichtspezifische funktionelle Körperbeschwerden, kurz: somatoforme Belastungsstörungen, sind häufige und vielgestaltige körperliche Phänomene in der ärztlichen wie in der psychotherapeutischen Praxis. In einer Studie zur Prävalenz von Körperbeschwerden in der Allgemeinbevölkerung in Deutschland gaben 82 % der befragten Teilnehmer Beschwerden an, die sie innerhalb der vergangenen Woche zumindest leicht beeinträchtigten. 22 % der Befragten nannten mindestens eine Beschwerde, die sie in den vergangenen sieben Tagen schwer belastete (Hiller et al. 2006).

Hinsichtlich der Definition, der Diagnosekriterien und der untersuchten Populationen unterliegen die Prävalenzschätzungen somatoformer Symptome jedoch starken Schwankungen. In einer Übersichtsarbeit zur europäischen Allgemeinbevölkerung wurde in 23 epidemiologischen Studien eine Zwölf-Monats-Prävalenz somatoformer Störungen von 6,3 % festgestellt (Wittchen & Jacobi 2005). In österreichischen allgemeinärztlichen Praxen fanden sich 17,1 % der Patienten mit somatoformen Störungen, wobei eine hohe Komorbidität mit Depression (48,1 %) und Ängsten (42,6 %) beobachtet wurde (Jank et al. 2017). Die S3-Leitlinie »Funktionelle Körperbeschwerden« geht davon aus, dass etwa 10 % der Allgemeinbevölkerung und rund ein Drittel der erwachsenen Patienten in klinischen Populationen funktionelle Körperbeschwerden aufweisen. Sie beeinträchtigen nicht nur die Lebensqualität und Leistungsfähigkeit, sondern sind auch kostenintensiv (Roenneberg et al. 2019). Aus diagnostischer Perspektive sind somatoforme Belastungsstörungen, ähnlich wie psychische Störungen, Konstrukte, eher beschreibend als erklärend, weshalb sie zwar hilfreich für die Kommunikation und Behandlungsplanung sind, im Unterschied zu eindeutig somatischen Erkrankungen aber meist keine Kausalität begründen.

Trotz ihrer Häufigkeit scheinen Patienten mit funktionellen Körperbeschwerden von Allgemeinärzten und selbst von Fachärzten schwer einzuordnen zu sein. Dies führt dazu, dass diese Patienten nicht nur in den deutschsprachigen, sondern in allen europäischen Gesundheitssystemen unzureichend versorgt werden: Im Durchschnitt dauert es drei bis fünf Jahre, bis eine klinisch relevante funktionelle Körperbeschwerde oder somatoforme Störung erkannt und eine spezifische, dem Krankheitsbild angemessene Behandlung eingeleitet wird (Wittchen et al. 2011). Unnötige, teils teure diagnostische Maßnahmen führen häufig zu nicht relevanten Nebenbefunden, die keinen Erklärungswert für die vorgetragene Erkrankung haben. Damit schaden sie dem Patienten eher, als dass sie nützen: Wiederholte apparative und Laboruntersuchungen begünstigen neben der Chronifizierung teure Fehlbehandlungen, manchmal sogar mit Komplikationen, die eine eigene Behandlung erforderlich machen. Die Patienten – und nicht selten auch ihre Angehörigen – sind oft frustriert und verunsichert, da sie unter ihren körperlichen Beschwerden zum Teil erheblich leiden und keine befriedigende Erklärung für ihr Leiden oder gar eine erfolgreiche Behandlung erfahren. Unbehandelte somatoforme Störungen neigen meist zu einem chronischen Verlauf.

Erfolgreiche Psychotherapien von Einzelfällen zeigen, dass es gelingen kann, aus dem gemeinsam geteilten Defizit mit den Patient*innen dann herauszukommen, wenn ein gemeinsames Drittes gefunden wurde. So sah André Green die Lösung des Problems darin, dass ein Analytiker und sein Patient abseits der konventionellen analytischen Pfade plötzlich etwas Gemeinsames entdecken:

> Ich erinnere mich an Berichte aus psychosomatischen Fällen (Marilia Aisenstein), in denen das freie Assoziieren versperrt zu sein schien und die dank der Erfindungsgabe der Psychotherapeutin in neue, auch analytisches Material berührende Ideen mündeten; dies nach Gesprächen fern vom Stil der Analyse, häufig über Themen, die sich unter anderem daraus ergaben, dass beide Partner zufällig das gleiche gelesen oder denselben Film gesehen hatten ... (Green 2017, S. 114).

Dieses »tangentiale« Vorgehen könnte man auch als Füllen einer »leeren Beziehung« durch ein gemeinsames Drittes verstehen.

Die Schwierigkeiten in der Arzt-/Therapeut-Patient-Beziehung haben ihre Spuren nicht nur in der Diagnostik, sondern auch im theoretischen Verständnis des Körpers und der somatoformen Belastungsstörungen hinterlassen. Sie zeigten sich spätestens mit dem Auftreten der Kriegsneurosen im Ersten Weltkrieg in zwei entgegengesetzten Tendenzen: »eine stark physiologisch und experimentell orientierte Richtung [...] und eine ihr scheinbar entgegengesetzte Tendenz, die Henry Ey auf dem Gebiet der Psychiatrie als ›Irrsinn des Sinns‹ verurteilt«

hatte »und die man als eine Art von Schreckensherrschaft des Symbols betrachten« könne (Marty et al. 1979, S. 899). Dies fand seinen diagnostischen Ausdruck in der Psychosomatik des 20. Jahrhunderts in Form von Konversions- versus Organneurosen (Fenichel 1945) oder Konversionsneurosen versus vegetative Neurosen (Alexander & French 1948) und »Bereitstellungs-« versus »Ausdruckskrankheiten« (Uexküll 1996).

Der Begriff Konversionsstörung oder Ausdruckskrankheit wirft jedoch Fragen auf: Was will der erkrankte Körper eigentlich ausdrücken, wofür die Sprache fehlt? Drückt die unterschiedliche Symptomatik nicht immer auch ein unterschiedlich individuelles konflikthaftes Unbewusstes aus? Der Ausdruck eines Krankheitsgeschehens kennzeichnet lediglich die Wirkung auf den Beobachter, der sich davon beeindrucken lässt. So ist es voreilig, bei chronischem Erbrechen (früher: »Brechneurose«) auf Ekel zu schließen, genauso gut könnte es trotzige Wut sein. »Die Bestimmung dessen, was über den Körper ausgedrückt wird und was das Symptom zu sagen versucht, ist […] schwierig, unsicher und nur als Annäherung möglich, denn ein biologischer Prozess kann nicht einfach in Bedeutung umgesetzt werden« (Küchenhoff 2019, S. 769).

Während bei der Konversionsstörung (früher »Hysterie« genannt) die Frage lautet: »Wie werden subjektive Erfahrungen zu körperlichen Störungen?«, lautet die Frage bei somatoformen und somatischen Phänomenen: »Wie werden körperliche Prozesse zu subjektiven Erfahrungen?« Mit dem Aufkommen der Psychosomatischen Medizin als Abgrenzung von der Psychiatrie schwankten deren Theorien zwischen Holismus bzw. »Panpsychismus« eines Georg Groddeck (jedes somatische Symptom hänge mit einem verdrängten psychischen Ereignis zusammen: »Krankheit als Symbol«) und einem naturwissenschaftlich orientierten Mensch-Maschine-Modell. Beide Modelle erwiesen sich als nicht geeignet, die interpersonellen Probleme von Patienten mit somatoformen Belastungsstörungen, einschließlich ihres spezifischen Krankheitsverhaltens, therapeutisch erfolgreich anzugehen, da beide Modelle in der Patient-Arzt-Interaktion mit einem Defizit des Mentalisierens einhergehen. In der Interaktion ist es für eine Subgruppe von Patient*innen mit somatoformen Störungen oder funktionellen Körperbeschwerden nicht untypisch, dass sie ihre Beschwerden im Sinne des teleologischen Modus und/oder des Körper-Modus (s. Kap. 5.2) auf eine organische Ursache – etwa auf eine virale Ätiologie beim FMS (Fibromyalgie-Syndrom) oder eine Borreliose – gegenüber Ärzten zurückführen, obwohl sämtliche, meist wiederholte medizinische Untersuchungsbefunde gegen eine solche Ätiologie sprechen. Negative Befunde beruhigen die Patienten allerdings nicht. Sie sind vielmehr davon überzeugt, dass nur beobachtbare, materielle Ursachen für ihre Erkrankung gelten, weshalb sie auf den Beweis (sogenannter) objektiver Fakten bezüglich ihrer Erkrankung drängen oder vermeintliche Beweise anführen, die sich zuweilen als Laborfehler herausstellen oder nicht zu finden sind. So verwundert nicht, dass einem Großteil dieser Patienten ein Verständnis psychischer Ursachen ihrer körperlichen Beschwerden trotz einer qualifizierten, mentalisierungsfördernden Gesprächsführung nicht möglich ist. Sie praktizieren einen Subtyp von magischem Denken, der als Sonderform des teleologischen Modus angesehen werden kann. In diesem Modus setzten sich die in der Deutschen Borreliose-Gesellschaft und im Borreliose- und FSME-Bund Deutschlands organisierten Patienten mit allen Mitteln gegen Andersdenkende ein: So wollten sie ihre Sichtweise der Dinge 2018 mit gerichtlichen Schritten zur Aufnahme in die Leitlinien der Deutschen Gesellschaft für Neurologie erzwingen (https://idw-online.de/de/news691101), was abgelehnt wurde.

Magisches Denken *(over-mentalizing)* entspricht einer verzerrten kognitiven Überzeugung *(unwarranted belief)*, etwa wenn Patient*innen der festen Überzeugung sind, dass die Ursache ihrer Beschwerden die Strahlung ihres Smartphones oder anderer elektrotechnischer Quellen (»Elektrosmog«) ist. Im magischen Denken wissen Patient*innen – und manchmal auch die Behandler*innen – ganz genau, was die möglichen Ursachen ihrer Beschwerden sind, und manchmal sogar, wie sie zu kontrollieren seien, ohne sich durch medizinische Argumentationen bzw. Alternativen wirklich beeinflussen zu lassen. Solche Überzeugungen gab es also schon lange vor den Fantasien und Verschwörungsüberzeugungen gegen die mRNA-Impfung, wie sie angesichts der Covid-19-Pandemie aufkamen. Im Gegensatz zu krankheitsbezogenem Grübeln äußert sich magisches Denken darin, dass eine Korrelation als

Ursache fehlinterpretiert wird. Im Glauben an paranormale, telepathische oder hellseherische, allgemein nicht anerkannte Ursachen-Attributionen wird z. B. angenommen, man könnte die Außenwelt durch Worte, Formeln, Sprüche oder Gedanken oder die Innenwelt durch magisch besetzte »Naturheilmittel« beeinflussen. Während magisches Denken als Vorstufe psychotischer Phänomene schon länger bekannt ist, hat sich dieses »präoperationale Denken« (Piaget) sowohl bei somatoformen Belastungsstörungen als auch bei organischen Erkrankungen mit unberechenbaren Verläufen erst in jüngerer Zeit belegen lassen (Hausteiner-Wiehle & Sokollu 2011; te Wildt & Schultz-Venrath 2004). Heutzutage taucht magisches Denken in sogenannten Verschwörungs-»theorien«, besser Verschwörungsüberzeugungen auf. Aus Sicht des Mentalisierungsmodells können diese zum Äquivalenz-Modus (Kap. 5.1 – Prämentalisierende Modi) gerechnet werden.

Wahrscheinlich hat auch der Ort der Begegnung einen entscheidenden Einfluss darauf, Patient*innen mit einer Somatisierungsstörung für eine andere als ausschließlich medizinische Perspektive zu gewinnen. Da eine hohe Zahl dieser Patient*innen derzeit keine adäquate fachärztliche bzw. fachpsychotherapeutische Behandlung erhält, sondern häufig ausschließlich beim Hausarzt verbleibt, könnte ein Versorgungskonzept, das direkt in der Hausarztpraxis ansetzt und offen für jegliche psychosomatische Störung ist, diese Barriere mindern. Ein solches Modell böte im Kern nicht nur eine Vor-Ort-Sprechstunde durch einen Facharzt für Psychosomatische Medizin und Psychotherapie, es könnte auch für Patient*innen die Kränkung verhindern, weggeschickt zu werden (Hartmann et al. 2018). Dieses Modell habe eine hohe Akzeptanz nicht nur von Patienten, sondern von allen Seiten erfahren.

2.1 Mentalisieren in Anamnese, Erstgespräch oder Erstkontakt

Sowohl das Erstgespräch als auch der erste Kontakt sind für den Aufbau einer erfolgreichen therapeutischen Beziehung hochbedeutsam. Aufgrund des Zeitmangels in der Gesundheitsversorgung fehlt häufig die Kompetenz, Beschwerden gleichzeitig körperlich wie psychodynamisch zu verstehen. Deshalb sollte sich die Anamnese auf den kontextuellen Zusammenhang der körperlichen und psychischen Beschwerden konzentrieren, um sich ein Bild vom zugrunde liegenden Hintergrund zu machen. Die Qualität des Mentalisierens hängt vom Stressniveau und dem Bindungsstil ab, weshalb Therapeuten eine neugierige Haltung einnehmen und die subjektiven Erfahrungen des Patienten empathisch bewerten sollten. Klinische Beispiele unterstreichen die Notwendigkeit eines kontinuierlichen Lernens und Verstehens psychischer und körperlicher Zustände, um auf der Grundlage eines sich zunehmend entwickelnden epistemischen Vertrauens eine effektive therapeutische Beziehung aufzubauen.

Ein Erstgespräch beginnt mit der Stimme der Therapeutin auf dem Anrufbeantworter, bevor ein erster Kontakt an der Praxistür stattfindet. Leider fehlen empirische Untersuchungen zu den prosodischen Merkmalen der Stimme der Therapeut*innen auf ihren Anrufbeantwortern (worunter wir die emotionale Färbung, die Melodie, das Tempo, den Rhythmus, die Tonhöhe verstehen) und auch darüber, ob der jeweilige Patient überhaupt mit einer so klingenden Therapeutin in Kontakt treten möchte. Wenn man Kollegen auf ihren Anrufbeantwortern zu erreichen versucht, dominiert eine eher monotone oder freudlose Stimme. Leider fehlen Berichte von Fantasien bei Patient*innen, die von der Therapeut*innen-Stimme ausgelöst wurden.

Der sich daran anschließende Zweitkontakt, die Anamnese bzw. das Erstgespräch sind hochbedeutsam für eine gelingende oder scheiternde »Bindung«. Menschen entscheiden sehr schnell (innerhalb von 100 ms) auf der Grundlage der Betrachtung des Gesichts eines anderen

Menschen, ob die andere Person vertrauenswürdig ist oder nicht (Willis & Todorov 2006). Ebenso schnell fällen Patient*innen ein Urteil über die Kleidung der Therapeut*innen, die Anordnung und Dekoration des Raumes (z. B. Diplome an der Wand) und andere Merkmale des therapeutischen Umfelds. In der Prä-Pandemie-Ära spielte in der Erstbegegnung neben dem visuellen und olfaktorischen Sinn der Händedruck noch eine besondere Rolle, der entweder als weich, gummiartig, schlaff und kraftlos, manchmal aber auch als zu forsch, kräftig und schmerzhaft aggressiv vom Therapeuten erlebt werden konnte. Hände können kalt oder heiß, trocken oder feucht, hart oder weich sein, alles körperliche Signale, die ebenso wie das etwaige Verfehlen zweier sich begegnender Hände präverbal sind. Nicht weniger wirksam, aber wenig thematisiert sind plötzlich sichtbare Tattoos an Hals, Arm und Bein, die dem Körper des Patienten das Bedürfnis nach Statik, ein Gefühl von Stabilität und einen unumstößlichen Ausdruck verleihen (Karacaoglan 2012).

Durch den ökonomischen Druck im Gesundheitssystem stehen im Krankenhaus nur vier Minuten und in der allgemeinärztlichen Praxis nur acht Minuten pro Patient am Tag zur Verfügung (Becker et al. 2010). Durch diesen Druck wird häufig der Doppelsinn überhört, den Körperklagen enthalten und der die körperliche wie seelische Perspektive einschließt: etwa wenn »Müdigkeit« für Resignation, Appetitlosigkeit für Lebensunlust und Übelkeit für die Abneigung gegenüber einer Person oder unerträglichen Situation stehen. Deshalb sollte jede Anamnese auf das gestörte Körpergefühl als Folge einer Schlafstörung, eines Appetitverlusts oder Verdauungsstörung als »Türöffner« des Hintergrunds einer Somatisierung hören. Ein Körperschmerz, wie z. B. ein Herzschmerz – früher als Herz-Angst-Neurose diagnostiziert –, kann den Verlust eines geliebten Objekts anzeigen. Bei Schwindel und Schwäche kann eine moralische Komponente mitschwingen: Ich schwindle, mache anderen etwas vor; ich bin zu schwach, meine Meinung zu sagen. Klage bedeutet auch Anklage und ist ein Medium der Veröffentlichung und Entsorgung von Leiden; Klagemauer und Klagelieder sind die Orte, an denen Trauer Raum gegeben werden kann. Insofern lohnt sich, den Doppelsinn medizinisch immer mitzuhören (Kütemeyer & Masuhr 2013).

Eine Gruppe von Patient*innen, die über zahlreiche Körperbeschwerden zu klagen hätte, sucht eine Psychotherapeutin häufig aus ganz anderen Gründen auf als wegen ihrer körperlichen Symptome. Wenn ein Patient zum Psychotherapeuten kommt und argumentiert, er komme, weil er an Magengeschwüren leide, könnte eine erste mentalisierungsfördernde Frage lauten: »Kann es sein, dass Sie mich mit einem Gastroenterologen verwechseln?« Der Patient antwortet vermutlich: »Nun, mir wurde vom Arzt eindrücklich gesagt, dass es psychosomatisch ist«. Hier könnte sich die Frage anschließen, was er/sie unter »psychosomatisch« oder »psychisch« genau verstehe. Während für manche Psychoanalytiker psychosomatische Symptome für sich selbst noch keinen echten Therapiebedarf darstellen, würde aus Sicht des Mentalisierungsmodells jetzt eine differenzierte Kaskade von Fragen beginnen, mit denen die bewussten und unbewussten Wünsche gegenüber dem Therapeuten und der Therapie zwiebelschalenartig eruiert werden. Möglicherweise wird darüber erreicht, dass sich der Patient für die Ursache und Lösung seines Leidens zu interessieren beginnt.

Für mentalisierungsfördernde Interaktionen in der Anamnese lassen sich die Entdeckungen der frühkindlichen Entwicklungsschritte des Mentalisierens auch für erwachsene Patient*innen nutzen. Sie bestehen aus Interaktionen zur Förderung des Gewahrwerdens von Affekten und Emotionen über die drei Stufen der Aufmerksamkeitsregulation, Affektregulation und des expliziten Mentalisierens (Entwicklung eines Narrativs) analog zu einem Hausbau-Modell, wie es Maria Teresa Diez Grieser und Roland Müller (2024 [2018], S. 171 f.) für Kinder und Jugendliche in Würdigung der grundlegenden Arbeiten um Verheugt-Pleiter (2021 [2008]) und Midgley (2017) entwickelten (Tab. 2.1-1).

Eine typische Abfolge von Interventionen zur Förderung des Mentalisierens des Körpers konzentriert sich auf das Erkennen, Verstärken und Unterscheiden von Affekten und Emotionen, die diese Patienten wenig differenziert äußern, weil sie sich in der Regel darüber hinaus nicht in der Lage sehen, körperliche Erfahrungen mit inneren mentalen Zuständen in Verbindung zu bringen (»Ich weiß nicht, was ich wo, seit wann fühle, ich fühle mich einfach nur schlecht, angespannt, das

Tab. 2.1-1: Erste Interaktionen bezüglich Mentalisieren des Körpers

Arbeit an der Aufmerksamkeitsregulation (»Keller«): Über supportive und empathische Interventionen (aktives Zuhören und Abwarten) sollte basales Ziel die Förderung des Mentalisierens sein; der Patient sollte darin unterstützt werden, seine Ängste und sein epistemisches Misstrauen reduzieren zu können. Bezüglich des Affektfokus, der von der körperlichen Symptomatik eher abgewehrt wird, sollten Gefühle eher feinfühlig, vorsichtig, zurückhaltend und sprachlich positivierend ins Spiel gebracht werden, positive Gefühle sollten geweckt und gestärkt werden, wobei respektvoller Humor hilfreich ist; es sollten klare Vereinbarungen getroffen und eingehalten werden (z. B. bei exzessiven Kontaktwünschen); sich anbahnende Störungen oder riskantes Agieren sollten schnell gestoppt und deeskaliert werden.
Arbeit an der Affektregulation (»Parterre«): Das subjektive Erleben sollte zu allererst angenommen und validiert werden; Gefühle und Affekte sollten kontextabhängig mit Handlungsbeispielen bei allen Beteiligten identifiziert, benannt, exploriert und differenziert werden; Nachfragen und Klarifikationen unterstützen das »Lesen« der affektiven Zustände des Selbst und der anderen, das Besprechen von Ereignissen, Verhaltenssequenzen und Fakten usw.; dabei sollte eine Art »Slow-Motion-Technik« oder »Salami-Taktik« angewandt werden, die in kleinschrittigen Fragen das Narrativ des Patienten besser verstehbar macht; vorsichtiges Externalisieren von gefühlsorientierten Selbstanteilen des Therapeuten (»mich würde das traurig machen«); die Gesprächs-»Betriebstemperatur« auf ein mittleres Maß regulieren helfen; eventuell bereits einfache psychoedukative Elemente zu Gefühlen, Empathie und Mentalisieren einsetzen.
Vom impliziten zum expliziten Mentalisieren (»1. Stock«): Es sollte gemeinsam nach Zusammenhängen, Wechselwirkungen und Kausalbeziehungen geforscht werden. Aufmerksamkeits- und Affektregulation (»nicht zu heiß und nicht zu kalt«) werden gefördert und genutzt, indem der Intentionalität von Affektreaktionen nachgegangen wird (»Was könnte der Sinn dieses und jenes Gefühls sein?«). Wenn die Beziehung schon stabil ist, darf auch im Sinne von Herausfordern/»Challenge« (v. a. beim Als-ob-Modus) mit Humor und »verstörenden« Einfällen (Columbo-Haltung) konfrontiert werden; der Einsatz von Metaphern; das Fühlen und Denken über eigene Selbstanteile und über Anteile anderer sowie über die Beziehungen zwischen diesen sollten angeregt werden.

ist alles«). Des Weiteren hilft das Verknüpfen dieser Emotionen mit zwischenmenschlichen Ereignissen, in denen die Symptome erstmals aufgetreten sind oder spezifisch verstärkt wahrgenommen werden konnten, einschließlich der Situation im Hier und Jetzt.

Körperbeschwerden funktioneller Art oder somatoforme Belastungsstörungen sind kontextabhängig, weshalb sie in allen Kulturen mit sehr unterschiedlicher Ausprägung auftreten. Dies haben zahlreiche Therapeut*innen, die Flüchtlinge und Asylbewerber behandelten, in den vergangenen Jahren eindrücklich erleben können (Joksimovic et al. 2019); sie mussten sich mit verschiedensten prämentalisierenden Modi, insbesondere aber mit dem Körper-Modus bei häufig nicht sicherem Aufenthaltsstatus auseinandersetzen.

Für die Förderung des Mentalisierens lohnt sich eine Orientierung an den verschiedenen Dimensionen (vgl. Abb. 4.1-1, S. 214), die sich entlang verschiedener Polaritäten organisieren (Luyten & Fonagy 2015). Die Qualität des Mentalisierens hängt dabei von zwei wesentlichen Faktoren ab:

- vom Stress- oder Erregungsniveau und
- von der Qualität der individuellen Bindungsgeschichte, die allerdings auch die des Therapeuten einschließt.

Eine mentalisierungsbasierte Anamnese so zu gestalten, dass sich Patient*innen mit Körperbeschwerden am Ende verstanden fühlen, ist ein lebenslanges Projekt für Ärzte wie auch für Psychotherapeut*innen. Sie bietet auch die Chance, fehlendes epistemisches Vertrauen aufzubauen. Denn jede Anamnese ist – wie übrigens auch jede Behandlung – einmalig, sodass selbst erfahrene Therapeut*innen eigentlich nie auslernen. Erstaunlicherweise unterscheiden sich Bindungsstil und Bindungs-Repräsentanzen des Therapeuten nicht so sehr von ihren Patienten (Schauenburg et al. 2006). Unsicher-ambivalent oder unsicher-vermeidend gebundene Einzel- und Gruppenpsychotherapeut*innen intervenieren deshalb eher theorie- und/oder manualgeleitet als sicher gebundene. Auch wenn es zunächst sehr einfach scheint, zeigen Videoanalysen, dass ein freundliches Interesse gleich zu Beginn bezüglich Herkunft, eventuell auch am Namen und am Dialekt, erstaunlich selten zu beobachten ist.

Zu einer mentalisierungsfördernden Haltung gehört in erster Linie neugieriges Nichtwissen *(not knowing stance)*. Für Therapeut*innen, die sechs Jahre Medizin studiert und sich weitere fünf Jahre fachärztlich ausgebildet oder als psychologische Psychotherapeut*innen nach einem Psychologiestudium ähnlich lange weitergebildet haben, mag das Einnehmen einer solchen Haltung besonders schwer sein. Im Rahmen einer mentalisierungsfördernden Anamnese hat es sich aber sehr bewährt, gegenüber allen Äußerungen der Patient*innen eine nichtwissende und folglich konsequent fragende Haltung einzunehmen, frei von jeglichem Vorwurf und in freundlicher Zugewandtheit. Auch wenn bezüglich des Validierens bestimmter affektiver Zustände das Bekunden eines Verstehens sinnvoll sein kann, fördert die Differenz des Verstehens von mentalen Zuständen je nach Gesprächsphase eher eine Neugier des vertieften Erforschens beim Patienten.

Es geht nicht in erster Linie darum, Patient*innen für eine psychotherapeutische oder psychosomatische Behandlung zu gewinnen, sondern eine mentalisierungsfördernde Begegnung herzustellen, die als *now moment* über empathisches »Validieren«[6] der Beschwerden einen Beziehungskern bildet. Ärzt*innen und Psychotherapeut*innen gelingt dies am besten, wenn sie nicht nur eine »Allerweltssprache« sprechen und verstehen, sondern ihr Ohr und ihr Sprechen eher »ungewohnten« Sprachspielen leihen. Empathisches »Validieren« heißt, »den mentalen Zustand des Patienten so zu erfassen, wie er ihn erlebt, und seine Nachvollziehbarkeit gegebenenfalls für sich selbst zu entwickeln, zu spüren und zum Ausdruck zu bringen« (Euler & Walter 2018, S. 75) und dabei den körperlichen Beschwerden, etwa einem Schmerz oder Schwindel, so nachzugehen, dass der oder die Patient*in das Gefühl entwickelt, im Therapeuten präsent zu sein.

Interventionsbeispiel für empathisches Validieren: »Ein solcher Kopfschmerz muss ja für Sie wirklich schrecklich sein!« (Und nach einer kurzen Pause:) »Aber könnten Sie mir noch mal genau beschreiben, was ich oder wie ich den Schmerz fühlen müsste, wenn ich ihn hätte?« Eine solche Strategie fördert das Vertrauen in die Behandlungsbeziehung.

6 Validieren = Gültigkeit, den Wert von etwas festzustellen, zu bestimmen, ist ein eher unglücklicher Begriff. Ziel dieser Gesprächstechnik aus dem systemischen Kontext ist die Anerkennung des subjektiven Empfindens des Patienten, andererseits die Verdeutlichung, dass noch andere, gegebenenfalls hilfreichere Verhaltens- und Erlebensweisen möglich wären.

Ein größeres Problem entsteht dann, wenn Patient*innen auf keinen Fall einen Kontakt zum Psychosomatiker oder zur Psychotherapeutin möchten, ein solcher aber von Dritten gewünscht wird. So war ich vor mehr als 30 Jahren als Konsiliararzt von einer Oberärztin einer orthopädischen Universitätsklinik zu einer Patientin gerufen worden, die seit knapp 14 Tagen einen heftigen Rückenschmerz schilderte. Eine Besonderheit dieses Rückenschmerzes der jungen Patientin bestand darin, dass dieser mit einer ebenso lang anhaltenden, aber plötzlich aufgetretenen Vornüberneigung des Rumpfes einherging, die im Schlaf aufgegeben wurde. Phänomenologisch handelte es sich um eine sogenannte »Camptocormie«, die mir klinisch als massenhaft auftretende Kriegsneurose aus dem Ersten Weltkrieg bekannt war. Die körperliche Symptomatik drückte gleichermaßen Scham und Unterwerfung unter die militärische Autorität aus, bei gleichzeitiger Unfähigkeit, in dieser Körperhaltung ein Gewehr in die Hand zu nehmen oder andere militärische Funktionen auszuüben. Beschrieben wird, dass Camptocormie-Betroffene häufig auch mit einer Fistelstimme gesprochen hätten. Darüber hinaus habe sich die Symptomatik als sehr behandlungsresistent herausgestellt.

Zugegebenermaßen betrat ich mit einer besonderen Erwartungshaltung das stationäre Untersuchungszimmer, da es sich meines Wissens bis dahin um den ersten Fall einer weiblichen Camptocormie zu handeln schien.

> Ich begrüßte die Patientin, stellte mich vor, nebenbei erwähnend, dass ich als Konsiliararzt aus der Psychosomatischen Abteilung käme. Die Patientin, die mir gegenüberstand, fragte überraschend barsch: »Woher kommen Sie?«, worauf ich etwas eingeschüchtert und vielleicht sogar stotternd »aaauuus der Psychosomatischen Abteilung« wiederholte, worauf die Patientin antwortete: »Dann möchte ich mit Ihnen kein Wort sprechen!« So viel Zurückweisung in so kurzer Zeit war mir bis dahin unbekannt, weshalb ich mir ein Herz fasste und die Frage stellte: »Wie wollen Sie denn ohne mich gesund werden?«, worauf sie antwortete: »Das werden Sie schon sehen!« Innerhalb der nächsten zwei bis drei Tage konnte die Patientin ihre Symptomatik aufgeben. Die Anamnese der Oberärztin

ergab, dass es im Rahmen der kürzlich stattgefundenen Hochzeit zu einer Vergewaltigung durch den Ehemann gekommen sein soll, worauf die Patientin mit dieser Symptomatik reagiert hatte.

Diese Vignette ist ein vorsichtiger Hinweis darauf, dass auch relativ kurze Kontakte durch eine Interaktionstechnik, die wir heute als *challenging* bezeichnen, therapeutisch durchaus hilfreich sein können. Da die Ursache ihrer schmerzhaften Körperfehlhaltung mit großer Wahrscheinlichkeit für die Patientin weiterhin unbewusst blieb, ist das Risiko erneuter psychogener Körperbeschwerden als relativ hoch anzunehmen. Möglicherweise betrifft dies vor allem psychogene Körperbeschwerden, die im Sinne einer Kurzgeschichte noch nicht von langer Dauer sind und keinen sekundären Krankheitsgewinn erfuhren.

Es kann aber auch passieren, dass die Angst vor einer neuen Erfahrung durch das Angebot einer Psychotherapie sich im Verfehlen der vereinbarten Uhrzeit zum Erstgespräch äußert, obwohl sich beide, Patientin wie Therapeutin, ihrer Vereinbarung sicher sind. In solchen Situationen sollten Psychotherapeut*innen ein solches »Verfehlen« als gemeinsames *enactment* einer (später) zu erarbeitenden Botschaft einer vermutlich zugrunde liegenden Bindungsstörung verstehen. Inzwischen ist hinreichend belegt, dass Psychotherapeuten hinsichtlich ihrer Beziehung zu ihren Patient*innen nicht neutral sind, sondern immer aktiv mitgestalten und ihre Rolle nicht ignorieren können. Unseres Erachtens sind die authentischen körperlich-affektiven Reaktionen der Therapeut*innen ebenso bedeutend für die Repräsentanzen-Bildung von Affekten und Emotionen, wie etwa die Stimme, die Sprache und das gemeinsame Verstehen etwaiger »Fehl«-Leistungen.

Ärzte haben einen nicht zu unterschätzenden Vorteil gegenüber psychologischen Psychotherapeut*innen, da sie die Anamnese während der körperlichen Untersuchung, z. B. an Narben (»Wie ist die denn passiert?«, »Wie ist das denn passiert?«, »Was haben Sie denn da gemacht?«) oder Körperhaltungen, »nebenbei« vertiefen können. Es geht darum, den »Erinnerungsspuren« des Körpers auf neugierige Weise beiläufig mit einer Haltung des Nichtwissens zu folgen.

Wenn subjektiv geklagte körperliche Beschwerden, sogenannte »Körperklagen«, mehr Berücksichtigung zur Verbesserung der Diagnostik fänden, könnten unterrepräsentierte klinische Phänomene klassifikatorisch besser abgegrenzt werden (Kütemeyer & Masuhr 2013). Eine systematischere Beachtung der Empfindungen der Patient*innen fördert die rezeptive Haltung der Ärzte, die differentialdiagnostisch hilfreich ist. Ein Beispiel sind die körperlichen Phänomene von Angsterkrankungen: Sie äußern sich – wie Freud (1895b) es tatsächlich beschrieben hat – in der Hälfte der Fälle zunächst polysymptomatisch nur körperlich, ohne bewusst erlebte Angst. Die sogenannte »essentielle« Hypertonie gehört dazu ebenso wie ungerichtete Schwindelanfälle mit Übelkeit, Sehstörungen, Tinnitus capitis (des Kopfes statt des Ohres!) oder anfallsartige Schwäche, Müdigkeit, Erschöpfung mit Lähmungsgefühl, anfallsartiger Juckreiz, Kribbeln und andere Parästhesien, Gleichgewichtsstörung mit Gangunsicherheit, Globus-, Enge- und Hitzegefühl, Heißhunger, vor allem charakteristische, unruhig wechselnde multilokale Schmerzen, die anfallsweise zunehmen, besonders abends und nachts.

Eine mentalisierungsfördernde Anamnesetechnik ist bei somatoformen Schmerzen hilfreich, die – zum Verwechseln ähnlich – an neurogene Schmerzen denken lassen und oft erst durch eine präzise neurologische Untersuchung differenziert werden können. Bei somatoformen Schmerzen, die eine psychogene Ursache haben, schildern die Betroffenen ihre Beschwerden häufig in kulturabhängigen Metaphern:

> Der Schmerz fahre »wie ein Blitz« durch den Körper, der Gesichtsschmerzanfall fühle sich an »wie ein heißes Messer«, das vom Unterkiefer über Wange und Stirn (quer zu allen Trigeminusgrenzen) ziehe; der Kreuzschmerz strahle bis in den Nacken oder nach vorne einseitig in die Leiste (ein möglicher Fingerzeig auf sexuelle Übergriffe). Patient*innen äußern Sätze wie »als ob jemand meinen Rücken durchbricht«, »mich mit Hammer und Meißel bearbeitet«, »mir die Haut abzieht«. Der dissoziative Schmerz ist in der Regel unverwechselbar: Er ist häufig exzessiv und perakut wie das Trauma selbst; die invasiven Metaphern sind unverdaute, gleichzeitig verdichtete Erzählungen erlittener gewaltsamer Szenen (»als ob jemand ...«); die nichtanatomische Ausstrahlung der Schmerzen verweist häufig auf den Ort verleugneter oder verdrängter Ver-

letzungen. Solche Metaphern können genutzt werden, etwa wenn ein Patient das Gespräch mit der Diagnose »Ich habe einen Hexenschuss« eröffnet und der Arzt frech fragt: »Welche Hexe hat denn geschossen?«, wodurch ein zugrunde liegender Trennungsschmerz bei früh erworbener Trennungsverletzlichkeit leichter an die Gesprächsoberfläche kommen kann.

Metaphern sind besonders geeignet, den Doppelsinn körperlicher Beschwerden einzufangen. So beantworten Patienten die Frage, wie sie sich fühlen, mit: »wie gerädert«, »wie ausgelaugt« oder »wie durch die Mangel gedreht«. Auf diese Weise wird eine aktuelle oder zurückliegende traumatische Geschichte unbewusst miterzählt, auf die durch affektfokussiertes Fragen, manchmal beinahe beiläufig, eingegangen werden kann. Je reicher Schmerzen über Metaphern beschrieben werden, desto leichter ist der Zugang zu biographischen Narrativen.

Anhaltende somatoforme Störungen können als Folge früher traumatischer Erfahrungen verstanden werden, die sich infolge des noch unreifen Kortex vor allem in impliziten Gedächtnisstrukturen gespeichert haben. Neurowissenschaftliche Daten gehen davon aus, dass dieser Zeitraum von der vorgeburtlichen Entwicklung des Gehirns bis etwa zum 18. Lebensmonat reicht. Erst dann scheint der Hippocampus funktionsfähig zu werden, sodass mehr und mehr das Langzeitgedächtnis, die Entwicklung von Repräsentanzen und eine zunehmende Reflexionsfähigkeit Mentalisieren ermöglichen. Während bei hinreichend sicheren Bindungserfahrungen nichttraumatische frühe Erfahrungen über diesen Reifungsprozess in die weitere Selbst-Entwicklung integriert werden können, verbleiben frühe Traumatisierungen und pränatale Extremerfahrungen implizit auf einem sensomotorischen Niveau, wo sie sich als posttraumatische Verarbeitungsmuster in Form von Somatisierungen äußern. Prä- und perinatale Traumatisierungen treten grundsätzlich körperlich in Erscheinung, sodass sie im klassischen verbal orientierten psychotherapeutischen Kontext sehr schwer, wenn überhaupt, bearbeitbar sind. Diese impliziten Matrizen sind über gedanklich-assoziative Prozesse aktiven Erinnerungen kaum zugänglich und können so nur schwer integriert werden.

Trotzdem unterscheiden sich die Symptome somatoformer Belastungsstörungen hinsichtlich Beschwerdetyp, Erklärungsmodell, Bedeutungszuschreibung und auch hinsichtlich des Ausdrucks bis hin zur Existenz »kulturgebundener Syndrome«, die nur innerhalb umschriebener Kulturen auftreten (Hausteiner-Wiehle et al. 2013b). Unabhängig von den transkulturellen Aspekten somatoformer Belastungsstörungen gibt es ein Problem bei der Anamneseerhebung, worauf schon Freud (1905e, S. 173 f.), seiner Zeit weit vorauseilend, hingewiesen hatte:

> »Ich beginne dann zwar die Behandlung mit der Aufforderung, mir die ganze Lebens- und Krankheitsgeschichte zu erzählen, aber was ich darauf zu hören bekomme, ist zur Orientierung noch immer nicht genügend. […]. In Wirklichkeit sind die Kranken unfähig, derartige Berichte über sich zu geben. Sie können zwar über diese oder jene Lebenszeit den Arzt ausreichend und zusammenhängend informieren, dann folgt aber eine andere Periode, in der ihre Auskünfte seicht werden, Lücken und Rätsel lassen, und ein andermal steht man wieder vor ganz dunkeln, durch keine brauchbare Mitteilung erhellten Zeiten. Die Zusammenhänge, auch die scheinbaren, sind meist zerrissen, die Aufeinanderfolge verschiedener Begebenheiten unsicher; während der Erzählung selbst korrigiert die Kranke wiederholt eine Angabe, ein Datum, um dann nach längerem Schwanken etwa wieder auf die erste Aussage zurückzugreifen. Die Unfähigkeit der Kranken zur geordneten Darstellung ihrer Lebensgeschichte, soweit sie mit der Krankheitsgeschichte zusammenfällt, ist nicht nur charakteristisch für die Neurose, sie entbehrt auch nicht einer großen theoretischen Bedeutsamkeit.«

Diese präzise Beschreibung der Schwierigkeiten einer Anamnese trifft für einen Großteil der Patienten mit somatoformen Belastungsstörungen zu. Das Wissen um diese Schwierigkeiten kann deshalb auch für die Diagnostik somatischer Erkrankungen hilfreich sein:

> »Einst übergab mir ein Kollege seine Schwester zur psychotherapeutischen Behandlung, die, wie er sagte, seit Jahren erfolglos wegen Hysterie (Schmerzen und Gangstörung) behandelt worden sei.

> Die kurze Information schien mit der Diagnose gut vereinbar; ich ließ mir in einer ersten Stunde von der Kranken selbst ihre Geschichte erzählen. Als diese Erzählung trotz der merkwürdigen Begebenheiten, auf die sie anspielte, vollkommen klar und ordentlich ausfiel, sagte ich mir, der Fall könne keine Hysterie sein, und stellte unmittelbar darauf eine sorgfältige körperliche Untersuchung an. Das Ergebnis war die Diagnose einer mäßig vorgeschrittenen Tabes [...]« (Freud 1905e, S. 224).

Die Integration der körperlichen Untersuchung und die präzise, fast fotografische, klinisch-exakte Nosographie psychogener Körperphänomene hatte Freud von Charcot übernommen:

> Die hysterischen Erscheinungen haben vorzugsweise den Charakter des Exzessiven: ein hysterischer Schmerz wird von den Kranken als im höchsten Grade schmerzhaft geschildert, eine Anästhesie und eine Lähmung kann leicht absolut werden, eine hysterische Kontraktur leistet das Äußerste an Verkürzung, dessen ein Muskel fähig ist (Freud 1888b, S. 79).

Nur war das theoretische Verständnis für diese Phänomene zu jener Zeit noch nicht entwickelt.

In fast jedem klinisch-medizinischen Lehrbuch findet sich der Hinweis, dass eine Anamnese für Diagnostik und Therapie äußerst wichtig sei. Wie eine Anamnese aber zu gestalten ist, wie das komplexe Wechselspiel zwischen den sprachlichen und nichtsprachlichen Intentionen eines Patienten und dem professionellen Anspruch eines Arztes/Psychotherapeuten mittels einer Technik des Anregens und Hinhörens zu einem fruchtbaren Austausch gelangen kann, ist leider kaum irgendwo nachzulesen. Eine jüngere Ausnahme ist das Vielautor*innen-Buch zur ärztlichen Kommunikation, in dem das NURSE-Schema für die Anamnese vorgeschlagen wird, das vom Mentalisierungsmodell in Nuancen abweicht (Waller 2018) (Tab. 2.1-2).

Weitgehend vergessen ist das klinische Interview von Felix Deutsch und William F. Murphy, die ihre Technik »assoziative Anamnese« nannten und erstmals ausführliche tonband-transkribierte Anamnesen publizierten (Deutsch & Murphy 1955; Deutsch & Murphy 1964 [1955]). Es handelt sich um eine Gesprächstechnik, die für Patienten mit »psychosomatischen« und neurologischen Erkrankungen (z.B. Asthma bronchiale, psychogene Schmerzsyndrome) mit dem Konzept der freien Assoziation im Erstgespräch entwickelt wurde. Dabei ist nicht nur wichtig, was der Patient sagt, sondern wie er seine Information preisgibt. Den Autoren war aufgefallen, dass Patienten mit somatoformen Belas-

Tab. 2.1-2: Gemeinsamkeiten und Unterschiede zwischen NURSE-Schema und mentalisierungsorientierter Anamnese

NURSE-Schema	Mentalisierungsorientierte Anamnesetechnik
Naming an emotion – Emotionen benennen (»... Frau M., Sie wirken so bedrückt ...«)	Anamnese eröffnen mit der Frage nach Gefühlen (»Wie fühlen Sie sich?«)
Demonstrating *Understanding* – Emotionen verstehen (»... das kann ich gut nachvollziehen, wie Sie das belastet«)	Emotionen und Metaphernsprache hinterfragen (»Das habe ich noch nicht ganz verstanden, können Sie mir das bitte noch mal genauer beschreiben?«, »Was meinen Sie mit ... genau?«) Dabei scheint von Vorteil zu sein, wenn der Arzt, gestisch fragend, den Teil des eigenen Körpers berührt, den der Patient als schmerzhaft beschreibt.
Offering *Respect* – Anerkennung, Respekt zeigen (»... ich bin beeindruckt, wie Sie immer wieder versuchen, alle relevanten Aspekte so gut wie möglich im Blick zu behalten«)	Respekt zeigen, eventuell loben, wenn Patient einen Zusammenhang zwischen Emotion und Symptom herstellen kann (»Das leuchtet mir sehr ein«; eventuell noch: »Ich bin beeindruckt!«)
Expressing *Support* – Unterstützung anbieten (»... Was könnten wir tun, damit dieses Gefühl vielleicht abnimmt?«)	Selbstöffnung (»An Ihrer Stelle würde es mir [so und so ...] gehen«)
Exploring the *Emotion* – Emotion erforschen	Steht am Anfang einer mentalisierungsorientierten Anamnese (»Wie würde sich Ihr Schmerz für mich anfühlen?«)

tungsstörungen eine doppelte Sprache sprechen – eine somatische und eine verbale (Deutsch & Murphy 1964 [1955], S. 19). Euphemistisch wird vertreten, dass für klinisch erfahrene Psychotherapeut*innen die somatische Sprache so verständlich sei wie die Taubstummensprache für Eingeweihte. Die körperlichen Phänomene seien die ersten Zeichen eines unbewussten psychischen Inhalts, der erst viel später sprachlich ausgedrückt werden könne. Ziel der Anamnesetechnik sei die Herstellung einer Verbindung von unbewussten psychischen und somatischen Prozessen, von Krankheit und Konflikt durch den Patienten selbst, eine These, die auch mit dem Mentalisierungsmodell kompatibel ist. Eine positive Übertragungssituation und Identifikation mit den Ich-stärkenden Anteilen der Elternfiguren soll die zugrunde liegenden infantil strukturierten Beziehungskonflikte über *key figures* und *key words* assoziativ verdeutlichen helfen.

Dieser Ansatz erhält nachträglich besonderes Gewicht, wenn man berücksichtigt, dass Patient*innen mit somatoformen Belastungsstörungen – übrigens Menschen mit Autismus-Spektrum-Störungen und traumatischen Erfahrungen ähnlich – ein Problem mit der Sprache haben. Es findet sich nicht nur ein Mangel in der Zuschreibung von Gefühlen zu komplexeren Begriffen, sondern häufig ein wortwörtlich-konkretistisches Verstehen gesprochener Sprache (Tebartz van Elst 2016). Während lebendig gesprochene Sprache in der Regel voller Vieldeutigkeit ist und metaphorische Redewendungen und Anspielungen aus der Situation intuitiv erschlossen werden müssen, bereitet dies gerade beiden Patientengruppen besondere Probleme. So ist »Smalltalk«, wenn überhaupt, für diese Patienten nur sehr eingeschränkt möglich.

Insofern ist aus Sicht des Mentalisierungsmodells eine auf Mimik und Stimme fokussierende Gesprächsführung sinnvoll, eine Art *Microtracking*, die auf eine salamitaktische Rekonstruktion aktuell emotional belastender Erfahrungen zielt. Um lebensgeschichtliche Wiederholungen auf dem Boden negativ geprägter Erinnerungen zur Sprache zu bringen, scheint das Wiederholen der Schlüsselwörter der Patient*innen hilfreich zu sein. Leider ist die Stimme der Therapeut*innen ebenso wie die der Patient*innen als Seismograph der jeweiligen Befindlichkeit, als Vermittlungsmedium des eigenen Zustands nach außen bisher wenig untersucht, geschweige denn in Supervisionen angesprochen. Dies gilt im Übrigen auch für die Ansagen von Therapeut*innen auf ihren Anrufbeantwortern, die meistens eher monoton und depressiv klingen und damit die Erwartungshaltung der Anrufer*innen vermutlich negativ beeinflussen. Möglicherweise wird im günstigen Fall dadurch auch das *matching* bestimmt.

Anamnese ist deshalb der – manchmal durchaus unmögliche – Versuch, über das Sprechen und Kommunizieren und insbesondere über affektfokussiertes Nachfragen bezüglich der Symptomatik zum Mentalisieren zu kommen. Eine mentalisierungsbasierte Anamnese fördert über das Phänomen, sich in seiner Subjektivität verstanden zu fühlen, nicht nur die therapeutische Beziehung, weil sich der Patient ernst genommen fühlt, sondern auch die Möglichkeit, unsere Wahrnehmung bezüglich unseres Selbst wie auch der sozialen Welt zu ändern. Über lange Zeit galt die Psychoanalyse als eine Disziplin, die das – scheinbar passive – Zuhören als eine differenzierte Aktivität begriff, Veränderungsprozesse in Gang zu setzen. Eine mentalisierungsbasierte Anamnese zeichnet sich sowohl durch aktives als auch durch leidenschaftliches Zuhören und Zusehen aus.

Dies war auch den älteren Pionieren der Psychoanalyse schon bewusst: Psychotherapeuten sollten »lernen, wie man ohne Worte mit dem anderen spricht« (Reik 1976 [1948], S. 165). Wegen der Couch sollten Psychoanalytiker »lernen, mit dem ›dritten Ohr‹ zuzuhören«, oder wie Lombardi (2022, S. 47) meint: »Der ganze Körper wird zu einer Art Trommelfell«. Dies kann sich auch in der körperlichen Gegenübertragung niederschlagen, etwa in Form einer besonderen Sensibilität gegenüber inneren Regungen, wie z. B. Hitzegefühl, Übelkeit, Schwindel, Veränderungen des Atemrhythmus oder vorübergehendes körperliches Unwohlsein, welche die Mentalisierungsfähigkeit des Therapeuten einschränken. Insofern sollten körperliche Sensationen und Symptome mindestens den gleichen Stellenwert wie biographische Hintergründe, aktuelle Lebensumstände und psychodynamische Zusammenhänge erhalten.

Leikert (2024, S. 473) erfand für diese Arbeitsweise den Begriff der »somatischen Narration«, die mit sinnlicher Präsenz und leiblichem »containment« das Zentrum der therapeutischen Arbeit darstellt. Ob es sich beim Patienten um eine leiblich organisierte Abwehrstruktur von »verkapselten Körperengrammen« oder aber erst einmal um die Entwicklung von Proto-Repräsentanzen auf dem Boden nicht repräsentierter Zustände handelt, für die noch keine »leiblich organisierte Abwehrstruktur« entwickelt werden konnte, sei erst einmal dahingestellt. Die Technik bleibt dieselbe: Keine vorschnellen Deutungen, die als »Übergriff« von Patienten mit diesen Störungen wahrgenommen werden können und zu einer Abwehr der Wahrnehmung des beschädigten oder gar fehlenden Körper-Selbst führen können. Es ist wenig bekannt, dass Freuds gar nicht abstinente Therapeutenhaltung (Cremerius 1981; May 2019) vermutlich in die gleiche Richtung zielte.

In der Ausbildung von Ärzten werden an einzelnen Universitäten inzwischen die Prinzipien einer empathischen Kommunikation mit Schauspieler-Patienten geübt. Dabei wird allerdings noch zu wenig auf die nonverbalen Interaktionen als Ausdruck einer unbewussten Symptomatik geachtet, die sich in Hand- und Fußbewegungen in Form nervöser Unruhe, Wippen, Nesteln, Fummeln, Knibbeln und Herumspielen an den Fingern, im Englischen als *fidgeting* beschrieben, äußern. Möglicherweise als unbewusste Abwehr dieser Interaktionen unterbrechen Ärzte in ihrem Alltag ihre Patienten im Erstgespräch bereits nach ca. 19 Sekunden das erste Mal (Koerfer et al. 1994). Angesichts der zunehmenden Bürokratisierung und der Beobachtung, dass nicht wenige Ärzte während des Gesprächs die Anamnese in ihren PC tippen, dürfte sich dieses Zeitfenster in den vergangenen 25 Jahren eher noch verkürzt haben. Zu Recht stellte sich Henningsen (2003) deshalb die Frage, ob solche unterbrochenen Redeflüsse als iatrogene Interaktionsformen angesehen werden können, die schließlich sogar mehr Zeit kosten, als sie zu sparen vorgeben.

Sprachtheoretisch orientierte Kliniker sind dem Gedanken nachgegangen, dass menschliches Sprechen immer auch dem expliziten Wissen des Sprechenden enthobene innere Vorgänge auszudrücken vermag, weil »Sprache ein kompliziertes und eigenes Medium darstellt, das in der Lage zu sein scheint, eine bisher nicht bekannte Fülle von Vorgängen der verschiedensten Art durch sich selbst zu repräsentieren« (Argelander 1991, S. 7). Eine sprachorientierte Anamnesetechnik erfordert allerdings eine Modifikation des ärztlichen Selbstverständnisses: Es geht weniger um eine aktive Exploration als um die Ermöglichung des Sprechens durch Selbstzurücknahme des Untersuchers, um das zutage tretende Diskursverhalten des Patienten besser beobachten und analysieren zu können. Dabei muss der Interviewer mehr tun als nur »empfangen«, wie die Freud'sche Metapher vom Receiver nahelegt, er müsse eine auf die »Methoden der Relevantsetzungen der Patienten gerichtete Aufmerksamkeit« zeigen (Schöndienst 2017, S. 296). Dies setzt voraus, dass die Ärztin/Therapeutin eine raumgebende Gestaltung des Gesprächsrahmens ermöglicht, wodurch Patient*innen ein »Andocken« gestattet wird.

In Mutter-Kind-Dyaden finden sich als Entsprechung zu dieser Anamnesetechnik *joint attention*, eine gemeinsame Aufmerksamkeit, und *joint intentionality*, eine gemeinsame Intentionalität, wodurch in der Regel »epistemisches Vertrauen« erst entstehen kann. In einem einfachen Studiendesign konnte gezeigt werden, dass sechs Monate alte Säuglinge dem Blickwechsel einer Person nur dann selektiv bezüglich eines Objekts folgen, wenn dem Blickwechsel entweder Augenkontakt mit dem Säugling oder ein an den Säugling gerichtetes Sprechen vorausgegangen ist (Senju & Csibra 2008). Die geteilte Aufmerksamkeit mit einem Akteur wird dadurch ausgelöst, dass das Kind das Interesse des Akteurs wahrnimmt. Das Interesse löst beim Kind die Erwartung (epistemisches Vertrauen) aus, dass es etwas Relevantes zu lernen gibt. Epistemisches Vertrauen geht mit Offenheit für neue Informationen und der Fähigkeit einher, aufgrund dieser Informationen zu lernen (Fonagy et al. 2019; Rottländer 2020; Shai et al. 2022). Für Patient*innen wird die Aufmerksamkeit durch anschauliche Hinweise *(ostensive cues)* in Form bestimmter körperlicher und stimmlicher Signale hergestellt, z. B. durch Blickkontakt, durch eine patientengerechte Wortwahl oder eine bestimmte Prosodie. Solche *körperbezogenen* Signale machen dem Patienten deutlich: Er ist wichtig, denn ohne seine Intentionalität bleibt das Verstehen seines Problems auf der Strecke. Inzwischen gibt es einige Belege dafür, dass unbewusste Körpersignale und Körperhaltungen mit einer verbesserten Selbstoffenbarung verbunden zu sein scheinen, wenn sie zwischen Therapeut und Patient synchron stattfinden (Vacharkulksemsuk & Fredrickson 2012).

Auch in der Art des Sprechens konnten Unterschiede einzelner sprachlicher Merkmale von Patient*innen mit dissoziativen Anfällen, fokalen Epilepsien oder anfallsartigen Angsterkrankungen an transkribierten Gesprächen herausgearbeitet werden. So machten Patient*innen mit dissoziativen Anfällen im Unterschied zu jenen mit Epilepsien

> das von ihnen selbst – vor, während oder nach ihren Anfällen – Erlebte meist nur stichwortartig zum Thema. Versuche des Gesprächspartners, den Fokus auf die subjektive Anfallssemiologie zu richten, bleiben häufig unergiebig. Entsprechend fehlen auch regelhaft die für Patienten mit epileptischen Auren charakteristischen, variationsreichen Formulierungen zur Kennzeichnung ihrer oft rätselhaften Aura-Erfahrungen (Schöndienst 2017, S. 297).

Patient*innen mit dissoziativen Anfällen berichteten fast nie, was sie zur Unterbrechung des Anfalls zu unternehmen versuchten, während jene mit Epilepsien sehr häufig spontan irgendeine Maßnahme ansprachen, die sich bei ihnen zur Unterbrechung eines nahenden Anfalls hin und wieder bewährt hatte (Schöndienst 2002). Des Weiteren fehlte eine Kohärenz in den Narrativen, die auch für andere dissoziative Störungen, für somatoforme Schmerzstörungen oder funktionelle Körperbeschwerden gilt.

Marilia Aisenstein und Claude Smadja – Schüler von Pierre Marty – forderten für sogenannte »psychosomatische« Patient*innen eine spezifische Technik:

> Um im Patienten *das Interesse am Denkprozess zu wecken*, muss man mit ihm zusammen denken und ihn in den Prozess einbeziehen. *Wir würden sogar von einer Art »Verführung« sprechen*, die dem Patienten zu der Erkenntnis verhilft, dass es niemanden gibt, der »nichts zu sagen« hat, dass es kein Leben ohne seine Geschichte und keine Geschichte ohne ihre Wörter, ihren Inhaltsreichtum, ihren Kummer gibt. Es muss alles getan werden, um die Arbeit des Vorbewussten zu unterstützen und anzuregen und den Patienten zur Seite zu stehen, damit sie die Freude am Aufbau emotionaler Erfahrung via Sprache entdecken und teilen können (Aisenstein & Smadja 2011, S. 63).

So lautet eine erste »verführerische« und zugleich mentalisierungsfördernde Frage gegenüber diesen Patienten, mit der eine Anamnese ihren Anfang nehmen kann: »Wie fühlen Sie sich?« Sie führt aus dem konventionellen und alltagsgewohnten Sprechduktus »Wie geht es Ihnen?« und/oder »Was hat Sie hierhergeführt?« sofort heraus und ins Zentrum einer Beziehung hinein. Entweder spricht der Patient sofort von sich, oder er fragt: »Wie meinen Sie das – jetzt oder überhaupt?« Es ist die mentalisierungsfördernde Kunst des Behandlers, dem Patienten zu antworten, er dürfe wählen, worüber er sprechen möchte.

Es kann gar nicht genug hervorgehoben werden, dass Anamnesen je nach Ausbildungsstand und Interesse am Patienten mentalisierungsfördernd oder mentalisierungshemmend durchgeführt werden können. Voraussetzung für eine mentalisierungsfördernde Technik sind in erster Linie *offene* Fragen, wie z. B.:

- »In welcher Situation trat die Symptomatik für Sie zum ersten Mal auf?«
- »Was ging Ihnen *vor* der Panikattacke durch den Kopf?«
- »Was genau ist vor dem Erbrechen passiert, könnten Sie mir die Situation noch einmal beschreiben?«
- »Was denken Sie denn selbst, woher die Schmerzen stammen könnten?« (Frage nach der subjektiven Krankheitstheorie)
- »Können Sie mir das bitte noch einmal genauer schildern, ich habe das noch nicht verstanden.« (im Sinne von »Columbo«[7])
- »Wie würden sich die Schmerzen/Symptome bei mir anfühlen, wenn ich sie hätte?«, »Wo sind sie genau, wohin strahlen sie aus?«

Mit einer solchen Kunst des Fragens werden Patient*innen ermutigt, ihre Gefühle und Emotionen zum Ausdruck zu bringen, was seitens der Therapeut*innen empathisch bestärkt werden sollte, z. B. mit: »Ja, das kann ich gut nachempfinden«, eventuell unterstützt von einer Selbst-

7 *Inspektor Columbo* (in der englischsprachigen Fassung als Lieutenant Columbo) ist ein berühmt gewordener Polizeibeamter einer US-amerikanischen Krimiserie, der eher tief stapelt, oft leicht begriffsstutzig wirkt und kurz vor dem Ende eines Gesprächs noch eine Frage zwischen Tür und Angel platziert. Im Unterschied zu ihm weiß der MBT-Therapeut allerdings wirklich nichts.

öffnungs-Formulierung: »Ich glaube, ich würde mich in einer solchen Situation ähnlich fühlen«. Das Resonanzerleben des Patienten kann darüber hinaus gefördert werden, wenn der Therapeut seine Fragen gestisch, im Sinne einer synchronen Bewegung, unterstreicht, indem er sich z. B. an den Kopf fasst, wenn der Patient von Kopfschmerzen spricht, oder an den Rücken, wenn er von Rückenschmerzen spricht. Neben der Erhöhung der Aufmerksamkeit wirkt dies bei solchen Patienten den Ängsten entgegen, dass der Körper nicht gebührend wahrgenommen werden könnte. Da gerade die körperlichen Empfindungen für die Unterscheidung neurologischer, psychotischer und psychogener Störungen sowie für die Diskrimination psychogener Störungen untereinander besonders geeignet sind, bleibt für den Arzt/Therapeuten die anamnestische Besonderheit, dass diese nur kommunikativ durch genaues Hören und Zuhören des Narrativs erfasst werden können (Kütemeyer & Masuhr 2013). Allerdings muss gutes Zuhören trainiert und entwickelt werden.

Geschlossene Fragen sind **nicht** mentalisierungsfördernd:

- »Sind Sie depressiv?«
- »War Ihre Mutter freundlich zu Ihnen?«
- »Können Sie mir auf einer Skala von 0 bis 100 sagen, wie sehr Sie das verletzte?«

Geschlossene und intrusive Fragen werden viel öfter gestellt, als es Therapeutinnen bewusst ist. Es ist auch nicht mentalisierungsfördernd, wenn Fragen beliebig und technisch im Sinne von Faktenabfragen gestellt werden. Wird dann noch nur geschrieben, ohne dass der Patient angesehen wird, kommt dies eher einer Verhörsituation gleich, die nicht nur dazu führt, dass sich der Patient nicht nur gesehen, sondern unter Druck und Angst gesetzt fühlt. Aufseiten der Behandler spielt bei einem solchen Vorgehen eine Abwehr der Aktivierung von Bindungsmustern eine Rolle. Es sollte freundlich-einfühlend, manchmal auch provozierend-konfrontativ (im Sinne von *challenging*) mit einer Haltung des Nichtwissens gefragt werden. Entscheidend ist das Motiv des Fragens. Wenn die Anregung im Blick ist, den Patienten zum Mentalisieren zu bewegen, ist das durchaus etwas anderes, als sich von den eigenen affektiven Reaktionen in der therapeutischen Beziehung leiten zu lassen.

Dass dies offensichtlich nicht immer gelingt, belegt die Dokumentation des Münchner Vereins »Ethik in der Psychotherapie«: Denn »Empathieversagen« von Therapeut*innen war unter den 540 Anfragen die häufigste Beschwerde im Zeitraum von 2006 bis 2015, wobei soziale Grenzverletzungen als zweithäufigste Beschwerde auf ein Mentalisierungsversagen der Therapeut*innen verweisen (Franke et al. 2016). Auch wenn über die Zuverlässigkeit der Angaben nur spekuliert werden kann und in allen Fällen eine Stellungnahme der »beschuldigten« Seite leider fehlte, sollte »Empathieversagen« als Hinweis für eine Verbesserung der psychotherapeutischen Ausbildung doch sehr ernst genommen werden. Soziale Grenzverletzungen lassen ebenfalls auf Mentalisierungsdefizite oder -einbrüche bei Therapeuten schließen. Neugierig-interessiertes und mentalisierungsförderndes Fragen im Erstgespräch sowie in der sich anschließenden Therapie ist zwar kein Garant für Empathie, aber ohne fragend-empathisches Bemühen bleiben Ärzt*innen und Psychotherapeut*innen einer technischen Neutralität verhaftet, die von dieser Patientengruppe leicht als Empathieversagen wahrgenommen werden kann, insbesondere wenn keine Resonanz für handlungs- und lösungsorientierte Haltungen ermöglicht wird.

In gewisser Weise treten Patient*innen mit somatoformen Störungen »depersonalisiert« in Erscheinung. Wenn man Empathie als einen kooperativen, dialogischen Prozess auffasst, der von Körperwahrnehmungen ausgeht, lässt sich das Scheitern auf der empathischen Ebene besser verstehen. Lösen diese Patient*innen schon spezifische, manchmal sogar negativ bewertete körperliche Gegenübertragungsreaktionen aus, werden Ärzt*innen und Therapeut*innen darüber hinaus nicht selten durch einen Berg von Untersuchungsergebnissen überfordert, die eine somatische Ätiologie der Beschwerden belegen sollen.

So überreichte mir ein Patient mit einer Somatisierungsstörung zwei Aktenordner mit über 1000 Seiten Laborbefunden, die seine »Borreliose« belegen sollten. Gleichzeitig wird der Arzt, Psychosomatiker oder Psychotherapeut mit den Worten vorwürflich kritisiert: »Haben Sie etwa meine Unterlagen, die ich Ihnen zugesandt habe, noch nicht gelesen?«

Patienten mit somatoformen Störungen werden mit ihrem Leid oft übersehen, weil sie im Alltag gut funktionieren und häufig sehr angepasst sind. Solche scheinbar »angepassten« Patienten zwingen den Therapeuten allerdings, wesentlich aufmerksamer zu sein, um das Erstgespräch und erst recht eine Therapie lebendig zu halten. Nicht selten kann man Psychotherapeut*innen bei Intervisionstreffen dann sagen hören, dass sie sich wünschten, solche Erstgespräche oder Therapiesitzungen sollten sich nicht wiederholen oder doch schnellstmöglich vorübergehen. Hier drückt sich zuweilen die Erschöpfung der Therapeut*innen aus. Therapeut*innen benötigen eine eigene Energie, um eine »leere Beziehung« kreativ zu füllen.

Eine »Depersonalisierung« erleben auch Ärzt*innen/Therapeut*innen durch die stete Verdichtung der therapeutischen Arbeit, speziell im stationären und tagesklinischen Setting. Häufig ist das Argument zu hören, nicht mehr genügend Zeit für eine Anamnese zu haben. Unterstützt wird dies durch die Beobachtung, dass Therapeuten inzwischen mehr als die Hälfte der Zeit für die indirekte stationäre Versorgung, wie z. B. für Dokumentation und Schreiben von Arztbriefen, für allgemeine Dienstbesprechungen oder die sonstige Organisation des klinischen Betriebes, benötigen (Wolff et al. 2017), anstatt ihre Hauptzeit auf die Behandlung der Patient*innen zu richten und diese in Teamrunden zu besprechen. Trotz der Aussicht auf KI-gestützte Arztbriefverfassung sind die rechtlichen und ethischen Fragen weitgehend ungeklärt.

Aus unserer Sicht wird durch eine gründliche und mentalisierungsfördernde Anamnese eher Zeit gewonnen. Anschließend sind weniger apparative Untersuchungen erforderlich, die auch mit geringeren Fehlbehandlungen und Fehlüberweisungen einhergehen. Dem berechtigten Vorwurf, dass Ärzte zu wenig Zeit für ihre Patienten haben, könnte entgegnet werden, dass diese nicht qualifiziert angeleitet werden, ihre durchaus knappe Zeit auch effektiv zu nutzen. Statt sich auf das wesentliche Problem zu konzentrieren, werden meistens mehrere Probleme angesprochen. Je besser jedoch die (mentalisierungsfördernde) Kommunikation und die Resonanz zwischen Arzt und Patient sind, desto höher ist auch die Compliance bezüglich einer Behandlung, die bei Patienten mit chronifizierenden somatoformen Störungen eher niedrig eingeschätzt wird. »Hausgemachte«, nicht mentalisierungsfördernde Gesprächsstörungen seitens des Behandlers sind: Monologisieren (viel und ununterbrochen reden), Generalisieren (»immer«, »nie«), Dogmatisieren (unantastbare Lehrsätze postulieren), Überfordern (zu viel Information, zu viele Themen).

Eine mentalisierungsfördernde Anamnese hat Überschneidungen mit dem Konzept einer motivierenden Gesprächsführung, die sich durch

- *engaging* – in Beziehung treten,
- *focusing* – eingrenzen, Anliegen herausarbeiten,
- *evoking* – Änderungsbereitschaft entlocken, wachrufen, mit der Ambivalenz arbeiten und
- *planning* – einen konkreten Änderungsplan erarbeiten,

auszeichnet (Miller & Rollnick 2015 [2013]). Die Autoren der motivierenden Gesprächsführung gehen davon aus, dass fast jeder Mensch ein Veränderungspotential in sich trägt. Patienten seien in der Regel nicht unmotiviert, sondern »nur« ambivalent. Sie sähen sowohl Argumente, die für eine Veränderung sprechen, als auch Gründe, alles beim Alten zu lassen. Sie wollen sich gleichzeitig ändern und auch wieder nicht. Gelinge es, das Erleben der eigenen Ambivalenz in die Beziehung zu bringen, so fördere dies auch eine Veränderungsbereitschaft. Allerdings gibt es unter den Patient*innen mit somatoformen Belastungsstörungen viele, die zumindest in den Augen anderer (Ehepartner, Eltern) etwas ändern sollten, selbst aber wenig oder gar keinen Grund dafür sehen. Dies kann durch herausfordernde Fragen (in der MBT als *challenging* bezeichnet):

»Haben Sie früher schon einmal versucht, etwas zu verändern, und dabei aufgegeben?«
»Kann es sein, dass Sie gar nichts ändern möchten?«
»Welchen Nutzen könnte das Symptom (für Sie) haben?«
»Welchen Sinn könnte dieses Gefühl haben?«

relativ rasch geklärt werden. Für diese Gruppe von Patient*innen wäre das Entwickeln von Ambivalenz ein Fortschritt! Die Lösung für eine Veränderung liegt gleichermaßen im Patienten wie beim Therapeuten, was dieser durch Vertrauen in die Kompetenzen des Patienten signalisieren sollte. Unabhängig vom jeweils prämentalisierenden Zustand erzeugen Argumentieren und Konfrontieren in der Regel Widerstand und behindern den Veränderungsprozess.

Eine besondere Schwierigkeit in der Gesprächsführung und weiteren Therapie bieten Patient*innen mit narzisstischen Charakterzügen (Drozek et al. 2023). Sie meinen in der Regel, vieles besser als Ärzt*innen/Therapeut*innen zu wissen, womit sie ihre narzisstischen Verletzungen, wie z. B. eine Bedrohung des Selbstbilds als Folge zwischenmenschlicher Brüche, zu kontrollieren versuchen. Insofern kreisen ihre Ängste häufig um die körperliche Gesundheit oder um die Integrität des Körpers (als ob das physische Selbst tatsächlich auseinanderfallen könnte). In solchen Fällen empfiehlt sich, dass der Therapeut zunächst den aktuellen psychischen Zustand des Patienten in psychischer Äquivalenz empathisch validiert, wenn der Vorschlag einer Gruppentherapie am Ende des Erstgesprächs mit »Gruppe, nein Danke!« abgelehnt wird: »Es fühlt sich also wirklich so an, als ob die anderen Patienten in der Gruppe Ihnen nichts zu bieten haben? Es stimmt, Sie haben so viel mehr durchgemacht als diese, also haben die anderen einfach nicht die Fähigkeit, die Dinge aus Ihrer Perspektive zu sehen.« Schwere narzisstische Pathologien neigen zu hypochondrischen oder somatoformen Störungen. Pathologischer Narzissmus korreliert jedoch nicht direkt mit somatischen Symptomen, begünstigt diese »nur« indirekt durch somatosensorische Verstärkung: Körperliche Überempfindlichkeit beeinflusst die Wahrnehmung somatischer Belastung (Kealy et al. 2018).

Ärztliche Erstgespräche enden mit der Zusammenfassung aller Befunde und des weiteren Procedere. Wenn alle medizinischen Untersuchungen keinen Hinweis für eine somatische Ätiologie ergeben haben, kann dies durchaus kränkend für Patient*innen sein. Dann wäre eine mentalisierungsfördernde Frage hilfreich, was der Patient nun selbst meine, was die Ursache sein könne, um dessen subjektive Krankheitstheorie kennenzulernen. Liegen die Vorstellungen weit auseinander, ist die Orientierung an sechs Kriterien sinnvoll, um eine Basis für eine weitere therapeutische Zusammenarbeit herzustellen (Burton et al. 2015):

- Das Erklärungsmodell sollte für Arzt und Patient plausibel sein.
- Dem Patienten wird keine Schwäche oder Schuld unterstellt.
- Die therapeutische Partnerschaft wird gefördert.
- Die Erkrankung wird eher deskriptiv beschrieben, eine spezifische Diagnose nach dem Erstgespräch ist nicht zwingend.
- Es sollten eher Kausalitäten beschrieben werden, z.B. in Form aufrechterhaltender Faktoren, nicht notwendigerweise Ursachen.
- Das Erklärungsmodell entsteht aus einem Dialog zwischen Arzt und Patient.

Für das therapeutische Vorgehen ist wichtig, implizite Prozesse nicht assoziativ, regressiv oder gar psychodynamisch zu verstärken, wie dies bei nichttraumatischen Erfahrungen möglich ist, sondern diesen Patient*innen eine Präsenzerfahrung zu ermöglichen, die sich als gemeinsame Entdeckung zu einer ersten Objekt-Repräsentanz weiterentwickeln kann. Patient*innen äußern dann manchmal nach einem solchermaßen durchgeführten Erstgespräch: *»So hat mich noch keiner gefragt«*, und sie meinen damit vermutlich: *»So hat mich noch keiner gesehen!«*

Diese Hinweise sollten jedoch keinesfalls als Ersatz für eine operationalisierte psychodynamische Diagnostik (Arbeitskreis OPD-3) und für den MBT-Passport (Grove & Smith 2022) angesehen werden, die andernorts ausführlicher beschrieben werden (Schultz-Venrath 2024 [2013]).

2.2 Der verschwindende Körper in Online-Video-Therapien

> Die globale Digitalisierung verändert unsere Beziehung zum Körper, insbesondere im Kontext von therapeutischen Beziehungen. Da bei Online-Behandlungen der Körper der Therapeut*innen wie die der Patient*innen weitgehend aus dem therapeutischen Blickfeld verschwinden und auf eine zweidimensionale Darstellung auf einem Bildschirm beschränkt sind, gehört zu den primären Aufgaben der Therapeut*innen, einen sicheren Raum für Patient*innen zu schaffen. Die virtuelle Entkörperlichung ist mit Herausforderungen der »holding function« verbunden, wobei unterschiedliche Erfahrungen bezüglich verschiedener Patient*innengruppen, wie z. B. mit Autismus-Spektrum-Störungen (ASS), vorliegen. Noch ist unklar, welchen Einfluss Online-Interaktionen auf das Körper-Selbst, die sexuelle Identität und die Identitätsentwicklung überhaupt nehmen.

Der aktuelle, weltweite Digitalisierungshype verändert die Begegnung mit dem Körper und fördert das Phänomen, über einflussreiche Medien den Körper zu übersehen, was kritische Sozialpsycholog*innen als Kultur des Vergessens beschreiben (Turkle 2019). Turkle kritisiert, dass wir uns emotional auf sogenannte »Empathie-Maschinen« einließen, die den Begriff der Empathie aushöhlten, weil sie keinen Raum für verkörperte Erfahrung böten. Sie konnte noch nicht voraussehen, dass sich aufgrund der SARS-CoV-2-Pandemie die Situation drastisch verschärfen würde. Durch *physical distancing*, Maskentragen sowie einen sich stetig vermehrenden Einsatz von Online-Video-Psychotherapien im Einzel- oder Gruppensetting als Erstgespräch oder als längere Behandlung wurde der Körper der Patient*innen dem therapeutischen Blick weitgehend entzogen, ebenso auch der Körper der Therapeut*innen den Patient*innen. Auf dem Bildschirm wird nur ein Körperteil, meist der Kopf oder Oberkörper, zweidimensional sichtbar und zusätzlich der nicht verhüllte Hintergrund des Raumes, der zu verschiedenen Wahrnehmungen, Fantasien und manchmal auch Fragen einlädt. Störungsmöglichkeiten durch den Hintergrund ergeben sich, wenn ein

Fernseher läuft, wenn die Bibliothek des Therapeuten oder eine Kücheneinrichtung (samt Abzugshaube) eines Patienten sichtbar werden. All dies erschwert und verändert die therapeutische Beziehung. Schlussfolgerungen über Emotionen und Affekte des Gegenübers sind eher nur indirekt möglich. Neben den Problemen eines sicheren Raumes auf beiden Seiten (einschließlich Datenschutz und Diskretion – hört ein Familienmitglied hinter der Türe mit?) kommt es zu einer deutlichen Veränderung der »Zwischenleiblichkeit« bzw. zu einer Beeinträchtigung der sinnlichen Präsenz.

Ein sicheres Setting ist gegeben, wenn ein Raum geschaffen wird, in dem Patient*innen ihre Psychotherapeut*innen als Container/Behälter »benutzen« können (Winnicott 1971). Für Winnicott ist der Raum eine Erweiterung des Körpers des Patienten – aus heutigem Wissen muss man ergänzen: auch des Therapeuten. Angesichts schwieriger Patient*-innen ringen Therapeut*innen darum, lebendig zu bleiben. Dies ist eine besondere Herausforderung in Online-Video-Therapien.

Die meisten Psychotherapeut*innen erleben Online-Video-Stunden als anstrengend. Neben einer Reihe von Faktoren könnte dies auch darauf zurückzuführen sein, dass sich sowohl Patient*innen als auch Therapeut*innen in der Regel selbst, im Sinne eines *self-mirroring*, sehen und dadurch immer wieder vom Gegenüber abgelenkt sind, weil sie vielleicht mit ihrem eigenen Gesichtsausdruck beschäftigt sind:

Eine 50-jährige Patientin störte sich plötzlich an ihrem Bildschirm-Selbst bezüglich ihres »ewigen Lächelns«, obwohl ihr gar nicht danach zu Mute war.

Ein alexithymer (!) 45-jähriger Patient erlebte seine erste Online-Video-Gruppentherapie als irritierende und befremdliche »Piloterfahrung«. Er verspüre »keine oder nur wenig Emotionen bei dieser Form der Kommunikationstechnik«, zumal er sich sowieso schon sehr schwertue, »Nähe« und Vertrauen aufzubauen. Sobald eine »körperhafte« Gruppenstunde wieder möglich sei, wäre er gerne Teil des Ganzen. Als er in der übernächsten Sitzung dies auch der Gruppe mitteilen und feststellen konnte, dass es den anderen ähnlich ging, konnte er weiter an den Online-Sitzungen teilnehmen.

Neben der Pandemie verstärkt eine störungsanfällige Technik das Angstniveau auf beiden Seiten. Deshalb gilt für Online-Therapeut*innen eine aktive Haltung, wie sie in der mentalisierungsbasierten Online-Therapie selbstverständlich ist: Je größer die Ängste, desto wichtiger ist es, Sitzungen möglichst regelmäßig bezüglich Zeit und Ort durchzuführen, um ein kontinuierliches Gefühl von Sicherheit, Normalität und Kraft zum Durchhalten zu induzieren. Der Ort, an dem der Patient online in Kontakt mit seinem Therapeuten tritt, muss sicher sein. Da die digitale Technik mehr oder weniger als »unheimlicher« oder »vertrauenswürdiger« Dritter beteiligt ist (Dettbarn 2019), sollte der Therapeut mit der Technik vertraut sein und seine Patient*innen darin beraten, wie ein einigermaßen vertrauenswürdiger Sicherheitsstandard hergestellt werden kann. Trotz aller Widerstände gegenüber der neuen Technik ermöglicht erst eine digitale Kompetenz mentalisierungsfördernde Interaktionen. Es geht um die Kreation und um die dynamische Administration eines adäquaten Containers, um den Fluss der Kommunikation zu fördern. Dabei sollten Psychotherapeut*innen nicht nur ein »Container«, sondern auch »ein Resonanzkasten für die Kinetik des Patienten« sein, »und zwar auf einem prä-repräsentativen Niveau, das sind also keine inneren Bilder, sondern eine organisierte Psychophysiologie« – wir denken hier an den Körper-Modus (Kap. 5.2) –, »die mit einer spezifischen Erfahrungswelt korreliert sein kann« (Krause 2016, S. 70). Dies gelingt, wenn sich Therapeut*innen aktiv bemühen, Präsenz herzustellen, Einfühlungsvermögen in den Raum einzubringen, indem sie nach der Mimik fragen, was dahinter gerade vor sich gehe, Vertrauen und Vertraulichkeit aufzubauen sowie ein Sicherheitsgefühl und eine Stabilität auszustrahlen, wodurch Agieren im klassischen Sinne vermindert wird.

Online-Erstgespräche und -Psychotherapien sind als Einzel- wie auch als Gruppenpsychotherapien wissenschaftlich noch wenig untersucht, sie sind etwas fraglos Neues. Dabei steht nicht nur im Fokus, dass die Abwehr, sondern eben auch die Kontaktaufnahme als durchaus leiblicher Prozess verstanden werden muss. In einer lebendigen Face-to-Face-Gruppe ist die Intentionalität zumindest für einige Teilnehmer sichtbarer und spürbarer, wer sich auf seinem Sitz bewegt, seufzt, lacht, weint und seine Beine kreuzt oder nicht kreuzt.

Diese völlig neue »Verbundenheit« wird von Weinberg und Rolnik (2020) als *disembodiment* bezeichnet. Wir bevorzugen den Begriff *dysembodiment*, denn der Körper ist schon sichtbar, nur jeweils in einem zweidimensionalen Kontext und durch das Medium verändert auf beiden Seiten. Es kommt zu einer virtuellen Körper-zu-Körper-Kommunikation in einem veränderten Setting-Rahmen. Der Kontrollverlust, nicht mehr Herr oder Frau des Settings zu sein, verunsichert Therapeut*innen. Ohne Körper, wie z.B. auch in der Telefontherapie, stellt sich für einige die Frage, wodurch überhaupt eine *holding function* (Winnicott 2005 [1971]) zustande kommen könnte.

> Mit dieser ist im symbolischen Sinne noch immer der Einsatz realer elterlicher Hände verbunden, die ein Baby umarmen und umschließen. Sollte dies dann nur noch die Stimme des Therapeuten ermöglichen, die durch das Mikrofon verändert, wenn nicht manchmal sogar verzerrt sein kann? Bestimmte Patient*innen wiederum finden die Verbindung von Mund und Ohr am Telefon eher bereichernd und intimer als die klassische Sprechstundenbegegnung. Während höher strukturierte Patient*innen sich mit Online-Video-Einzel- und -Gruppen-Psychotherapien manchmal nur wenig anfreunden können, scheinen Menschen mit Autismus-Spektrum-Störungen (ASS) oder alexithyme Patient*innen von den neuen Verhältnissen eher zu profitieren: Händeschütteln war für sie schon immer eher unangenehm, Abstand halten und fehlende Umarmungen kommen den taktilen Aversionen dieser Menschen entgegen (Nashef 2020). ASS-Patient*innen begrüßten Online-Video-Therapien mit dem Argument, aus einem sicheren Ort heraus in Kontakt treten zu können, und zeigten sich besonders entspannt; insbesondere in Gruppenpsychotherapien schienen sie kommunikativer zu sein. Dies ermöglichte einem meiner ASS-Patient*innen plötzlich zu sagen, dass ihm Online-Videos nicht gefielen, weil die Gruppe nicht körperlich genug sei!

Die rasante Entwicklung neuer virtueller Kommunikationstechniken wirft die Frage auf, wie sich unter diesen Bedingungen eine Identität entwickeln kann. Welche Wirkung hat die virtuelle Welt auf das Körper-

Selbst, auf den Körper-Modus, insbesondere bei sogenannten »Online-Identitäten«? Was machen leicht zugängliche Pornofilme bei Adoleszenten mit der sexuellen Identität? Was bedeutet es, wenn in einem »Future of Identity«-Projekt zu Online-Identitäten eine der wichtigsten Beobachtungen war, dass einige Personen das Gefühl äußerten, »ihre ›wahre‹ Identität zum ersten Mal nur online erreicht« zu haben und »von anderen als ›normaler‹ Mensch wahrgenommen« worden zu sein (Beddington 2013)?

KAPITEL 3

Die Entdeckung des Körpers in der frühen Psychosomatik

> Der Begriff der verkörperten Psyche hat seinen Ursprung in Sigmund Freuds berühmt gewordener Formulierung, dass das Ich »vor allem ein körperliches« sei und »nicht nur ein Oberflächenwesen, sondern selbst die Projektion einer Oberfläche«, womit die Repräsentanz des Selbst eine körperliche Repräsentanz ist. Freud und seine Schüler konnten noch nicht intersubjektive, entwicklungs- und gruppenbezogene Aspekte berücksichtigen, die möglicherweise auch auf Freuds Vorbehalte gegenüber psychosomatischen Konzepten und seinen Erfahrungen als psychosomatischer Patient beruhten. Die unterschiedlichen Perspektiven psychosomatisch interessierter Psychoanalytiker werden bezüglich ihres Beitrags zum Mentalisierungsmodell hervorgehoben.

»Verkörperte Interaktionen« waren Sigmund Freud bezüglich seines Verständnisses des Körpers und der seelischen Entwicklung vor mehr als 100 Jahren noch verborgen. Seine Theorie nahm ihren Ausgang vom Individuum, vom Ich, ohne intersubjektive, entwicklungspsychologische und Gruppen-Bezüge. Berühmt geworden ist seine bei genauem Hinsehen und Hinhören nicht leicht zu verstehende Formulierung: »Das Ich ist vor allem ein körperliches, es ist nicht nur ein Oberflächenwesen, sondern selbst die Projektion einer Oberfläche« (Freud 1923b, S. 254). Zu Recht fragte sich Leikert (2019a, S. 13): Wenn aber das Ich nicht das Körperliche, sondern (nur) eine Projektion ist, »die das Körperliche *repräsentiert*, welchen Zugang haben wir dann zum Körperlichen? Was ist dann das Körperliche selbst? Was wäre das Selbst, wenn das Selbst

Körper wäre? Ist das Selbst Körperselbst?« Mit dem Begriff der Oberfläche lehnte sich Freud an den zu dieser Zeit schon bekannten, kortikal repräsentierten Homunkulus, das sogenannte »Gehirnmännchen«, an: »Wenn man eine anatomische Analogie für dasselbe sucht, kann man es am ehesten mit dem ›Gehirnmännchen‹ der Anatomen identifizieren, das in der Hirnrinde auf dem Kopf steht, die Fersen nach oben streckt, nach hinten schaut und, wie wir wissen, links die Sprachzone trägt« (Freud 1923b, S. 253 f.). Mit diesem Bild einer Repräsentanz wurde zwar der Körper erstmals in den Mittelpunkt einer psychoanalytisch-psychosomatischen Theoriebildung gerückt, allerdings eher neuroanatomisch und statisch, auch wenn Freud mit »vor allem« sinngemäß wohl ein »zuallererst« gemeint haben dürfte: »Der eigene Körper und vor allem die Oberfläche desselben ist ein Ort, von dem gleichzeitig äußere und innere Wahrnehmungen ausgehen können. Er wird wie ein anderes Objekt gesehen, ergibt aber dem Getast zweierlei Empfindungen, von denen die eine einer inneren Wahrnehmung gleichkommen kann« (Freud 1923b, S. 253 f.). Hier wird nicht nur zwischen dem Körper als Subjekt und Objekt unterschieden, es wird auch die Möglichkeit eingeräumt, dass mit dem eigenen Körper Objekte der sozialen Welt erkundet werden können. So hat das Bild, das man sich von sich selbst oder seiner Selbstdarstellung macht, seinen Ursprung in den wahrgenommenen Körperempfindungen und in der Reflexion des eigenen Körperbilds, weniger in den verkörperten Interaktionen. In einer weniger bekannten Fußnote – Freud hatte sie erst der englischen Übersetzung in der Standardedition hinzufügt – äußerte er:

> Das Ich rührt letztlich von körperlichen Empfindungen her, vornehmlich von jenen, die der Oberfläche des Körpers entspringen. Es kann daher als mentale Projektion der Körperoberfläche betrachtet werden und zudem […] die äußere Form des psychischen Apparates repräsentieren (Freud 1923, S. 26).

In seinem graphischen Entwurf von Es, Ich und Vorbewusstem sitzt auf den beiden Letzteren ein kleines rechteckiges Kästchen mit der Beschriftung »akust.« (Freud 1923b, S. 224). Das Gehörte als akustisch-sinnliche Interaktionserfahrung und eine der möglichen »Empfindungen« waren im weiteren Verlauf so übersehen worden, dass die Vertiefung der »körperlichen Empfindungen« noch ebenso lange im Dunkeln blieb wie das Innere des Körpers.

In den ersten beiden Jahrzehnten des vergangenen Jahrhunderts hatten sich einige Freud durchaus wohlgesonnene Kollegen und Schüler sehr für den erkrankten Körper interessiert und mit psychosomatischen Sichtweisen weit vorgewagt, darunter Felix Deutsch, Georg Groddeck, Sándor Ferenczi und Ernst Simmel (Schultz-Venrath 1995 [1992]). Nicht wenige von ihnen waren durch ihre Begeisterung für die Psychoanalyse in der Gefahr, sämtliche organische Störungen, gleichgültig ob es sich um organische Krankheiten oder sogenannte »Organneurosen« handelte, psychodynamisch zu erklären. Jede organische Erkrankung sei »doch schließlich eine Neurose im kleinen«, denn Organerkrankungen entstünden aus denselben »psychischen Quellen« wie die »psychischen Symptome einer Neurose, nämlich als Folge von Libidostörungen, verdrängten unbewussten Wunschregungen, Fixierungen, Regressionen und Störungen im Gleichgewicht der Sexual- und Ichtriebe« (Deutsch 1922, S. 291 f.).

Im Unterschied zu seinen Schülern blieb Freud allerdings gegenüber psychosomatischen Konzepten sein Leben lang skeptisch:

1. Die psychoanalytische Theorie war durch ihre primäre Fokussierung auf die Psyche nicht in der Lage, den cartesianischen Körper-Seele- und Triebdualismus aufzulösen, und förderte an ihren Rändern sogar einen »Panpsychismus«.
2. Die Theorie der Psychoanalyse und Freuds Praxis stimmten nicht überein: Für Freud stand *nicht* – was viele überraschen mag – »die Beziehung zum Patienten, die Heilung oder die Therapie im Zentrum, sondern das Auffinden, Herausarbeiten, Erraten und Konstruieren unbewusster infantiler Erlebnisse und Phantasien und das weitere Schicksal dieser psychischen Faktoren bis hin zu ihrem Beitrag zum aktuellen Leiden« (May 2019, S. 97).
3. Freuds Abwehr psychosomatischer Zusammenhänge könnte schließlich auch darauf beruhen, dass er selbst ein »psychosomatischer Patient« gewesen ist, der zu Hypochondrie und anderen Somatisierungen neigte (Kollbrunner 2001). So litt Freud zwischen 1880 und

1900 z. B. wiederholt an Ischias, rheumatischen Muskelschwielen, Migräneanfällen und schmerzhaften Herzsensationen, die im Zusammenhang mit seiner Todesangst als Herz-Angstneurose angesehen werden könnten. Zwischen 1906 und 1912 hatte Freud drei Ohnmachtsanfälle (Schur 1972), die eng an das Todeswunsch-Thema zwischen Söhnen und Vätern gebunden waren. Vor allem aber hatte er mit seinem »Konrad«, seinen Leib- und Darmbeschwerden, zu kämpfen. Einem »psychosomatischen« Patienten nicht unähnlich, war es Freud nicht möglich, eine psychische Ätiologie seiner Beschwerden in Erwägung zu ziehen; eher ließ er, von seinem Freund und HNO-Arzt Wilhelm Fließ beeinflusst, Kauterisationen und kleinere chirurgische Eingriffe an der Nase vornehmen.

1923 erfuhr Freud die Diagnose einer karzinomatösen Erkrankung in der Mundhöhle, die zu zahlreichen chirurgischen Eingriffen Anlass gab, ohne dass er jemals schmerzfrei wurde. Im selben Jahr wies er dem Schmerz eine besondere Bedeutung bezüglich der Entwicklung eines Körper-Selbst zu:

> Auch der Schmerz scheint dabei eine Rolle zu spielen, und die Art, wie man bei schmerzhaften Erkrankungen eine neue Kenntnis seiner Organe erwirbt, ist vielleicht vorbildlich für die Art, wie man überhaupt zur Vorstellung seines eigenen Körpers kommt (Freud 1923b, S. 253).

Ohne Schmerz verhalte sich der eigene Körper, der vom Ich kaum bewusst wahrgenommen werde, in einer Art stiller Präsenz wie ein unauffälliger Begleiter. Erst im Schmerz oder anderen unangenehmen Zuständen erfahre er größere Aufmerksamkeit und werde als etwas vom Ich Getrenntes, als Objekt des Ich, wahrgenommen. Allerdings bleibt das Paradoxon, dass Freud trotz der großen Bedeutung von Schmerz in seinem eigenen Leben wie bei seinen Patient*innen in seinen Studien über Hysterie, von denen die meisten eine Schmerzanamnese aufwiesen, keine der Angstneurose analoge »Schmerzneurose«-Arbeit entwickelte (Kütemeyer & Schultz 1989).

Freuds Reserviertheit gegenüber einem vertieften Verständnis körperlicher Prozesse drückte sich u.a. darin aus, dass die theoretische Fundierung der Angstneurose gegenüber seinen Arbeiten zur Hysterie und zum Zwang in ihrer Qualität deutlich zurückstand. Die der Konversion gegenübergestellten drei Aktualneurosen – Angstneurose, Neurasthenie und Hypochondrie – wurden merkwürdig kurzschlüssig auf eine »Anhäufung von Erregung« zurückgeführt, die »keine psychische Ableitung« zulasse (Freud 1895b). Interessanterweise wurden jene Erkrankungen, an denen Freud selbst am intensivsten litt, theoretisch deutlich weniger durchgearbeitet als die Körpersymptome bei Hysterie. Auch liegt die Vermutung nahe, dass Freud nicht nur wegen des Einflusses seines physiologisch orientierten Freundes Wilhelm Fließ, sondern auch wegen seiner eigenen angstneurotischen Disposition eine psychophysiologische Angstneurose-Theorie bevorzugte. Freuds Verständnis bezüglich Körper und Ich – das Selbst kommt bei ihm selten vor, wird von ihm aber identisch gesehen – und sein Einfluss führten dazu, dass sich die psychodynamische Psychosomatik des 20. Jahrhunderts in zwei gegensätzlichen Modellen niederschlug, von denen nur wenige Schüler abwichen: das Modell der Konversion mit Symbolisierung des Körpers und das der Aktualneurose(n) ohne symbolische Repräsentanz.

In beiden Modellen blieb das Triebmodell mit seinen »Wechselwirkungen« zwischen Seele und Körper zentral, wobei dem mechanistischen Begriff des »psychischen Apparats« immer eine Priorität eingeräumt wurde. Obwohl sich der »psychische Apparat« eigentlich erst in Wechselwirkung mit dem Körper entwickelt, habe er die primäre Aufgabe, mit den Erregungsquantitäten der biologisch verfassten Triebe umzugehen. Der Widerspruch, dass der »psychische Apparat« sich erst aus Körper-/Trieberfahrungen bildet, wurde bis heute nicht wirklich gelöst. Andere, wie z.B. Loewald (1980), versuchten, das Dilemma mit der interessanten These zu lösen, dass für Freud der Trieb und das Leben des Körpers ein und dasselbe gewesen seien. Sie seien erst dann getrennt, wenn wir begännen, zwischen Soma und Psyche zu unterscheiden. Trotzdem ist das Triebkonzept bis heute umstritten, insbesondere die Frage, »ob eine umfassende psychoanalytische Theorie die Triebe in den Mittelpunkt ihrer theoretischen Struktur stellen solle [...], wie viele Triebe aufzustellen sind, welche besonderen Motivationen am besten zu erklären sind und in welchem Verhältnis diese Motivationen zum Körper und zur Biologie« stünden (Aron 2015 [1998], S. XXI). Den Gedanken von Lewis Aron, prominenter Vertreter der relationalen Psychoanalyse, weiterspinnend und den Begriff der »Motivationen« als Triebausdruck mit den primären Affekten und deren Intentionalität gleichsetzend, ergäbe sich eine interessante Lösung des Triebtheorie-Problems: Triebe und Affekte haben gemeinsam, etwas Lebendiges zu sein, das kommt und geht und sich bewegt, das erscheint, ansteigt und wieder abklingt. So benutzten Lecours und Bouchard (1997, S. 856) den Begriff »Trieb-Affekt«, weil sie nicht entscheiden wollten, was von beiden zuerst da war. Affekte wie Triebe gehen mit spezifischen Körpergefühlen und entsprechenden Bildern einher (Stern 2007 [2005]) und unterscheiden sich nicht von »afficere« – lat.: ausstatten, versehen, ausrüsten, erfüllen, behandeln, in einen Zustand versetzen.

Freud verstand psychosomatische Phänomene als Übergang vom Psychischen ins Körperliche: In der Konversion sah er den Mechanismus der »Unschädlichmachung einer unverträglichen Vorstellung«, sodass deren »Erregungssumme ins Körperliche umgesetzt« werde (Freud 1894a, S. 63). Körperliche Symptome entstünden, wenn aus einer starken, »unverträglichen Vorstellung« eine schwache, verträgliche gemacht worden sei, die einer anderen Verwendung zugeführt werde. So könne der ursprünglich in der Vorstellung, dann in der Verdrängung vorhandene Affektbetrag der Psyche entrissen und an deren Stelle dem Soma zugeführt werden. Die weitere Entwicklung hänge von der jeweiligen psychischen Störung ab. Im Fall einer Hysterie komme es zur Konversion, im Fall einer Angstneurose zur Projektion. Die unterschiedlichen Formen des Umgangs mit dem Verdrängten wirkten sich auf die Symptomatik aus: Bei der Hysterie repräsentiere das Symptom ein Erlebnis, ein »Erinnerungssymbol«, das ins Unbewusste verdrängt worden sei – ein unerträglicher psychischer Konflikt werde körpersprachlich ausgedrückt und hierdurch nicht mehr bewusst erlebt. Bei der Angstneurose stelle das Symptom lediglich das Äquivalent eines psychischen Zustands dar; Aktualneurosen, die primär körperlich in Erscheinung traten, sind nach Freuds Auffassung psychisch jedoch nicht ableitbar.

> […] die Symptome der Aktualneurosen, ein Kopfdruck, eine Schmerzempfindung, ein Reizzustand in einem Organ, die Schwächung oder Hemmung einer Funktion haben keinen »Sinn«, keine psychische Bedeutung. Sie äußern sich nicht nur vorwiegend am Körper, wie auch z. B. die hysterischen Symptome, sondern sie sind selbst durchaus körperliche Vorgänge, bei deren Entstehung alle die komplizierten seelischen Mechanismen, die wir kennengelernt haben, entfallen (Freud 1916/17a, S. 401).

Aktualneurosen, funktionelle Körperbeschwerden und somatoforme Belastungsstörungen sind ein historisch interessantes Beispiel für die frühe Beobachtung von Mentalisierungsstörungen in anderer Terminologie. Andererseits war es offensichtlich schwierig, einen theoretischen Rahmen zu formulieren, unter den alle diese Beobachtungen subsumiert werden konnten. In der psychoanalytischen Welt war lange Zeit in Vergessenheit geraten, dass zahlreiche Patienten Freuds über körperliche Symptome klagten (Freud 1895b; Freud & Breuer 1895d). Die Vielfalt dieser Symptome veranlasste ihn unseres Wissens als Ersten, eine diagnostische Taxonomie psychischer und psychosomatischer Erkrankungen aufzustellen.

Bemerkenswerterweise findet sich der Begriff der Somatisierung bei Freud aber nicht. Dies ist erstaunlich, denn Neurasthenie und Angstneurose zeichnen sich durch eine Reihe von körperlichen Phänomenen aus – über 20 Symptome allein bei der Angststörung (Freud 1895b; Kütemeyer & Schultz-Venrath 1996a, S. 1083) –, die für sich allein eine »somatophile« Diagnose, z. B. eine essentielle Hypertonie, begründen, wobei die Angststörung von etwa der Hälfte der Patienten nicht wahrgenommen und von Patient und Arzt gleichermaßen »gerne« verleugnet wird (Abb. 3.1). Die Vielzahl der körperlichen Ausdrucksformen einer Angststörung erklärt zugleich die Schwierigkeit, angstbedingte körperliche Symptome von einer somatoformen Störung differentialdiagnostisch sicher abzugrenzen.

Freud sah die Ursache angstbedingter Symptome eher körperlich und nicht psychisch bedingt, wobei er – was kaum bekannt geworden ist – den Wiesbadener Irrenarzt Ewald Hecker plagiiert hatte. Dieser hatte kurz vor ihm entdeckt, »dass nämlich der Charakter des [den Pati-

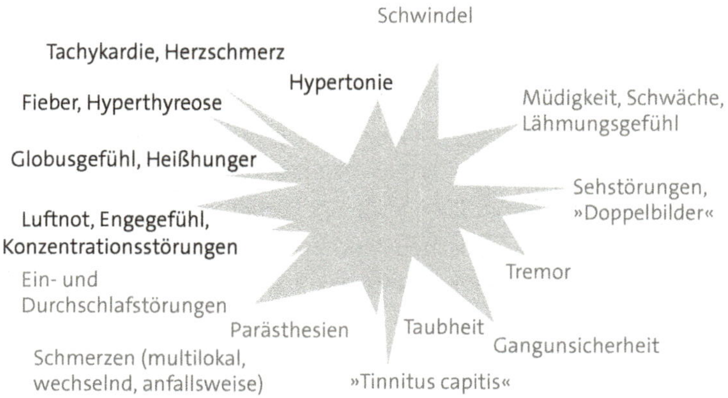

Abb. 3.1: Körperliche (schwarz) bzw. pseudoneurologische (grau) Beschwerden bei Angststörungen (modifiziert nach Kütemeyer & Schultz-Venrath 1996a, S. 1083)

enten] beherrschenden Gefühls nicht immer als Angst [!] zum Bewusstsein kommt, sondern bis zur erhaltenen Aufklärung anders von ihm gedeutet wird«, z. B. als »Asthma« oder »Platzschwindel« oder »Heißhunger« (Hecker 1893). Solche wunderbaren Beschreibungen einer Fehlwahrnehmung finden sich in den heutigen Lehrbüchern der Psychiatrie und Psychosomatik leider nicht mehr. Die Hypochondrie, heutzutage eine Sonderform der somatoformen Belastungsstörungen, ordnete Freud erst viele Jahre später (1914) den Aktualneurosen zu (vgl. Abb. 3.2).

Außerhalb der psychosomatischen, psychiatrischen und psychoanalytischen »Community« dürfte der Begriff der »Aktualneurosen« im Gegensatz zur Konversion weitgehend in Vergessenheit geraten sein. In seiner historisch bedeutsamen Differenzierung von Angstneurose und Neurasthenie bot Freud (1895b) als Gemeinsamkeit eine biochemische Ätiologie und keine frühen Konflikte oder gar unsichere Bindungsstile als Erklärung an: Die in keinem adäquaten Orgasmus abgeführten Libidomengen (Sexualstoffmengen) blieben körperlich übrig und wirkten toxisch auf die Organe ein.

Freud, der seine neurobiologische Herkunft später lieber verleugnen wollte, verstand den Körper und die Psyche als ein Funktionskontinuum, »dessen Schlüsselelement ein Differenzierungsprozess der psychischen Funktion ist, der vom Körper zur Psyche schreitet, aber den

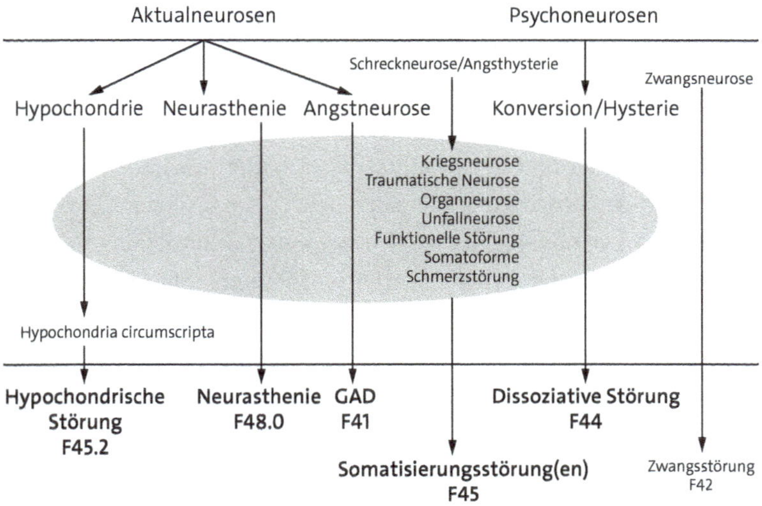

Abb. 3.2: Zur historischen Taxonomie somatoformer Diagnosen seit Freud (1895b); Klassifikation aus ICD-10; GAD: Generalisierte Angststörung

die Psychoanalyse untersucht, indem sie von der Psyche zum Körper zurückgeht« (Gaddini 1998a, S. 21). Hier formierte sich eine Grenze, die Freud sehr bewusst war, da der umgekehrte Weg mangels methodischer Konzepte damals nicht möglich schien: »Die Psychoanalyse vergißt niemals, daß das Seelische auf dem Organischen ruht, wenngleich ihre Arbeit es nur bis zu dieser Grundlage und nicht darüber hinaus verfolgen kann« (Freud 1910i, S. 101).

Als neurasthenische Symptome galten um die Jahrhundertwende

> Mattigkeit, Defizit der Nervenleistung, Dyspepsie, spastische Stuhlverstopfung, Kopfschmerz und spinale Schmerzen. Öfters aber findet man unter den sogenannten Neurasthenikern einen anderen Typus, der grell absticht und charakterisiert wird durch: Überreizung, Erregung, Unruhe, Reizbarkeit des Gehörs, Angst in allen Formen, Angst mit akutem und chronischem Verlauf, Angst als Begleiterin von Parästhesien, einhergehend mit Herzbeschleunigung, Schlafstörungen, Konvulsionen. Wichtig ist es in einzelnen Fällen, die maskierte Angst [!] aufzudecken [...]. So ist man befugt, die Neurose von der Neurasthenie zu sondern (Freud 1895b).

Gemeint war die Angstneurose, die erstmals als solche eine diagnostische Begrifflichkeit erhielt. Das Konzept der Aktualneurosen ist noch immer aktuell, weil dieser Begriff direkt zu modernen Auffassungen über psychosomatische Affektionen führt. Bezüglich der Genese aktueller neurotischer und psychosomatischer Symptome hatte Freud sowohl die Nichtbefriedigung der sexuellen Triebe als auch die Unterdrückung der Aggressivität im Auge. Trotz seiner ambivalenten Haltung zu seinen psychosomatisch orientierten Schülern sollte nicht unterschlagen werden, dass Freud subtil beobachtete, »wie der Körper mitspricht, etwa wenn Dora mit dem Handtäschchen spielt, wenn ein Patient sich räuspert oder wenn ein Flatus auf der Couch passiert« (Buchholz 2014).

Erstmals findet sich der Begriff »Somatisierung« bzw. das Verb »somatisieren« bei einem ersten Analysepatienten Freuds und späteren Wiener Kollegen und Rivalen, Wilhelm Stekel (Stekel 1924, S. 341), in den 1920er-Jahren. Nikos Kazantzakis, ein griechischer Patient – später als Philosoph und Autor u. a. von »Alexis Zorbas« berühmt geworden –, hatte ihn wegen eines nach einer erotisch aufgeladenen Zurückweisung plötzlich aufgetretenen massiven Gesichtsekzems aufgesucht (Kazantzakis 1965, S. 353 f.; Schultz-Venrath 2015 [2013], S. 323 f.). Kroll (1932) hatte den Begriff von Stekel übernommen und unterstellte dem körperlichen Symptom eine unbewusste Todesproblematik. Vorausgegangen waren der Somatisierung Begriffe der Organsprache (Stekel 1908) und des Organjargons (Adler 1927), womit die Symbolik psychisch determinierter körperlicher Symptome gemeint war.

Stekel verstand die Symptombildung als »Konversion emotionaler Zustände in körperliche Symptome« im Sinne einer Symbol-Organsprache, also als Umwandlung von mehr oder weniger differenzierten Affekten in ein körperliches Symptom. Mit dieser Definition sah er in der Somatisierung ein Äquivalent zum Konversionsmechanismus und erweiterte damit den von Freud entwickelten Konversionsbegriff, den dieser mit dem epochalen Satz erklärte: »Bei der Hysterie erfolgt die Unschädlichmachung der *unverträglichen Vorstellung* dadurch, dass deren Erregungssumme ins Körperliche umgesetzt wird, wofür ich den Namen der Konversion vorschlagen möchte« (Freud 1894a, S. 63). Die unverträglichen Vorstellungen waren jene, die durch moralische oder soziale Tabus unterdrückt waren bzw. nur mittels Konversion ausgedrückt werden konnten. Im Gegensatz zu Stekel hielten sich viele Analytiker loyal an das Aktualneurose-Konzept Freuds und unterschieden zwischen hysterischen Konversions- und somatischen Symptomen, die durch andere Mechanismen verursacht waren. So verzichtete Franz Alexander (1950) auf den Begriff der Somatisierung und vertrat vielmehr die Grundidee, dass organische Erkrankungen unter der Kontrolle oder der chronischen Fehlinnervation des sympathischen oder parasympathischen autonomen Nervensystems stünden, wofür er den Begriff »vegetative Neurosen« einführte (Hoffmann & Eckhardt-Henn 2017). Psychische Konflikte begleiteten allenfalls die somatischen Symptome in Form einer Beeinflussung physiologischer Funktionen und seien nicht ursächlich für den Konversionsmechanismus. Erhöhter Blutdruck trat nach seinen Vorstellungen nicht anstelle eines Affekts oder einer (verdrängten) Idee auf, sondern sei das physiologische Begleitphänomen von Wut im Sinne eines Affektäquivalents.

Freuds Forderung, zwischen Konversionshysterie und somatischen Erkrankungen zu unterscheiden, die den Aktualneurosen ähnelten, wurde u. a. von Edward Glover, Joyce McDougall und John E. Gedo unterstützt. Andere, wie z. B. Felix Deutsch, Georg Groddeck, George Engel, Angel Garma, Leo Rangell und Melitta Sperling, folgten eher Stekels Ansatz, das Konversionskonzept vom Hysteriekonzept zu übernehmen und auf viszerale Organe und andere durch das autonome Nervensystem innervierte Körperteile zu übertragen. Fenichel (1945) nahm eine Mittelposition ein und machte eine wichtige Unterscheidung zwischen Konversions- und somatischen Symptomen, die mit »Organneurosen« verbunden seien. Während er Konversionssymptome als Übersetzung spezifischer Fantasien in »Körpersprache« ansah, verstand er Somatisierungen nun als körperlich *in natura* – entweder als Affektäquivalente oder als Folge von Triebbedürfnissen, die das physiologische Funktionieren beeinflussten. Er erweiterte Freuds Konversionskonzept um eine Gruppe von Symptomen, in denen sich nun *prägenitale* Konflikte über Konversionssymptome ausdrückten. Max Schur (1955) vertrat mit der Idee von De- und Re-Somatisierung ein moderneres Konzept, in dem er davon ausging, dass sich im Lauf der Entwicklung seelische und körperliche Entwicklung trennten: Das Erleben werde zunehmend de-somatisiert. Körperliches Erleben werde eher auf die Ebene der vorbewussten Wahrnehmung abgedrängt und im Allgemeinen nicht mehr als solches wahrgenommen, sondern nur noch in Form des zugehörigen Affekts, z. B. der Angst. Unter psychischem Druck könne dieser Prozess im Sinne einer Ich-Regression und Re-Somatisierung rückgängig gemacht werden, womit er ein entwicklungspsychologisches Modell der Affektregulation vertrat. Trotzdem blieb die Frage bis heute ungeklärt, ob sich Aktual- und Psychoneurosen unterscheiden oder ob man Somatisierung als einen psychosomatischen Prozess analog zur Konversion ansehen kann (Taylor 2003).

3.1 Trauma als transdiagnostische Affektregulationsstörung

Trauma-Konzepte beruhen auf traumatischen Beziehungserfahrungen und deren Auswirkung auf den Einzelnen, wobei die Rolle des prozeduralen Gedächtnisses bei der Speicherung traumatischer Erinnerungen hervorgehoben wird, die nicht bewusst abgerufen oder in Worten ausgedrückt werden können. Transdiagnostisch kommt dem Trauma als Affektregulationsstörung für verschiedene klinische Phänomene der somatoformen Störungen, einschließlich der Konversions- und/oder Dissoziationsstörungen, eine besondere Bedeutung zu. Die von Freud bereits vorgeschlagenen psychodynamischen Konzepte sind ebenso relevant für das Mentalisierungsmodell wie Pierre Janets Konzept der Dissoziation. Für die Behandlungstechnik zentral sind die Schwierigkeiten von Trauma-Patient*innen, ihre Erfahrungen zu verbalisieren. Traumata beeinträchtigen die Selbstwahrnehmung und das Körpererleben, was zu Schwierigkeiten beim Verstehen und Ausdrücken von körperlichen Empfindungen und Emotionen führen kann. Fragmentierte Elemente des Traumas sind in die Erzählung des eigenen Lebens zu integrieren und von vergangenen wie gegenwärtigen Erfahrungen zu unterscheiden.

Traumatische Beziehungserfahrungen sind primär im körperlichen, prozeduralen Gedächtnis gespeichert und können deshalb nicht bewusst erinnert oder in Worten ausgedrückt werden (allenfalls nach markierter Spiegelung!). Traumaerfahrungen äußern sich häufiger in somatoformen Schmerzstörungen, die in den von Freud und Breuer (1895d) beschriebenen Fallbeispielen von Konversions- bzw. Dissoziationsstörungen einen dominanten Platz einnahmen. Dabei steht der von Freud klinisch-phänomenologisch beschriebene Konversionsschmerz für vier psychodynamische Konzepte:

- Neutralisierung eines Konflikts;
- Schmerz bei Identifikation;
- Konversionsschmerz als Ausgestaltung eines organischen Schmerzes;
- Schmerz als psychophysische Antwort auf eine traumatische Trennung.

Pierre Janet fokussierte dagegen mit seinem Dissoziationskonzept auf den veränderten Bewusstseinszustand als eine gestörte Integration psychischer Funktionen. Eine solche Störung umfasst sogenannte »Kompart-Mentalisierungs-Symptome« (Scalabrini et al. 2020), die sich als Amnesie, als Distanzierungs-Symptome *(detachment)*, als Depersonalisierung oder Derealisierung, aber auch als strukturelle Dissoziation der Persönlichkeit mit Veränderungen im Selbstverständnis äußern können. Die Symptome entsprächen drei nicht integrierten neuronalen Ebenen. So führten Unterbrechungen in der zeitlich-räumlichen Struktur der Hirnaktivität zu nicht integrierten Erfahrungen. Dabei spiele die rechte anteriore Insula bei Dissoziation eine zentrale Rolle für eine abnorme intero-exterozeptive Integration. Ebenso bedeutsam ist das autonome Nervensystem, das von verschiedensten Traumatisierungen ebenso wie andere Hirnregionen betroffen ist. Darüber hinaus sind traumatisierte Menschen über die verstärkte Ausschüttung von Stresshormonen bezüglich ihres Körpererlebens und im Alltag stark eingeschränkt, was ihre Wahrnehmung nachhaltig verändert: »Traumatisierte neigen dazu, ihr Trauma in alles, was in ihrer Umgebung passiert, hineinzusehen« (van der Kolk 2016, S. 26). Dieses Versagen der Vorstellungskraft entspricht meistens dem prämentalisierenden Äquivalenz-Modus mit einem Verlust mentaler Flexibilität. Dies hat auch Folgen für Erinnerungen, die durch das wiederholte Erzählen – wie bei einer wiederholten Traumerzählung – immer wieder »überschrieben« werden. Andererseits wird das Trauma damit nicht zu einem zurückliegenden Ereignis, sondern mischt sich immer wieder erlebbar ins Hier und Jetzt ein. Insofern ist ein mentalisierungsförderndes Behandlungsziel bei einer Posttraumatischen Belastungsstörung mit Dissoziation die Förderung einer Assoziation, wie z. B. durch Fragen: »An welchen Satz, Gedanken können Sie sich noch erinnern, bevor Sie nicht mehr da waren?« Dabei geht es um die Integration der abgespaltenen Elemente des Traumas in die fortlaufende Erzählung des Lebens, sodass Patient*innen zunehmend eine Differenzierung zwischen damals und jetzt, also eine Zeitstruktur wieder entwickeln können.

Traumabedingte Flashbacks aktivieren die rechte Hemisphäre (zuständig für Intuition, Emotionen, visuelles und taktiles System) und deaktivieren gleichzeitig die linke Hirnhälfte (zuständig für Sprache, sequentiell und analytisch), weshalb Trauma-Patienten und Patienten mit Somatisierungsstörungen gleichermaßen Schwierigkeiten haben, Worte für ihr Erleben zu finden. Der Befund, dass es nicht nur für Trauma-Patienten schwer ist, Gefühle zu versprachlichen, könnte darin liegen, dass das neurobiologische Zentrum für Selbsterleben relativ weit vom Sprachzentrum entfernt liegt. Insofern gelinge es den meisten daher besser, andere Menschen zu beschreiben als sich selbst. Diese beiden Tatsachen erklären, warum traumatisierte Menschen durch ihre veränderte Selbstwahrnehmung spezifische Probleme haben, über ihre Traumatisierung zu sprechen. Als Folge (weil sie ihre Gefühle so schlecht in Worte fassen können) wissen sie auch schlechter, was ihre physischen Empfindungen bedeuten. Sie gehen daher oft nicht angemessen mit ihren leiblichen Bedürfnissen um, etwa was die Schlafdauer oder den richtigen Zeitpunkt des Essens betrifft (van der Kolk 2016, S. 283).

Trotz der unterschiedlichen psychischen und somatischen Phänomene können frühe Traumata, etwa bis zum vierten Lebensjahr, im Körpergedächtnis gespeichert bleiben, ohne dass später ein bewusst erinnernder Zugang zur realen Traumatisierung möglich ist. Dies kann bedeuten, dass ein Behandlungserfolg bezüglich des Symptoms nur in einer Abschwächung oder Verschiebung, nicht aber in einer Aufhebung körperlicher Missempfindungen bestehen kann, auch wenn sich Fortschritte im interpersonellen und sozialen Verhalten ergeben.

Ein 60-jähriger Kaufmann teilt gegen Ende einer langjährigen Behandlung mit, darüber nicht glücklich zu sein, dass er innerhalb von Sekunden von einer zuversichtlichen Haltung in eine Art Erstarrung gerate, insbesondere an seinen freien Tagen (Mittwoch- und Sonntagmorgens). Seine einzige biographische Erinnerung bestehe darin, dass er sich schon in der Schule als Pausenclown vor seinen Mitschülern durch Erstarrung habe retten können. Erst im weiteren Gesprächsverlauf erinnert er sich daran, dass er sich in der Gruppenpsychotherapie »ähnlich gepackt gefühlt« habe, als das Thema des Missbrauchs seiner vier Schwestern durch seinen Vater hochgekommen sei, von dem er aber erst spät als Erwachsener Kenntnis bekommen habe. Er selbst habe sich oft gefragt, warum er niemals von seinem Vater angefasst worden sei. Der Unterschied seines Erlebens zum Behandlungsbeginn bestehe darin, dass er früher eher einen Absturz seiner Gefühlswelt erlebt habe, in dessen Rahmen er auch einmal einen Suizidversuch unternommen hatte, und heute eher ein nicht lang anhaltendes Lähmungsgefühl verspüre.

Auch wenn Patient*innen heute nicht mehr die klassischen Symptome aus Freuds Zeiten aufweisen – dissoziative Störungen haben ihren jeweiligen zeitgeschichtlichen Kontext und ihre spezifischen Ausdrucksvariationen –, sind die historischen Konzepte zum Verständnis der heutigen Störungsbilder überaus hilfreich. Politisch-ideologische Gründe, wie z. B. die Ablehnung oder das Fehlen eines psychodynamischen Verständnisses, sind die Ursache dafür, dass in der Psychiatrie somatoforme, Angst- und dissoziative Störungen eher unter- oder fehldiagnostiziert werden (Bremner 2009).

Eine gelungene Darstellung der abgrenzbaren dynamischen Modelle bei gleichzeitiger Schnittmenge bezüglich der Geschichte von Konversion, Dissoziation und Somatisierung verdanken wir Hoffmann und

Eckhardt-Henn (2017) und der Arbeitsgruppe um van der Kolk (1996). Pathogenetisch wurden die verschiedenen Diagnosen anhand von Symptom-Clustern sorgfältig verglichen und Somatisierungsstörungen, chronische Belastungsstörungen und dissoziative Störungen neu geordnet. Für diese Autoren stellen die erwähnten Störungen »ein Spektrum von Anpassungen an Traumen« dar, wobei der gemeinsame Nenner der verschiedenen Störungsbilder die Dysregulation der Affekte sei. Sie schlagen vor, die unterschiedlichen Störungsbilder als differente Endstrecken einer für alle geltenden biographischen Traumatisierung mit der Besonderheit anzusehen (Abb. 3.1-3), dass dramatisierende Stresserlebnisse im Körper als »verkörperte Schrecken« gespeichert werden – »the body keeps the score« (van der Kolk 1994; 2016). Dies kommt den »verkapselten (kinetischen) Engrammen« von Leikert (2019a, S. 27, 181) sehr nahe, die durch eine intensive Arbeit an Leibempfindungen in Form von Sprachbildern neu zu kontextualisieren seien. Aus Sicht des Mentalisierungsmodells vertreten Patrick Luyten und Peter Fonagy (2019) eine integrative Diagnostik. Sie machen den unseres Erachtens zukunftsweisenden Vorschlag, den Begriff des Traumas nicht auf die Posttraumatische Belastungsstörung zu begrenzen, sondern ihn transdiagnostisch bezüglich zahlreicher anderer Erkrankungen zu verwenden, denen ebenfalls eine Traumatisierung zugrunde liegt.

Es ist inzwischen hinreichend belegt, dass Misshandlungen in der Kindheit ein Hauptrisikofaktor für viele psychische, psychosomatische und sogar körperliche Erkrankungen sind (Egle et al. 2016). Trotz ihrer Relevanz werden die verschiedenen Formen von Kindesmisshandlungen, die auch in Kombination auftreten können, weder in der Medizin noch im Vorfeld psychotherapeutischer Behandlungen differenziert erfasst. Das Spektrum reicht von negativen zwischenmenschlichen Erfahrungen bis hin zu schwersten traumatisierenden Erlebnissen, die in fünf Dimensionen unterschieden werden:

- emotionale Vernachlässigung,
- emotionaler Missbrauch,
- körperliche Vernachlässigung,
- körperlicher Missbrauch und
- sexueller Missbrauch.

Im Alltag können diese Dimensionen in verschiedenen Kombinationen auftreten. So kann ein emotional vernachlässigtes Kind gleichzeitig emotionalen und körperlichen Missbrauch erleben. Auf welche Weise die Komplexität des Zusammentreffens dieser verschiedenen Erfahrungen klinisch und therapeutisch relevant ist, bleibt zukünftiger Forschung vorbehalten (Goerigk et al. 2024). Dabei scheint der Lebensabschnitt, in dem sich Traumatisierungen (wie z.B. Vernachlässigung, Gewalterfahrung, sexueller Missbrauch) ereignen, mit unterschiedlichen Folgen und Symptomen einherzugehen. Trotz großer Plausibilität ist relativ unklar, auf welche Weise und warum diese auf die kindliche Entwicklung einen solch verheerenden Einfluss ausüben. Dabei kann sich die Affektregulationsstörung in einem »Zuviel« oder »Zuwenig« an Emotionen äußern. Wird nämlich die Affekttoleranz eines Individuums überschritten, muss es den Affekt unter Umständen durch den Mechanismus der »Depersonalisierung« bzw. Desomatisierung abwehren, d.h. eine selbstgewählte »Betäubung« durch die Isolierung des Affekts entwickeln. Dies entspricht einem frühen Abwehrmechanismus und nicht einer strukturellen Störung.

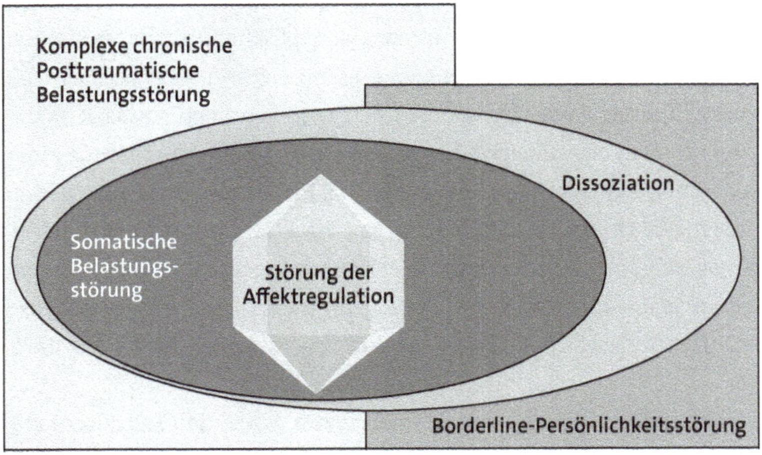

Abb. 3.1-3: Störung der Affektregulation als gemeinsamer Mechanismus verschiedener Störungsbilder mit Körperbeschwerden

Die Geschichte des Begriffs und der Bedeutung somatoformer Belastungsstörungen ist konfliktreich und eng mit dem Versuch der Entwicklung einer Affekttheorie verbunden (Landauer 1991), allerdings ohne überzeugenden Erfolg. Immer wieder ging die Diskussion darum, ob Körpersymptome Ausdrucksgehalt haben. Franz Alexander begrenzte diese Möglichkeit auf das willkürlich innervierte neuromuskuläre und sensorisch-perzeptive System, wie z. B. die sogenannte hysterische Lähmung oder die psychogene Blindheit (Alexander 1950). Er unterschied diese Symptomatik streng von den »vegetativen Neurosen« (einer sprachlichen Fortentwicklung der Aktualneurosen), den damals »klassischen« psychosomatischen Störungen, wie z. B. Asthma bronchiale und essentielle Hypertonie. Solchen Erkrankungen gehe eine Aktivierung des vegetativen Nervensystems als Begleiterscheinung einer Emotion, wie z. B. eine Sympathikus-Aktivierung bei Angriff oder Flucht oder eine Parasympathikus-Aktivierung bei Rückzug, voraus. Bleibe jedoch eine diesen Zustand beendende Handlung aus, könne es über eine Dauerinnervation zur Organschädigung kommen. Ein symbolischer Ausdruck im Sinne einer Konversion finde sich jedoch nicht. Insofern ist Alexander einer der Ersten, der mit diesen Überlegungen eine Affekttheorie der somatoformen Störungen vertritt.

Engel und Schmale (1969) begrenzten die Konversion nicht auf das sensomotorische System, sondern gingen davon aus, dass jedes (!) Organsystem als Ausdruck unbewusst-seelischer Inhalte, meist aggressiver Impulse, verwendet werden könne. Bedeutsam sei nicht, ob eine willkürliche oder autonome Innervation vorliege, sondern ob das Organsystem oder die jeweilige Körperpartie für die Übernahme einer seelischen Repräsentanz (!) geeignet sei. Insbesondere würden genau diejenigen Organsysteme bzw. Organ-Funktionen gebraucht, die lebensgeschichtlich unter dem Objektbeziehungsaspekt bedeutsam gewesen seien, wie etwa Haut, Darm und Motorik, die eine besonders wichtige Rolle während der Pflege und Erziehung des Kindes spielten.

So erwähnten Engel und Schmale (1969, S. 242) den Fall einer Frau, die erstmals Zeichen einer Raynaud'schen Krankheit – darunter wird ein Vasospasmus in Teilen der Hand als Antwort auf Kälte, emotionalen Stress mit Farbveränderungen (Blässe, Zyanose, Erythem oder eine Kombination) in einem oder mehreren Fingern verstanden – entwickelt hatte, als sie im Begriff war, die Telefonnummer ihrer Mutter zu wählen, um ihr »die Meinung zu sagen«; ebenso berichten sie den Fall eines Mannes mit einer erstmals auftretenden primär chronischen Polyarthritis, der den Impuls hatte, die Tür zum Zimmer eines Mädchens einzutreten, das nichts von ihm wissen wollte.

Insofern sei die Krankheitslokalisation bezüglich psychischer Aspekte von somatischen Erkrankungen von größerer Bedeutung als die somatische Diagnose (Engel & Schmale 1969). Eine solche Auffassung war über Freud und Alexander hinausgehend nur durch die Erweiterung des Konversionsbegriffs auf »präödipale« Entwicklungsstörungen möglich. Dies bedeutete zugleich eine Verschiebung zu einer deutlich verminderten Differenziertheit des zugrunde liegenden psychischen Erlebens bzw. Affekts und des körperlichen Ausdrucks.

Joyce McDougall (1997 [1996], S. 220 f.) verstand deshalb Somatisierung als Rückschritt auf eine »Protosprache«, wobei »das Risiko« einer solchen Störung »bei jedem Menschen mit der Zunahme ungewohnter innerer Konflikte oder äußerer Belastungen« wachse. Sie vertrat damit das in der Psychoanalyse vertretene Regressionsmodell: Es gebe

> kaum einen Analysanden (wie auch kaum einen Analytiker), der nicht zu irgendeinem Zeitpunkt auf seelisches Leid mit somatischen Störungen reagierte. Wir alle neigen zu Somatisierungen, wenn aufgrund innerer oder äußerer Umstände unsere gewohnte Abwehr seelischer Schmerzen und überwältigender Erregungen zusammenbricht oder wenn unsere eingespielte Abfuhr emotional belastender Erlebnisse außer Kraft gesetzt wird [...]. Meine Versuche, die unbewusste Bedeutung psychosomatischer Erkrankungen verstehen zu lernen, konzentrierten sich zunächst auf jene Erscheinungen, die sich dem analytischen Prozess entziehen: also auf Konflikte, Angstkrisen, Fantasien und Charakterzüge, die im Verlauf einer Analyse nie Erwähnung finden, über die jedoch nicht wahrgenommene seelische Schmerzen und Leiden (die aus innerem Druck, aus äußeren Belastungen oder sogar aus Spannungen herrühren, die während der Analyse selbst entstanden sind) durch ein Agieren außerhalb der Analyse abgeführt werden [...]. Ich habe diese

> Fluchten aus der Analyse heraus zuerst an meiner Gegenübertragung wahrgenommen: an dem Eindruck, dass wir uns im Kreis drehten, dass die Analyse auf der Stelle trat beziehungsweise durchsetzt war von Langeweile oder Erschöpfung usw. – ganz zu schweigen davon, dass dieses Symptomhandeln die von jedem Analytiker gefürchtete Situation einer unendlichen Analyse herbeizuführen drohte. [...] Diese Handlungen sind weniger von Sprache abhängig und können daher als Regression auf eine frühe Stufe der Organisation des Seelenlebens aufgefasst werden, als eine Rückkehr zur Funktionsweise eines *infans*. Sein ganzes Leben über hat jeder von uns Zugang zu dieser frühen psychischen Funktionsweise. Alle Symptome, ob sie nun neurotisch oder psychotisch sind, auf einer Charakterstörung, einer Sucht oder einer psychosomatischen Erkrankung beruhen, sind ausnahmslos das Resultat frühkindlicher Anstrengungen, für seelische Schmerzen und psychische Konflikte eine Lösung zu finden (McDougall 1997 [1996], S. 220).

In der sich weiterentwickelnden psychoanalytischen Psychosomatik, die sich eher vom Körper weg hin zu einer Metapsychologie bewegte, wurden Patient*innen, an denen das Belebt- und Lebendigsein vermisst wurde, mit Konzepten des »falschen Selbst« (Winnicott 2006 [1960]), der »toten Mutter« (Green 1993) und der »unrepräsentierten Zustände« (Levine et al. 2013) zu verstehen gesucht. Allerdings finden wir den inzwischen eingebürgerten Begriff »nicht repräsentierter Zustände« mit Leikert (2019a, S. 21) wenig hilfreich, wenn sich ein autonomes Körpergedächtnis in Form undifferenzierter körperlicher Beschwerden, Missempfindungen oder Schmerzen äußert. Dabei entsteht die Frage, welche »Form der Intervention« oder Interaktion dieser frühen Gedächtnisbildung gerecht werden könnte. Leikerts (2019a, S. 22) behandlungstechnischer Vorschlag lautet, »das Körperselbst des Analysanden und des Analytikers zum Gegenstand der Aufmerksamkeit und Reflexion zu machen«. Die »semiotische Qualität« der psychosomatischen Symptome und der sich daraus ergebenden Interaktionen sind natürlich abhängig vom Verständnis der zugrunde liegenden Theorie, sei es die Ich-, Selbst- oder Objekt-Psychologie, die relationale Psychoanalyse oder das Mentalisierungsmodell mit ihrem jeweiligen entwicklungspsychologischen Verständnis von Trieb, Bindung, Selbst und Objekt (Küchenhoff 2019). Die Schwäche dieser Klassifikation liegt darin, dass Konversionsstörungen ebenfalls einen Mangel an Repräsentanzen ausdrücken können und Affektäquivalente sich im Körper als Objekt »verstecken« können.

3.2 Die Pariser Psychosomatik-Schule – Pionierin des Mentalisierungsmodells

> Die Pariser Psychosomatik-Schule vertrat die Auffassung, dass mentale Repräsentanzen für das psychische Leben von größter Bedeutung und Grundlage für Fantasien, Träume, Ideenassoziationen, Gedanken und innere Überlegungen seien. Die Bedeutung von Repräsentanzen schlage sich in der Krankheitsgeschichte eines Patienten nieder, wenn diese mit emotionalen Erfahrungen verbunden sei und sich nicht nur auf pathologische Fakten und Daten beschränke. Die Pariser Psychosomatik-Schule kann als Begründerin des Mentalisierungsmodells für somatische Störungen angesehen werden. Trotzdem bestehen gravierende Unterschiede zwischen der Pariser und der Londoner Schule, insbesondere in Bezug auf das Verständnis des Körpers und die Konzentration auf intrapsychische versus intersubjektive Perspektiven. Beide Schulen lehnen jedoch eine Dichotomie zwischen Psyche und Körper ab und betonen deren ständige Interaktion.

Die Arbeitsgruppe um Pierre Marty entwickelte zwischen 1960 und 1975, (noch) auf dem Boden des Freud'schen Triebkonzepts, erste theoretische Überlegungen zum Mentalisieren. Die Schrift »Mentalisation et psychosomatique« (Marty 1991) ist im deutschen Sprachraum – weil nicht übersetzt und ziemlich abstrakt bezüglich des Inhalts – unbekannt geblieben. Die zentralen Thesen lauten: Psychosomatische Symptombildungen werden auf einen Mangel an »Mentalisation« zurückgeführt. Dieser Mangel beruhe primär auf der Nichtentwicklung von »Repräsentanzen«, die aber nicht mit einem entwicklungspsychologischen Defizit unsicherer oder fehlender Bindung assoziiert werden. Auf den Begriff der »Mentalisation« sei seine Arbeitsgruppe nach Erstinterviews und Psychotherapien mit psychosomatischen Kranken gekommen, nachdem sich ihre Schwächen bezüglich ihrer individuellen psychischen Fähigkeiten insbesondere von Neurotikern in Psychoanalysen merklich unterschieden hätten. Möglicherweise sei »Mentalisation« für Freud (noch) kein Thema gewesen, weil er sich speziell für die Psychoneurosen als pathologische Organisation interessierte, deren Repräsentanzen sich hinsichtlich Quantität und Qualität noch als reichhaltig erwiesen hätten.

Die Dimensionen des mentalen Apparats, welche die »Quantität und Qualität der individuellen psychischen Repräsentanzen« ausmachten, seien bislang kein Forschungsthema gewesen, so Marty (1991). Psychische Repräsentanzen seien die Basis des geistig-mentalen Lebens eines jeden von uns. Tagsüber lieferten sie üblicherweise das, was man Fantasien nenne. Nachts lieferten sie die Elemente der Träume. Erst solche Repräsentanzen erlaubten Assoziationen von Ideen, Gedanken und innerer Reflexion. Sie würden auch ständig in der direkten oder indirekten Beziehung zu anderen Menschen genutzt (Marty 1991). Als ein Beispiel für »Mentalisation« – das Verb »Mentalisieren« als Prozess kommt bei ihm noch nicht vor – führt er die Kaskade einer eigenen Erinnerung an, die durch die Wahrnehmung eines Taschentuchs ausgelöst wurde:

> »So habe ich [...] mein Taschentuch in der Hand. Ich erinnere mich, dass es von einem inzwischen verstorbenen Vetter stammt. Ich denke also an den Tod dieses Vetters, um den sich Kollegen gekümmert haben. Ich bin ihnen dankbar für ihre Hilfe, damals, als er krank war. Ich denke auch an meine Familie, die ich eben in der Provinz besucht habe, und ich empfinde eine gewisse Schuld, die Witwe dieses Vetters nicht besucht zu haben. Ich hatte dazu keine Zeit. Ich werde es nächsten Sommer nachholen. [...] Mentalisation ist eine vorbewusste Ich-Funktion, die basale körperliche Empfindungen und motorische Muster in primäre [...] Repräsentanzen umwandelt« (Marty 1991, S. 12).[8]

8 Übers. Erika Kittler.

Dieses Beispiel geht von einer aktuellen Wahrnehmung aus, die sich in eine Repräsentanz fortsetzt. Dabei verbindet sich diese Repräsentanz mit Ideenassoziationen und affektiv aufgeladenen inneren Reflexionen über die Vergangenheit und Zukunft in seinen Beziehungen zu anderen. Ärzte wüssten die Rolle von Repräsentanzen zu würdigen, wenn ein Patient seine Krankheitsgeschichte erzähle: Eine solche Geschichte könne trocken, wenig aussagekräftig/repräsentativ bleiben, indem nur pathologische Fakten und ihre Daten geäußert würden. Andererseits könnten sie ergiebig sein, wenn alle pathologischen Fakten (mithilfe des Arztes) in Zusammenhang mit emotionalen Erlebnissen der jeweiligen Episode gebracht würden.

Markante Unterschiede zeigten sich im Fall somatischer Krankheitsbilder, was Quantität und Qualität der Repräsentanzen betreffe, je nach Individuum und je nach augenblicklicher Lage. Manchmal schienen die Repräsentanzen ganz zu fehlen. Manchmal seien sie in ihrer Quantität vermindert, da zahlreiche Wahrnehmungen, die über längere Zeit durchaus vorhanden waren, nicht zur Bildung von Repräsentanzen führten. Personen, die folglich in ihrer Fähigkeit zu denken – Marty vermeidet das Wort Mentalisieren – eingeschränkt seien, sähen keinen anderen Ausweg (und nur dann, wenn es die Möglichkeit dazu auch gebe), als dies über ihr Verhalten auszudrücken, um die verschiedenen exogenen und endogenen Erregungen zu bewältigen. So schlug Marty vor, von »Verhaltensneurosen« und bei geringerer Ausprägung quantitativer und qualitativer Repräsentanzen von »Neurosen mit mangelnder Mentalisation« zu sprechen.

Marty und seine Mitarbeiter nahmen in Freud'scher Tradition an, dass ein Individuum oft mit einer gewissen Quantität von Erregungen konfrontiert sei, die den Trieben entstammten. Die Ereignisse und Situationen, denen Menschen ausgesetzt seien, berührten ihre Gefühlswelt und verursachten Erregungen, die sie abführen oder umsetzen müssten. Die Möglichkeiten von Abfuhr oder Umsetzung bestünden entweder in einer mentalen Bearbeitung der empfundenen Erregungen oder in einem motorischen und sensorischen Verhalten, das in unterschiedlicher Weise an die mentale Bearbeitung gebunden sei. Die nicht abgeführten oder umgesetzten Erregungen häuften sich an und befielen früher oder später den körperlichen »Apparat« in pathologischer Form. Marty interessierten hauptsächlich die Wege der Umsetzung, welche die Dynamik der Psyche beim permanenten Versuch, diese Erregungen zu verarbeiten, in einer für jedes Individuum unterschiedlichen Weise biete. Dabei entwarf seine Arbeitsgruppe erstmals den Begriff der »Mentalisation«, der sich auf Repräsentanzen, auf psychische Bilder und auf deren Dynamik bezog. Die franko-kanadischen Autoren Lecours und Bouchard (1997, S. 855) sprachen deshalb von Metabolisierung, die erforderlich sei, körperlich-somatische Erregungen in psychisch aktive Trieb- und Affekt-Repräsentanzen zu verwandeln. Darüber hinaus gingen sie davon aus, dass im Lauf der persönlichen Entwicklung kontinuierlich eine niemals endende progressive Organisation der Repräsentanzen stattfinde. Diese ereigne sich wahrscheinlich lebenslang, auch wenn sie mit zunehmendem Alter möglicherweise langsamer verlaufe (Lecours & Bouchard 1997, S. 856). Allerdings stellten »fundamentale Insuffizienzen« und eine »mangelnde Verfügbarkeit der Repräsentanzen […] ein Hindernis für die psychische Arbeit« dar (Marty 1991, S. 21 f.).

Was bleibt? Die historischen Wurzeln des Mentalisierungskonzepts gehen von der Pariser Psychosomatik-Schule aus, die sich auf den Zusammenhang von Mentalisieren und Somatisieren fokussierte (Jaeger 2019; Storck 2016). Leider wurde sie von der psychosomatischen »Community« lange Zeit weder genügend beachtet noch gebührend anerkannt. Das Konzept der Pariser Schule bildete somit für die Entwicklung des Mentalisierungsmodells einen wichtigen theoretischen Ausgangspunkt, der von der britischen Arbeitsgruppe um Fonagy, Target und Bateman nur am Rande aufgegriffen wurde. Dies erklärt einige interessante Unterschiede, die insbesondere das Verständnis vom Körper betreffen. Die Pariser Schule der Psychosomatik verstand unter »Mentalisation« zunächst die Beschreibung eines relativ weit gespannten psychischen Prozesses der Repräsentanz mit triebtheoretischer Anbindung. Die Londoner Gruppe suchte mit dem Begriff »Mentalisierung« über das Bindungskonzept von Bowlby eher den Anschluss an eine empirisch begründete Entwicklungspsychologie mit Begriffen der primären und sekundären Repräsentanzen, die über markiertes und kontingentes Spiegeln früher Affekte durch primäre Bindungspersonen zur Entwicklung eines Selbst führen.

Gubb (2013, S. 103) unterschied die Repräsentanten der Pariser Schule, die sich selbst als »psychosomaticiens« bezeichneten, und die Attachment-/Mentalisierungstheoretiker: Erstere fokussieren auf das Intrapsychische und Letztere auf das Intersubjektive. Erstere könnten als Vertreter einer »sprachlosen Psyche« und Letztere als Autoren eines »sprechenden Körpers« charakterisiert werden, wobei der Körper versuche, die Arbeit zu erledigen, die eigentlich in der Psyche angesiedelt sein sollte. Beiden Schulen ist gemeinsam, dass sie jeden Dualismus zwischen Psyche und Soma ablehnen und davon ausgehen, dass beide Entitäten in einer ständigen Wechselwirkung stehen.

3.3 Alexithymie und/oder Autismus-Spektrum-Störung

> Das Konzept der Alexithymie bezeichnet die Unfähigkeit, Gefühle zu erkennen und auszudrücken, und war laut Pariser Psychosomatik-Schule das Gegenteil von Mentalisieren, das sich in der Fähigkeit ausdrückte, die eigenen Gefühle und die anderer zu verstehen und zu interpretieren. Inzwischen kann davon ausgegangen werden, dass es eine Überschneidung zwischen einer bevorzugt in der Psychosomatik diagnostizierten Alexithymie und in der Psychiatrie bevorzugten Diagnose einer Autismus-Spektrum-Störung gibt. Alexithyme Patienten haben wie ASS-Patient*innen große Schwierigkeiten in der Kommunikation mit und in der emotionalen Bindung zu anderen.

Werde die Entwicklung des Mentalisierens behindert, führe dies – so die Pariser Psychosomatische Schule – zu »Alexithymie«. Der Begriff stammt aus dem Griechischen und bedeutet übersetzt eine Unfähigkeit *(A-)*, Gefühle *(thymos)* lesen *(lexein)* zu können. Im 19. Jahrhundert hieß sein Vorläufer »Seelenblindheit« (Lissauer 1890), der von Freud als »Agnosie« und in jüngerer Zeit von der Arbeitsgruppe um Lane (Lane et al. 2015) als *affective agnosia* eingeführt wurde. Von zahlreichen Autoren wird Alexithymie durch ein verarmtes Phantasieleben, selbst in den Träumen, eine begrenzte Imagination, eine verminderte Kapazität für Empathie, einen Hang zu impulsivem Verhalten, einer Tendenz, Emotionen zu somatisieren [!], und eine Vorliebe für das Offerieren undifferenzierter Beschreibungen emotionaler Erfahrung charakterisiert. »A-lexi-thymie« ist somit das polare Gegenmodell zur »Mentalisations«-Fähigkeit. Interessanterweise nutzte die Pariser Arbeitsgruppe den prozessualen Begriff des Mentalisierens nicht.

Marty und de M'Uzan (1963) hatten an Patient*innen sowohl mit »klassischen« psychosomatischen Störungen als auch an solchen mit unerklärlichen körperlichen Symptomen ein von ihnen so beschriebenes operatives Denken *(pensée opératoire)* beobachtet. Menschen mit einem hohen Maß an Alexithymie wüssten zwar, dass es ihnen nicht gut gehe, aber sie wüssten nicht, wie sie es beschreiben sollten. Sie äußerten eine nach außen orientierte, von Zweckbestimmungen geleitete Art und Weise des Denkens, wodurch sie kein »Inneres« zu haben scheinen – ein früher Hinweis auf die Dimensionen des Mentalisierens (vgl. Kap. 4.4). Diese Patient*innen seien »präsent, aber leer« (Marty & de M'Uzan 1963, S. 1348). Wohl deshalb verwendeten sie die Metapher vom »Selbst als leerem Behälter«, in dem Therapeut*innen sonst eine Fülle subjektiven »Materials« zu finden erwarten: Erinnerungen, Träume, Hoffnungen, Befürchtungen, Konflikte und vieles andere mehr.

Psychosomatische Patient*innen hätten außer endlosen Beschreibungen körperlicher Symptome, zuweilen ohne Bezug zu einer zugrunde liegenden medizinisch indizierten Krankheit, nichts mitzuteilen. Sie vergeudeten kostbare therapeutische Zeit mit der »ausführlichen Beschreibung belangloser Begleitumstände« (Apfel & Sifneos 1979, S. 181). Da sie in den Augen ihrer Therapeut*innen an der Oberfläche, an äußeren Objekten kleben blieben, statt in die Tiefe zu gehen, hätte dies zur Folge, dass Therapeut*innen sie als »teilnahmslos, leblos, farblos und langweilig« wahrnähmen, wodurch sich in den Gesprächen ein Gefühl der Frustration einstelle (Nemiah & Sifneos 1970, S. 159). Zu allem Überfluss zeigten sich diese Patient*innen gegenüber Langeweile und Frustration, die sie hervorriefen, unempfindlich und begegneten dem Interesse ihrer Therapeut*innen an ihrem Innenleben eher mit Gleichgültigkeit. Für Therapeut*innen bedeute dies zu spüren, dass ihre eigenen Gefühle ignoriert werden: Gemessen an ihrem Verhalten stellten Therapeut*innen für sie nichts anderes als eine Funktion dar, denen sie ihre Symptome anvertrauen könnten, von denen sie aber über die Behandlung hinaus nichts erwarteten. Es gebe keinerlei wechselseitige emotionale Bindung.

Nemiah und Sifneos (1970), die ebenfalls kein »reiches inneres Gefühls- und Fantasieleben« bei diesen Patient*innen fanden, betonten, dass nicht jedes Schweigen im klinischen Setting im Sinne einer Abwehr zu verstehen sei, weshalb sie auf das »Problem der Kommunikation« fokussierten. Ähnliche Beobachtungen machten Lind und Mitarbeiter (2014) in einer qualitativen Untersuchung mit einem semistrukturierten Interview an Patient*innen mit einer somatoformen Belastungsstörung, die in der Kindheit und Adoleszenz großen psychosozialen Belastungen ausgesetzt waren: Ihre emotionalen Reaktionen und ihre Kommunikation entsprachen einer emotionalen Vermeidungskultur, indem sie ihre Bedürfnisse, Verletzlichkeit und Gefühle von Traurigkeit und Wut verleugneten, die von bedeutsamen Erwachsenen nicht erkannt worden waren. Ihr Stressreaktionsbewusstsein war von belastenden Körperempfindungen getrennt, weil sie sich, z.B. durch hohe Aktivität, vermeidend verhielten. Wenige Jahre später meinte der Psychiater, Trauma-Spezialist und KZ-Überlebende Henry Krystal, dass »Alexithymie die häufigste Ursache für ein schlechtes Ergebnis oder komplettes Versagen von Psychoanalyse und Psychotherapie« sei (Krystal 1988, S. XI).

Den Patient*innen fehlte genau das, was in Psychotherapien üblicherweise zum Thema gemacht werden kann. Eine zugeschnürte Kehle, ein Frosch oder ein Kloß im Hals, ein Druck über dem Sternum oder über der Brust können nicht als Angstsymptome erkannt werden, sondern werden konkretistisch als Hals- oder Bauchschmerzen oder als Luftnot beschrieben. Insofern entspricht *pensée opératoire* im Sinne des »Dementalisierens« nach der Pariser Schule einer sehr niedrigen symbolischen Aktivität. Folgerichtig tauchte die Vorstellung auf, dass diese Patient*innen »keineswegs ihr Inneres deshalb nicht zum Ausdruck brachten, weil mächtige innerpsychische Kräfte sie daran hinderten, sondern weil sie nichts zum Ausdruck zu bringen hatten« (Greco 2000, S. 269). Inzwischen ist gut belegt, dass Alexithymie unabhängig von somatischen Erkrankungen, Depressionen und Angstzuständen und konfundierenden soziodemographischen Variablen mit Somatisierung verbunden ist (Mattila et al. 2008). Die TAS-20-Faktor-Unterskala »Schwierigkeiten bei der Identifizierung von Gefühlen« erwies sich dabei als der stärkste gemeinsame Nenner zwischen Alexithymie und Somatisierung. Bei Patient*innen mit psychogenen nicht-epileptischen Anfällen korrelierte Alexithymie direkt mit der Anfallsfrequenz und mit Schwierigkeiten der Emotionsregulation; sie zeigten ein schlechteres Verständnis ihrer Emotionen, äußerten negative Überzeugungen über ihre Emotionen und neigten mehr als Gesunde dazu, Kontrolle über den emotionalen Ausdruck auszuüben (Urbanek et al. 2014). Wenn man Alexithymie als eine Affekt-/Empathie-Störung versteht (Dell'Osso et al. 2023), ist es wenig überraschend, dass durch diese mentale Störung die Realität nicht richtig eingeschätzt werden kann. Es werden Gefahren in Situationen vermutet, in denen es keine gibt, und wenn tatsächlich Gefahren drohen, werden diese nicht erkannt. Hohe Alexithymie-Werte, gemessen mittels der Toronto-Alexithymia-Scale (TAS), fanden sich bei Patient*innen mit Essstörungen (Cochrane et al. 1993; Nickel et al. 2019), chronischen Schmerzstörungen (Lumley et al. 1997), Dissoziationen (Grabe et al. 2000), Depressionen und somatoformen Belastungsstörungen (Duddu et al. 2003). Depressive zeigten allerdings noch größere Schwierigkeiten, Gefühle auszudrücken, als jene mit Somatisierungsstörungen.

Es wird inzwischen vermutet, dass Deprivation und Misshandlung funktionale »Narben« in Gehirnarealen hinterlassen, die in die High-Level-Verarbeitung affektiver Impulse involviert sind, was an rumänischen Heimkindern gezeigt werden konnte (Chugani et al. 2001). Die damit verbundene Alexithymie gehe mit einer eingeschränkten Mentalisierungsfähigkeit einher (Moriguchi et al. 2006). Mittlerweile wird Alexithymie auf Basis klinischer und experimenteller Befunde als dimensionales und in der Gesellschaft normalverteiltes Persönlichkeitsmerkmal betrachtet, das als Folge suboptimaler Entwicklungsbedingungen entstehe und sich durch Einschränkungen auf folgenden Ebenen auszeichne:

- affektive Zustände bei sich und anderen differenziert wahrzunehmen;

- diese bewusstseinsnah auch als unterschiedliche Gefühle zu repräsentieren;
- sie auf Körperebene auszudrücken;
- sie sprachsymbolisch oder auf Fantasieebene zu kommunizieren und letztendlich zur adaptiven Verhaltensmodifikation zu verwenden (Schäfer & Franz 2009).

Ungelöst ist bisher die Kontroverse, ob es sich bei Alexithymie um eine genetisch bedingte »psychosomatische« Persönlichkeitsstruktur mit einem Mangel an Progression im Sinne einer Reifungsstörung handelt, wie es Ruesch (1948) postulierte, oder um den Ausdruck einer neurotischen Hemmung und Verdrängung oder aber gar um eine spezifische neurobiologische Subgruppe der Autismus-Spektrum-Störungen (ASS) (Kinnaird et al. 2019).

ASS- und alexithyme Patient*innen verhalten sich, was das Erleben des Körper-Selbst angeht, gegensätzlich zu Psychose-Patient*innen, was mit dem »Rubber hand«-(Gummihand)-Experiment belegt werden konnte (Botvinick & Cohen 1998).

> Bei dieser Sinnestäuschung legt ein Proband seine rechte Hand auf einen Tisch. Diese wird vom Versuchsleiter verdeckt, der aber eine künstliche, echt wirkende Hand in dessen Gesichtsfeld legt. Anschließend streichelt der Untersucher sowohl die verdeckte echte Hand als auch die sichtbare, aber unechte Hand mit einem Pinsel oder einer Bürste im gleichen Rhythmus, was zu einem multisensorischen Konflikt führt. Nach kurzer Zeit haben Proband*innen das Gefühl, dass die künstliche Hand Teil ihres Körpers wäre.

Neurobiologisch aktiviert diese Illusion die Insula und jene Gehirnregionen, die bei der multisensorischen Integration visueller und taktiler Reize beteiligt sind, wie z. B. der prämotorische und parietale Kortex. Die Insula ist bedeutsam für »Self-Embodiment« und »Self-Awareness«, weshalb sie auch als Zentrum für Intero-, Extero- und Propriozeption angesehen wird (Terasawa et al. 2021).

Während alexithyme und ASS-Patient*innen eher eine geringere Sinnestäuschung angeben, ist diese bei Psychose-Patient*innen erhöht

(Crespi & Dinsdale 2019). Ein höheres Maß an Alexithymie ging mit einer verminderten (!) Illusion einher, dass die Hand zu einem gehöre (Grynberg & Pollatos 2015). Die multisensorische Integration der gleichzeitigen Verarbeitung von taktilen, visuellen und propriozeptiven Signalen ist für die Körperwahrnehmung von großer Bedeutung. Sie führt dazu, den Körper als eigenen zu erfahren und das Gefühl zu haben, dass die eigenen Körperteile zu einem selbst gehören. Diese primäre Übertragung von Körperverhalten (»wenn der Körper spricht«) ist implizit-prozedurales und nicht-deklaratives oder autobiographisches Wissen. Das prozedurale Wissen wird sowohl physisch als auch gestisch durch den Kontakt mit anderen aktualisiert.

Aber Körper- und Emotionswahrnehmungen sind bei ASS-(einschließlich ADHS)-Personen auf vielfältigere Weise als bei alexithymen Patient*innen verändert und wirken sich interaktionell aus: ASS-Personen vermeiden die Augenregion während der visuellen Inspektion von Gesichtern und verbringen deutlich weniger Zeit mit der Fixierung der Augenregion von Personen im Vergleich zu nichtautistischen Kontrollpersonen in passiven Betrachtungsstudien mit sozialen Szenen (Pelphrey et al. 2002). Darüber hinaus haben sie Schwierigkeiten, den Blick als nonverbalen Hinweis zu interpretieren, der die Beseitigung von Mehrdeutigkeit sozialer Szenen unterstützt, was auf ein allgemeineres Problem bei der Verwendung des Blickes als Instrument zum Rückschluss auf den mentalen Zustand anderer Personen hindeutet.

Auch körperbezogene (innere) Dimensionen des Mentalisierens sind häufig verändert: So werden z.B. Durst oder auch ein trockener Mund nicht wahrgenommen, ebenso korrelieren Hunger und Appetit nicht, Kälte wird deutlich weniger wahrgenommen, was sich darin ausdrückt, dass ASS-Patient*innen im Winter mit einem T-Shirt an einer Bushaltestelle stehen; analog geht die Schmerzwahrnehmung eher mit einer hohen Schmerzschwelle einher (was sozial positiv konnotiert wird).

Neurobiologisch wird inzwischen von zwei neuronalen Systemen ausgegangen, die für soziale Interaktionen eine große Rolle spielen: das sogenannte »Spiegelneuronen-Systems« (Mirror-Neuron-System – MNS) und das »Mentalisierungssystems« (MENT, auch »Theory of Mind Network« oder »soziales neuronales Netzwerk«). Beide Systeme werden während bestimmter Interaktionen oder aber während der Kommunikation mit anderen sowohl bei emotionalen als auch kognitiven Prozessen aktiviert und bilden eine Grundlage für Intersubjektivität. Während das MNS als soziales »Entdeckungssystem« in relativ frühen Stadien der sozialen Informationsverarbeitung aktiviert wird und an die Zwischenleiblichkeit von Merleau-Ponty erinnert, wird das MENT in relativ späten Stadien der sozialen Informationsverarbeitung im Zusammenhang mit der »Bewertung« emotionaler und psychologischer Zustände anderer rekrutiert (Vogeley 2017).

Die klinischen Phänomene von ASS-Personen könnten auf eine fehlende neurobiologische Konnektivität zwischen dem dorsomedialen präfrontalen Kortex (dmPFC) – zuständig u. a. für das MENT – und dem inferioren frontalen Gyrus (IFG) und unteren Parietallappen zurückzuführen sein (Cole et al. 2019), Regionen, die typischerweise mit dem MNS assoziiert sind. Die verminderte funktionelle Konnektivität wird als ursächlich für das Problem vermutet, soziale Absichten schwerer ableiten zu können, was einige der Verhaltensschwierigkeiten von ASS-Erwachsenen erklären könnte.

Da das Verständnis gegenseitiger Berührung ebenfalls neurobiologisch begründet ist, sind diese Verkörperungsprozesse bei psychosozialen Einschränkungen, wie z. B. bei Beeinträchtigungen der nonverbalen Kommunikation, auch unterschiedlich. Während Gesunde die affektive Bedeutung von Berührung in sozialen Interaktionen leicht erfassen, ist dies für ASS-Menschen anders. Die Wahrnehmung, das Verständnis und die Bewertung zwischenmenschlicher Berührungen, wie eine Umarmung oder ein Klaps auf den Po als nonverbale Kommunikation, um Emotionen und Absichten auszudrücken, werden von mehreren neuronalen Systemen, wie z. B. vom Theory of Mind-(ToM)-Netzwerk und vom somatosensorischen System, das für verkörperte Resonanz zuständig ist, unterstützt. Gegenüber sogenannten »neurotypischen« Gesunden bezüglich positiver, neutraler und negativer Berührungsinteraktionen zeigten männliche ASS-Erwachsene zwar ein intaktes kognitives Verständnis (d. h. »Wissen«) bezüglich der beobachteten sozioaffektiven Berührungsinteraktionen, wiesen aber einen Mangel an spontaner verkörperter Resonanz (d. h. »Gefühl«) auf (Lee Masson et al. 2019). Dies wird auf eine atypische Interozeption bei

Alexithymie zurückgeführt (Shah et al. 2016), die sich in einer eingeschränkten Fähigkeit ausdrücke, eigene körperliche Zustände und Emotionen, wie z. B. Schmerz, Temperatur, Juckreiz, Kitzel, Berührung und Muskelspannung, zu fühlen.

In einem kognitiven Entwicklungsmodell wird Somatisierung als mehrstufiges Entwicklungsdefizit verstanden, verbunden mit einem niedrigeren emotionalen Bewusstheitsgrad, wodurch sich eine undifferenzierte emotionale Erregung in körperlicher Empfindung ausdrückt. Mit ihrer »Level of Emotional Awareness-Scale (LEAS)« entwickelten Lane und Schwartz (1987) fünf Stufen, von denen die unterste Ebene (*level 1*) ausschließlich die Fähigkeit beschreibt, dass sich ein Individuum seines emotionalen Beteiligtseins nur durch Reiz-Reflex-Muster gewahr wird. Auf dieser Ebene ist eine Trennung zwischen Fühlen und Denken nicht möglich, die Wahrnehmungsverarbeitung funktioniert über nicht bewusst gesteuerte Reflexantworten auf sensorische Reize. Ein Spannungsanstieg wird auf dieser Entwicklungsebene ausschließlich als Körpersensation erfahren, ohne dass Unterschiede in der Qualität oder Art der Spannung wahrgenommen werden können.

Erst auf der sensomotorisch-reaktiven Entwicklungsebene (*level 2*) ist eine Reaktion die Antwort auf äußere oder innere Reize. Eine Reaktion bedeutet, dass auf dieser Ebene bereits mehr Handlungsspielraum besteht, sodass Emotionen demnach als Körpersensationen und/oder Handlungstendenzen wahrgenommen werden können. Die ersten beiden Ebenen sind mit dem prämentalisierenden Körper-Modus vereinbar. Subic-Wrana und Mitarbeiter (Subic-Wrana et a. 2001), die dieses Instrument für den deutschsprachigen Raum evaluierten, wählten zum besseren Verständnis zwei Beispiele: So entstehe Übelkeit bei einem Kind, wenn es das Verlassen des Hauses durch die Mutter als bedrohlich erlebe. Es gehe wiederholt durch die Tür, welche die Mutter durchschritten hat, um seine Trauer auszudrücken.

Level 3 der emotional-kognitiven Entwicklung beinhaltet die Möglichkeit, »etwas« durch »etwas anderes« zu ersetzen. Dies bedeutet, dass bewusst wahrgenommene Gefühlszustände erstmals in Worte gefasst werden könnten, ohne dass schon die Möglichkeit bestehe, Gefühlsambivalenz zu erfassen. Erlebte Gefühlszustände füllen das Bewusstsein ganz aus und können sich nur in zeitlicher Abfolge verändern. Die Möglichkeit einer gleichzeitigen Ambivalenz von Gefühlen bezüglich einer Person oder Situation kann hier noch nicht erfasst werden. *Level 4* der emotional-kognitiven Entwicklung verschafft die Möglichkeit, eine gleichzeitige Ambivalenz der Gefühle in Bezug auf Personen und Situationen wahrzunehmen. Diese Möglichkeit entspricht in der psychodynamischen Entwicklungspsychologie der Objektkonstanz. Auf dieser Ebene ist z.B. möglich, eine Person gleichzeitig zu lieben und sich aufgrund eines bestimmten Verhaltens über sie zu ärgern. *Level 5* bildet die Möglichkeit ab, Gefühlszustände anderer als von sich selbst verschieden wahrnehmen zu können. Dies beinhaltet auch die Möglichkeit, Gefühle empathisch nachzuvollziehen, die selbst noch nicht erlebt wurden. Die eigene Position wird relativiert, der implizit egozentrische Standpunkt kann aufgegeben werden. Diese Ebene entspricht in der psychoanalytischen Entwicklungspsychologie der Selbst-Objekt-Differenzierung und im Mentalisierungsmodell der Fähigkeit des Perspektivenwechsels.

3.4 Das diagnostische Dilemma

Die Entwicklung somatoformer Störungen oder funktioneller Körperbeschwerden (FKB) wird von genetischen, epigenetischen, entwicklungsbedingten, psychodynamischen, neurobiologischen, sozialen, kulturellen und transgenerationalen Faktoren beeinflusst. Dabei sollte zwischen prädisponierenden Faktoren, Auslösern und aufrechterhaltenden Faktoren unterschieden werden.

Im Diagnostischen und Statistischen Handbuch Psychischer Störungen (DSM-5) wurde die Diagnose der somatischen Belastungsstörung (SSD) eingeführt, welche die frühere Somatisierungsstörung ersetzt. Die Gültigkeit dieser Diagnose wurde jedoch aufgrund ihres umfassenden Charakters und des Fehlens von Ausschlusskriterien infrage gestellt. Darüber hinaus finden sich eine Überschneidung von Symptomen zwischen verschiedenen Diagnosen und die Vernachlässigung von Traumata in den Diagnosekategorien. Möglicherweise erklärt dies auch die hohe Komorbidität somatoformer Störungen mit anderen psychischen Störungen und die Schwierigkeiten bei der Unterscheidung zwischen körperlichen und psychischen Ursachen. Es wird betont, dass ein umfassender und individueller diagnostischer Ansatz erforderlich ist, der sowohl biologische als auch psychologische Faktoren berücksichtigt. Ein besonderes Problem stellen Pseudodiagnosen und somatophile Alibi-Diagnosen dar, die zu fragwürdigen Behandlungsstrategien führen.

Der Entstehung funktioneller Körperbeschwerden (FKB) und somatoformer Symptome liegen genetische, epigenetische, entwicklungspsychologische, psychodynamische, neurobiologische, soziale, kulturelle und transgenerationale Faktoren zugrunde. Es gilt zwischen prädisponierenden Faktoren, Auslösern und aufrechterhaltenden Faktoren (z. B. sekundärer Krankheitsgewinn) zu unterscheiden (Abb. 3.4-1). Obwohl es sich bei diesen Störungen primär um eine Stressregulationsstörung handeln dürfte, wirken sie auf komplexe Weise ineinander und bedingen unterschiedliche diagnostische Ansätze. Jede Bezugnahme auf nur einen Faktor als Ätiologie bedeutet eine Reduktion der Komplexität.

So führen theoretische Herkunft und fachliche Orientierung zu unterschiedlichen Traditionslinien bezüglich somatoformer Störungen: eine psychogenetische Linie, die auf das Freud'sche Regressionsmodell zurückgeht; des Weiteren die Linie der funktionellen Störungen – ihre Vertreter sind meist ärztliche Psychotherapeuten –, für die eine multikausale Ätiopathogenese im Sinne des bio-psycho-sozialen Modells angenommen wird. Eine dritte Linie vertritt eine somatopsychische Ätiologie, also die Wirkung neurobiologischer Erkrankungen auf die psychische Befindlichkeit des Patienten. Die Traditionslinien eines »Entweder-oder« (entweder psychogen oder somatogen) wurden inzwischen von einer Haltung zugunsten eines »Sowohl-als-auch« ersetzt. Insofern findet sich aktuell eher das Verständnis eines fließenden Übergangs von nichtorganisch (= psychogen) zu psychosomatischen und organisch begründeten Störungen. Dies ist auch deshalb sinnvoll, weil es immer wieder Patienten gibt, die über lange Zeit mit Somatisierungsphänomenen den Hausarzt aufsuchen und plötzlich eine organische Erkrankung erleiden. Aus didaktischen und behandlungstheoretischen Gründen sollte zwischen drei ätiopathogenetischen Ebenen unterschieden werden (Luyten & Fonagy 2016; Roenneberg et al. 2020):

- *Prädisponierende Faktoren:* z. B. belastende Lebensumstände, ungünstige Kindheitserfahrungen, (unterschwellige) körperliche Erkrankungen, (epi-)genetische Faktoren, kulturelle Grundannahmen;
- *Auslösende Faktoren:* z. B. akute Belastungen und Erkrankungen und Unfälle;
- *Aufrechterhaltende Faktoren:* z. B. vorausgegangene (un)angemessene Behandlungen, Vermeidung und Dekonditionierung, Katastrophisieren, ständiges Überprüfen des Körpers auf Symptome jedweder Art *(body checking behaviour)*, ungünstige Erfahrungen im Gesundheitswesen.

Auf jeder Ebene sind neurobiologische, genetische, epigenetische, molekularbiologische, immunologische und biochemische Faktoren bedeutsam, wobei der Einfluss früher traumatischer Beziehungserfahrungen auf den Bindungsstil am besten belegt ist. Eine unsichere

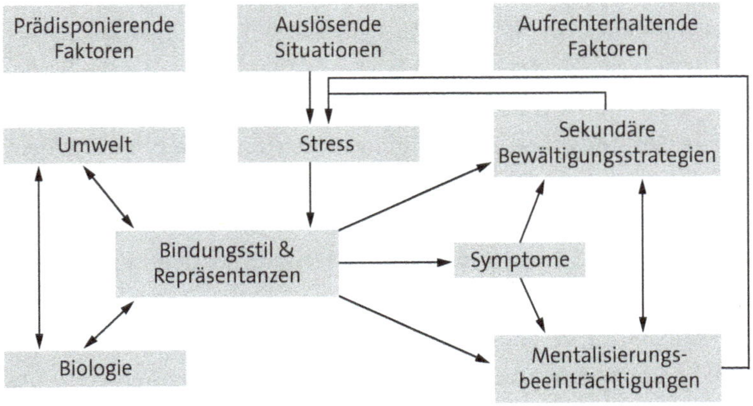

Abb. 3.4-1: Ätiopathogenese der somatoformen Belastungsstörungen (modifiziert nach Luyten et al. 2012; Luyten & Fonagy 2016)

Bindung in der frühen Lebensphase führt über die Hypothalamus-Hypophyse-Nebennierenrinden-(HHN)-Achse zu einer Aktivierung der stressmodulierenden Systeme (Egle 2016; Egle et al. 2016; Maunder & Hunter 2001). Missbrauch, Misshandlung und Vernachlässigung in der Kindheit begünstigen nicht nur somatoforme Störungen, sondern hinterlassen Spuren bis ins Erwachsenenalter mit einer großen Wahrscheinlichkeit, sogar körperlich zu erkranken (Koenig et al. 2018).

Leider hat das »Diagnostic and Statistical Manual of Mental Disorders« (DSM-5) entgegen seiner ursprünglichen Intention terminologische, konzeptuelle und praktische Probleme der bisherigen Klassifikation nicht gelöst: An die Stelle der Somatisierungsstörung tritt nun die somatische Belastungsstörung (SBS) (APA 2015). Als Neuerung wird nun nicht mehr der Ausschluss somatischer Erkrankungen gefordert. Die Validität dieser Diagnose ist aber aufgrund ihres überinklusiven Charakters viel zu vieler verschiedener Krankheitsbilder fraglich. Weitere Kritikpunkte sind die suboptimale Auswahl psychologischer Störungsmerkmale, die Aufgabe eines einheitlichen Hypochondrie-Konzepts und Mängel bei den diagnostischen Kriterien in Form fehlender Ausschlusskriterien.

Unter SBS oder funktionellen Körperbeschwerden (FKB) wird »ein breites Spektrum an Beschwerdebildern und Syndromen« gefasst, das »von vorübergehenden Befindlichkeitsstörungen« bis zu sogenannten »Bodily Distress Disorders« (BDD) (im ICD 11) oder »Medically Unexplained (Physical) Symptoms (MU(P)S)« reicht – ein unglücklicher Begriff, weil inzwischen genügend Wissen vorhanden ist, das die Symptome zu erklären vermag. Die körperlichen Beschwerden bestehen über längere Zeit und gehen über Befindlichkeitsstörungen hinaus. Zudem lassen sich für diese Beschwerden keine organischen Ursachen nachweisen, die *allein* zur Erklärung der Beschwerden und damit zu einer Beruhigung der Patient*innen führen könnten. Wegen der häufigen Assoziation der Beschwerden mit Stress hat sich ein individuelles Stressmodell als besonders geeignet herausgestellt. Das Spektrum ist beinahe unbegrenzt und reicht von leichten bis zu schweren Störungen, bis hin zu einer ängstlich-hypochondrischen Beobachtung des eigenen Körpers.

Bei 23 % aller Patient*innen in der Primärversorgung (Zwölf-Monats-Prävalenz) werden trotz sorgfältiger Ausschlussdiagnostik keine hinreichenden somatischen Erklärungen für die Beschwerden gefunden. Daraus sollte jedoch nicht der Fehlschluss gezogen werden, dass Patient*innen »nichts« hätten, sich die Beschwerden gar einbildeten oder ausschließlich eine psychische Ursache vorliege. Das häufig für ausgedehnte apparative Untersuchungen ins Feld geführte Risiko für Ärzte, eine somatische Krankheit zu übersehen, ist niedrig (0,5–8,8 %; Eikelboom et al. 2016). Fehldiagnosen sollten jedoch ebenso wie Fehlbehandlungen ein besonderer Stimulus dafür sein, sich für deren Entstehungsbedingungen zu interessieren.

Da das Fehlen einer körperlichen Ursache im DSM-V diagnostisch als nicht mehr wegweisend angesehen wird, soll nun auf das Vorhandensein positiver Symptome und Merkmale (z. B. belastende somatische Symptome sowie abnorme Gedanken, Gefühle und Verhaltensweisen als Reaktion auf diese körperlichen Symptome) geachtet werden. Dadurch werden jedoch eine Reihe anderer Diagnosen, wie z. B. Krankheitsangststörung (früher »Hypochondrie«) und Konversionsstörung, aber auch psychologische Faktoren, die eine körperliche Krankheit beeinflussen, und eine vorgetäuschte Störung und andere nicht näher bezeichnete somatische Belastungsstörungen jetzt unter SBS subsumiert.

Unter Krankheitsangststörung wird eine psychische Störung verstanden, bei der Betroffene große Angst zeigen, an einer schweren Krankheit zu leiden und möglicherweise daran zu versterben, ohne dass belastbare medizinische Befunde vorliegen. Häufig befürchtete Krankheiten sind z. B. HIV/AIDS, Krebs, Herz-Kreislauf- oder neurologische Erkrankungen (wie z. B. eine Borreliose). Der Leidensdruck der Betroffenen ist groß, sie vermeiden zunehmend Tätigkeiten, die als gefährlich angesehen werden, und beschäftigen sich nur noch ausschließlich mit ihrem Körper, was dem prämentalisierenden Körper-Modus *(body mode)* entspricht (Kap. 5.1). Überdurchschnittlich häufig wenden sie sich an einen Arzt, ohne dass diese Rückversicherung hilft. Das Ausmaß der Belastung wird sehr unterschiedlich erlebt und reicht von leichten Einschränkungen bis hin zur Arbeitsunfähigkeit. Als Risikofaktor wird eine veränderte Körperwahrnehmung auf dem Boden einer gesteigerten Introzeption angenommen, worunter die Neigung verstanden wird, körperliche Empfindungen als beeinträchtigend oder krankhaft statt als normale körperliche Reaktionen wahrzunehmen.

Inzwischen regt sich am DSM-5 mit seinen neuen Kategorien von verschiedener Seite massive Kritik (Hiller & Rief 2014), weil die Diagnostik-Labels einerseits die Illusion einer Erklärung erzeugten, andererseits wissenschaftlich bedeutungslos seien; darüber hinaus begünstigten sie Stigmatisierung und Vorurteile (Allsopp et al. 2019). Ein weiteres Problem sei, dass die Diagnosekategorien unterschiedliche Entscheidungsregeln verwendeten und eine große Überschneidung der Symptome zwischen den Diagnosen zu konstatieren sei. Fast alle Diagnosen würden die Rolle von Trauma und Nebenwirkungen verbergen. Insofern sagten sie über den einzelnen Patienten und dessen Behandlungsbedürfnisse wenig aus.

Da Diagnosen zeitgeschichtlichen Modeströmungen wie wirtschaftlichen Interessen unterliegen, können sie auch als »Claims« für aufstrebende Fachrichtungen angesehen werden. Dies ist gut belegt mit dem Aufkommen der Neurasthenie als Nervenschwäche im Industriezeitalter des 19. Jahrhunderts und dem »Burn-out« Ende des 20. Jahrhunderts, ein Begriff, der keine Diagnose darstellt (Schultz-Venrath 1997). So liegt z. B. die Behandlung der Fibromyalgie, im ICD-10 unter »Sonstige Krankheiten des Weichteilgewebes, andernorts nicht klassifizierbar« (M79.70) aufgeführt und seit den 1990er-Jahren als rheumatologische Erkrankung definiert, in erster Linie beim Rheumatologen (Egle et al. 2011), obwohl es sich primär um eine somatoforme Angststörung handelt. SBS finden sich in bestimmten Institutionen, etwa in spezialisierten Schmerz- oder Umweltambulanzen besonders häufig, in orthopädischen Praxen machen sie sogar mehr als 50 % aller Termine aus (Nimnuan et al. 2001).

Das aktuelle diagnostische Spektrum umfasst die neu definierten körperlichen Belastungsstörungen (»somatic symptom disorder«, »bodily distress disorder«), die sogenannten funktionellen Syndrome, wie z. B. das Fibromyalgie-Syndrom (FMS), das Reizdarmsyndrom (IBS), das chronische Erschöpfungssyndrom (CFS), das Temporomandibular-Syndrom und verschiedene Arten unklarer, anhaltender Schmerzen (z. B. chronische, nichtspezifische Rücken-, Gesichts- oder myofasziale

Schmerzen). Nicht gemeint sind körperliche Beschwerden bei klar definierten organischen Erkrankungen, wie etwa Gelenkschmerzen bei Rheuma oder Erschöpfung bei Krebs oder Multipler Sklerose – obwohl der »körperliche« Pathomechanismus auch bei diesen Phänomenen nicht eindeutig geklärt ist, eine hohe Komorbidität »organischer« und »funktioneller« Erkrankungen vorliegt und psychosoziale Faktoren den Verlauf nachweisbar beeinflussen sowie psychologische als auch »Body Mind«-Therapieansätze nachweislich wirken. Daher sollte die übliche Einteilung von Beschwerden in »erklärt« oder »unerklärt«, »körperlich« oder »psychisch« relativiert werden (Hausteiner-Wiehle & Henningsen 2012; Hausteiner-Wiehle et al. 2013a) und eine integrative Haltung und Gesprächsführung nicht nur für funktionelle Bewegungsstörungen, sondern für alle funktionellen Störungen eingenommen werden (Hausteiner-Wiehle & Schmidt 2024).

Eine weitere Schwierigkeit der Diagnostik und Behandlung von SBS liegt in der häufigen Komorbidität mit anderen psychischen Störungen, wie z.B. mit affektiven Störungen (Depressionen und Angststörungen), Belastungs- und Persönlichkeitsstörungen, die als Subgruppen somatoformer Störungen anzusehen sind. Ein weiteres Problem besteht darin, dass Patient*innen mit anderen zugrunde liegenden psychischen Störungen ihre affektiv-körperlichen Symptome, etwa einer depressiven Episode oder Angststörung, jenen oft nicht zuordnen können (Staun 2017). Gegenüber dem Hausarzt werden körperliche Beschwerden oder ein allgemeines Unwohlsein beklagt. Symptome wie Schlafstörung, Antriebsstörung, Interessenlosigkeit oder Nervosität lassen dabei eher an eine depressive Episode denken.

Solche Patient*innen äußern ihr Gefühl von Antriebslosigkeit häufiger mit Formulierungen wie: »Mir wird alles zu viel, der Job, die Familie. Dabei habe ich das früher locker geschafft«, oder schildern eine Schlafstörung im Nebensatz: »Manchmal liege ich die ganze Nacht wach. Und morgens bin ich dann einfach nur fertig«. Zeichen für Interessenlosigkeit werden mit Sätzen ausgedrückt, wie z.B.: »Früher bin ich gerne zum Sport gegangen. Heute kann ich mich gar nicht mehr dazu aufraffen«.

Bedenklich ist, dass weniger als 40 % der SBS-Patient*innen psychotherapeutisch adäquat behandelt werden, wobei der höhere Anteil nicht behandelter Patient*innen in den neuen Bundesländern liegt (Pieh et al. 2011). Höhere Behandlungsquoten finden sich in Regionen mit Universitätskliniken und psychotherapeutischen Ausbildungsinstituten.

SBS fungieren unter vielen, zum Teil abenteuerlichen Namen, die fast immer auf einen pseudosomatischen Kern verweisen (Tab. 3.4-2). Möglicherweise spielt das narzisstische Bedürfnis eine besondere Rolle, als Erstbeschreiber einer besonderen Nomenklatur eine gewisse Berühmtheit oder Anerkennung in der Fachwelt und/oder bei Patienten zu erlangen. So wurde die »neurozirkulatorische Asthenie« nicht von einem Neurologen, sondern von einer Arbeitsgruppe um den Immunologen Shoenfeld (Shoenfeld et al. 1978) »erfunden«. Die Neurologen Brandt und Dieterich (1986) bezeichneten einen von Freud (1895b) schon beschriebenen lokomotorischen Schwindel bei Angststörungen mit dem merkwürdigen Begriff des phobischen Attacken-Schwindels (NB: ein solcher Schwindel kann als Angstäquivalent nicht phobisch sein!). Der Internist Wichmann (1934) führte den Begriff der »vegetativen Dystonie« ein, um der »Psyche endlich den Garaus zu machen«. Diese Diagnose geistert bis heute noch in der einen oder anderen Arztpraxis herum, wenn es darum geht, sich nicht in einem hilfreichen Sinne psychosomatisch festlegen zu wollen. Somatophile Verlegenheitsdiagnosen verweisen auf ein fehlendes psychodynamisches Verständnis. Mit der Abwehr eines biographischen Verständnisses, dass »Somatisierung eines der vielfältigsten und klinisch relevantesten Bewältigungs- und Abwehrphänomene« (Lamparter & Schmidt 2018, S. 26) darstellt, gleichen solche Ärzte mehr ihren Patient*innen, als ihnen bewusst ist. Sie bewegen sich in einem nicht-mentalisierenden Modus. Leider fehlen Untersuchungen darüber, welche Faktoren eine ärztliche Mentalisierungsstörung in der Diagnostik begünstigen. Ärztliche Selbstüberschätzung der eigenen Kompetenz scheint ein häufigerer Faktor zu sein (Janneck & Krenz 2018, S. 48). Wie lassen sich diagnostische Fehler auf diesem Feld minimieren? Neben einer psychosomatisch-holistischen Betrachtungsweise im konkreten Einzelfall sollte der diagnostischen Entscheidung »psychogen«/»psychosomatisch«/»somatopsychisch«/»somatogen« nicht ausgewichen werden (Lamparter & Schmidt 2018, S. 31).

Tab. 3.4-2: Somatophile Verlegenheitsdiagnosen

- Irritable heart/soldiers heart (da Costa 1871)
- Neurasthenie (Beard 1890 [1880])
- Fibrositis (Gowers 1904)
- Pseudorheumatismus (von Bergmann 1931)
- Vegetative Dystonie (Wichmann 1934)
- Myofasciales Pain Syndrome (Travell & Rinzler 1952)
- Benigne myalgische Encephalomyelitis (Acheson 1959)
- Neurozirkulatorische Asthenie (Shoenfeld et al. 1978)
- Myalgie-Adynamie-Syndrom (Congy et al. 1980)
- Primäre Fibromyalgie (Yunus 1983)
- Stress Neuromyelopathic Pain Syndrome (Margoles 1983)
- Phobischer Attacken-Schwankschwindel (Brandt & Dieterich 1986)
- Chronic Fatigue Syndrome (Holmes et al. 1988)
- Multiple Chemical Sensitivity Syndrome (Altenkirch 1995)
- Posturales Tachykardie-Syndrom (Diehl 2003)
- Systemic exertion intolerance disease (SEID) Institute of Medicine (Jason et al. 2015)
- Post-Long-Covid-Syndrom? (Gallegos et al. 2022)

Das Dilemma der Diagnostik zeigt sich auch darin, dass neben eher seltener auftretenden SBS-Spektrum-Erkrankungen, wie z. B. das Takotsubo-Syndrom (= »Gebrochenes Herz«), jede medizinische Fachdisziplin ihre eigenen SBS kennt, sodass inzwischen über 100 Diagnosen zu diesem Spektrum zählen (Hausteiner-Wiehle et al. 2013a). Da diesen Diagnosen häufiger eine Angststörung oder »somatisierte« Depression zugrunde liegt, die sich »nur« körperlich ausdrückt – früher sprach man von »larviert« –, handelt es sich oft um sogenannte Pseudo-Diagnosen, die ebenso häufig mit fragwürdigen Behandlungsstrategien, wie z. B. Hormonbehandlungen, einhergehen. Nicht zuletzt ist eine Reihe von Beschwerden, wie etwa das modische »Chronic Fatigue Syndrome«, von den körperlichen Erscheinungsformen einer generalisierten Angst- und Panikstörung abzugrenzen (»Angst macht müde!«). Ein ähnliches Dilemma zeichnet sich aktuell beim Post-/Long-Covid-Syndrom ab, bei dem die naturwissenschaftlich orientierte Fraktion von einer Muskelschwäche, vermutlich induziert durch eine Natrium-/Calcium-bedingte Mitochondrienschädigung ausgeht, die mit einer post-exertional malaise einhergeht (= lang anhaltende Verschlechterung nach leichter Anstrengung), während andere wegen der vielen Facetten des Krankheitsbilds eine psychosomatische Perspektive einnehmen, die keinesfalls eine somatische Ätiologie ausschließt.

Erstaunlicherweise ist die Fixierung auf rein biologische Ursachen bei Erschöpfung und anderen körperlichen Beschwerdesymptomen weder evidenzbasiert begründet noch von Medikamenten oder auf biologischen Faktoren beruhenden Therapien begleitet worden, auch wenn es eine im Grunde immer berechtigte Hoffnung auf weitere Forschungsergebnisse gibt. Selbst für das Post- oder Long-Covid-Syndrom fehlen bisher spezifische laborchemische Marker oder charakteristische bildgebende Befunde. Die zahlreichen Belege, dass Psychotherapie (und unter anderem Mentalisierungsbasierte Therapie) bei Erschöpfungs- und anderen Körperbeschwerden-Syndromen – und nicht nur bei der begleitenden Angst und Depressivität – direkt wirksam sein kann, werden vehement abgewehrt. Dahinter steckt die irrige Vorstellung, dass nachgewiesene Wirkungen von Psychotherapien nur psychische Ursachen belegen. Eine solche Annahme beruht darauf, dass die Psychotherapie als Geisteswissenschaft ohne Naturwissenschaft angesehen wird. Eine somatophile Diagnose, die vom Psychischen befreit ist, verspricht mehr identitäre Unterstützung und geht mit der Entwertung eines psychosomatischen Ansatzes häufig einher: z. B. Post-/Long- Covid sei keine eingebildete Erkrankung.

Hinsichtlich der subjektiven Symptomatik sind die häufigsten Beschwerden Schmerzen unterschiedlicher Lokalisation (z. B. Kopf-, Rücken- und Gelenkschmerzen sowie Schmerzen an den Extremitäten) sowie Funktionsstörungen von Organen oder Systemen, wie z. B. Verdauungsstörungen, Herzklopfen, Atembeklemmung, Schwindel, sexuelle Probleme oder Konzentrationsstörungen. Weil sich die bisherigen diagnostischen Begrifflichkeiten als unbefriedigend herausgestellt hatten, wurde um eine neue Konzeptualisierung in der Diagnostik somatoformer Störungen gerungen, die sich in zwei S3-Leitlinien zu »Funktionellen Körperbeschwerden« widerspiegelt (Hausteiner-Wiehle et al. 2013a; Roenneberg et al. 2020; Roenneberg et al. 2018). Diagnostische Schwierigkeiten ergeben sich dadurch, dass zunächst nicht selten eine Komorbidität mit anderen somatischen und psychischen Störungen abgeklärt werden muss. So können diffuse Ganzkörperschmerzen, die bisher als Fibromyalgie-Syndrom diagnostiziert wurden, mit rheumatoider Arthritis, nicht kardial bedingte Brustschmerzen mit koronaren Herzerkrankungen und ein Reizdarmsyndrom durchaus mit einer entzündlichen Darmerkrankung einhergehen (Creed et al. 2011, S. 177).

Ebenso können – wie bei den dissoziativen Störungen – somatische Erkrankungen der Entwicklung von FKB im Sinne des »somatischen Entgegenkommens« förderlich sein, etwa wenn Patient*innen mit einem systemischen Lupus erythematodes (Schmetterlingsflechte), einer rheumatoiden Arthritis oder einem Sjögren-Syndrom im Lauf ihrer Erkrankung ein »aufgepfropftes« Fibromyalgie-Syndrom entwickeln oder Epilepsie-Patienten plötzlich psychogene Anfälle erleiden. Belastungen aller Art, wie z. B. Schlafmangel, der grundsätzlich zu erhöhter Schmerzempfindlichkeit führt, und auch gravierende äußere Lebensereignisse, wie z. B. Fluchterlebnisse, begünstigen eine komplexe Symptomatik: So verwundert nicht, dass somatoforme Belastungsstörungen häufiger unter Migranten zu finden sind (Ritsner et al. 2000), wobei die jeweilige Kultur eine Rolle darin spielen kann, dass psychische Schwierigkeiten ausschließlich in Form von Körpersymptomen ausgedrückt werden dürfen.

Wie umkämpft die Diagnostik von FKB oder SBS sein kann, belegt eine kleinere Gruppe von Patient*innen, die der unkorrigierbaren Meinung ist, an einer organisch bedingten myalgischen Enzephalomyelitis (ME) oder einem Chronic Fatigue Syndrome (CFS) zu leiden. Diese Patient*innen begründeten die Deutsche ME/CFS-Gesellschaft (https://www.mecfs.de/was-ist-me-cfs/), um die organische Ätiologie gegen jede psychosomatische oder psychische Ätiopathogenese – wenn nötig sogar juristisch – zu verteidigen, obwohl es dafür bisher keinen wissenschaftlichen Beleg gibt. Vermutlich könnte eine genauere Analyse zeigen, dass hier prämentalisierende Modi, wie z. B. der teleologische Modus, im Spiel sind (vgl. Kap. 5.2).

Zugleich bleibt die Frage offen, was diese Verengung des Blickes auf diesen biologistischen Reduktionismus verursacht. Henningsen (2023, S. 10) vermutet, dass die vehemente Ablehnung einer möglichen psychosomatischen Perspektive auf körperliches Leiden Ausdruck eines allgemeinen Bio-Bias ist, durch den biologische Erklärungsfaktoren in der Medizin einseitig bevorzugt werden. Dieser Reduktionismus hat vielleicht auch seine Ursache in einem spiegelbildlichen Psycho-Bias, als vor etwa 60 Jahren von der Psychosomatik häufig vertreten wurde, dass komplexe Krankheitsbilder mit schweren körperlichen Beschwerden eine rein psychische Ursache haben können. Auch dies konnte empirisch nie belegt werden; es teilt mit dem Bio-Bias die Haftung an ein rein dualistisches Entweder-oder-Denken (»psychisch oder organisch«), das seit Beginn der Neuzeit nicht neutral ist (Henningsen 2021). Dies hat leider auch mit den Schwächen des bio-psycho-sozialen Modells der Medizin zu tun. »Wenn, wie es in der Praxis so oft der Fall ist, die einzelnen Faktoren einfach addiert werden, also Bio (z.B. Immunstörung) plus Psycho (z.B. depressives Erleben) plus Sozio (vielleicht Armut), statt sie konzeptionell wirklich integrativ auf ein und denselben Kranken zu beziehen, bleibt das Modell Teil des Problems und nicht der Lösung. Denn mit dem Zusatz wird die Fiktion impliziert, dass Psycho und Sozio von Bio getrennt werden können – und das öffnet den Biologen die Tür, die anderen beiden Faktoren außen vor zu lassen« (Henningsen 2023, S.10).

3.5 Körper-Modus als Massenphänomen

Somatoforme Störungen können auch als soziokulturelles Massenphänomen, insbesondere in Krisensituationen, gesehen werden, wozu historische Ereignisse, wie z.B. Kriegsneurosen und Posttraumatische Belastungsstörungen, zählen. So finden sich auch kollektive Zusammenbrüche des Mentalisierens unter extremem äußerem Druck. Es werden die diagnostischen Herausforderungen, die Behandlungsansätze und gesellschaftlichen Auswirkungen dieser Störungen erörtert und die Notwendigkeit weiterer Untersuchungen aus der Perspektive eines Mentalisierungsmodells beleuchtet. Die Leser*innen erhalten Einblicke in die komplexe Dynamik und die kulturellen Einflüsse, die massenpsychogene Erkrankungen und ihre Auswirkungen auf den Einzelnen und die Gesellschaft umgeben.

Ein besonderes Phänomen ist das Auftreten somatoformer Störungen (im Sinne eines kollektiven Körper-Modus) als soziokulturelles Massenphänomen, insbesondere in Krisensituationen. Bekannt geworden sind die Kriegsneurosen des Ersten und Zweiten Weltkriegs sowie die traumatischen Neurosen nach einem Unfall oder Naturereignis als Posttraumatische Belastungsstörungen (Hirschmüller & Kimmig 1996; Riedesser & Verderber 1985; Shephard 2001). Auch die bereits erwähnte Neurasthenie des 19. Jahrhunderts und das »Burn-out« des 20. Jahrhunderts zählen zum Körper-Modus als Massenphänomen. Solche Störungen treten auf, wenn es – unter zu großem äußerem Druck – zu einem kollektiven Zusammenbruch des Mentalisierens kommt. Dabei sind die Entstehungsbedingungen einer solch kollektiven »Affektansteckung« aus Sicht des Mentalisierungsmodells noch nicht untersucht.

Die Geschichte der neuzeitlichen posttraumatischen Störungen beginnt ab 1860 in Form von somatoformen Störungen als Folge von Eisenbahnunfällen bei Patienten, die keine äußerlichen Verletzungen aufwiesen. Das sogenannte »Railway spine«-Syndrom, das mit einer Latenz zum Unfall von mehreren Monaten auftrat – die Latenz ist ein wichtiges diagnostisches Merkmal! –, wurde ebenso wie das später infolge von Autounfällen auftretende »HWS-Schleudertrauma« *(whiplash injury)* auf die Einführung der Haftpflichtgesetze und der Unfallversicherung zurückgeführt. Erstmals konnten einklagbare Entschädigungsansprüche geltend gemacht werden (Trimble 1981). Die Diagnostik schwankte ähnlich wie bei den späteren funktionellen Körperbeschwerden zwischen der Betonung somatischer Ursachen, etwa in Form einer Erschütterung des Rückenmarks bzw. des Gehirns, und psychogenen Ursachen, die bis zur Simulation reichten. Wenig später, nach Einführung des Telefons, folgten otoneurologische Gesundheitsstörungen in Form von Ohrensausen, Schwindelgefühl, Kopfschmerz und Gehörshalluzinationen, die mit einer hohen Angst- und Schreckbereitschaft sowie einer Telefonphobie in Verbindung gebracht wurden (Podoll 1991). Da die Hauptursache dieser unterschiedlichen Beschwerden in einer Willensschwäche gesehen wurde, bestanden die Psychotherapien für diese Patienten folglich in erzieherisch-strafenden »Willenstherapien«.

Sogenannte »Massenhysterien« oder »psychogene Massenerkrankungen« treten bevorzugt unter Schulkindern und Frauen auf. Sie gehen häufig mit einer Veränderung der Stimme und psychogenen Anfällen einher. In Ländern des globalen Südens, z.B. in Ostafrika, werden sie als göttliche Besessenheit oder Folgen von Hexerei verstanden, die eine spirituelle Aktion erforderlich machen. Sie stellen sich ein, wenn ein Individuum in einer Gruppe eine »hysterische« Manifestation bietet, die wenig später dazu führt, dass alle übrigen Gruppenmitglieder die gleichen Symptome aufweisen. Die zugrunde liegende Pathogenese von dissoziativen Massenphänomenen ist bisher unbekannt. Möglicherweise bildet das Spiegelneuronen-System, das die Fähigkeit zur Imitation bereitstellt, dafür die neuronale Basis (Lee & Tsai 2010).

Aus kulturwissenschaftlicher und Großgruppen-Perspektive sowie aus Sicht des Mentalisierungsmodells könnte man einen kollektiven »Körper-Modus« (s. Kap. 5.1) annehmen. Ein solch kollektiver »Körper-Modus« könnte die Funktion haben, über die Verleugnung von Kausalität und Kontrolle die betroffenen Personen vor Verantwortung oder Schuld bezüglich ihres Verhaltens zu schützen; gleichzeitig könnte »Besessenheit« durch ihre expressiven und kommunikativen Funktionen soziale Unterstützung und Konfliktlösungen mobilisieren sowie als Bewältigungsstrategie dienen (Kirmayer & Ramstead 2017, S. 413). Daraus entsteht jedoch die Frage, wie das System der Hemmung bei solchen dissoziativen Massenphänomenen im Detail – bezogen auf jedes Individuum – wieder aktiviert wird.

Eine erste Studie zu kriegsbezogenen, massenhaft auftretenden somatoformen Störungen erschien kurz nach dem Amerikanischen Bürgerkrieg von da Costa (1871). Diese Beschwerden wurden zunächst bekannt als »irritable heart syndrome« bzw. »effort syndrome«, »da Costa syndrome« und schließlich als »soldier's heart-syndrome«. Da Costa lernte als Kardiologe viele Kriegsveteranen mit Angst- und Atmungsproblemen, Arbeitsunfähigkeit und einer Reihe anderer Symptome kennen, die heute vermutlich als Angsterkrankung, als Posttraumatische Belastungsstörung, als funktionelle Störung oder manchmal auch als Depression diagnostiziert würden. Als Kardiologe ordnete er diese Erkrankungen jedoch den Herzproblemen zu. Ganz ähnlich wurden wenig später im Ersten Weltkrieg sogenannte »Shell shock«-Symptome ausschließlich als körperliche Erkrankungen diagnostiziert, die in Form von »Legionen von ›Kriegszitterern‹« in Erscheinung traten (Fischer-Homberger 1975). Etwa 1,5 Millionen Soldaten sollen betroffen gewesen sein. Als Ursache wurden eine Vibration des Gehirns und eine Zerstörung von Nervenzellen durch Bomben- und Granatexplosionen angenommen. Erst gegen Kriegsende realisierten die meisten Militärärzte, dass »Shell shock« eine Kriegsneurose war, die nicht notwendigerweise durch irgendeine Granaterschütterung verursacht war.

Eine weitere kollektive »Hysterie« äußerte sich im Ersten Weltkrieg mit der so bezeichneten Camptocormie – griech.: *kormos* = der Rumpf, *champtein* = sich beugen – in Form einer manchmal bis zu 90° vornübergebeugten Haltung. »Camptocormie«- (Hamlin 1943; Sandler 1947) oder »Functional bent back«-Patienten konnten wochen- und monatelang in dieser Haltung verharren, wobei im Schlaf diese Haltung aufgegeben wurde. Die Behandlungsversuche mit schmerzhaften Faraday'schen elektrischen Strömen wurden mit Foltermethoden verglichen (Riedesser & Verderber 1985), waren bezüglich einer Heilung erfolglos und hatten sogar zu zahlreichen Todesfällen geführt (Freud 1919d; Simmel 1944). Eine Gemeinsamkeit dieser massenhaft auftretenden somatoformen Störungen, die als »psychogene Infektionen« in Erscheinung traten, zeigte sich in einer äußerst heftigen Resistenz gegenüber jeder Art von Therapie bezüglich ihrer Symptomatik (Souques & Rosanoff-Saloff 1915). Sie stellten am eklatantesten die Richtigkeit physiologischer Schmerzkonzepte infrage. Die Therapieresistenz löste einen heftigen wissenschaftlichen Streit über die richtige Behandlung aus (Nonne 1917; Nonne 1922). Wegen des massenhaften Auftretens wurden sogenannte Kriegsneurosen-Lazarette eingerichtet. Aufgrund des Scheiterns der Psychiater mit ihren Behandlungsmethoden wurden einige dieser Lazarette ab 1916 von später bekannt gewordenen Psychoanalytikern, wie z. B. Karl Abraham in Allenstein, Sándor Ferenczi in Budapest oder Ernst Simmel in Posen, geleitet. Insofern kommt den somatoformen Belastungsstörungen im Ersten Weltkrieg das »Verdienst« zu, »Geburtshelfer« einer stationären, psychoanalytisch orientierten Psychosomatischen Medizin geworden zu sein (Schultz-Venrath & Hermanns 2019). Es gelang, das massenhafte Auftreten der funktionellen Störungen psychotherapeutisch vielversprechend zu behandeln und damit einen ersten Achtungserfolg gegenüber der Psychiatrie und den somatischen Disziplinen zu erzielen. Ernst Simmel und eine Reihe anderer Psychoanalytiker entwickelten eine erfolgreiche fokale psychodynamische Kurztherapie mit körpertherapeutischen Elementen, die mit der Zerstörung eines »Dummys« einhergehen durfte, das dem Vorgesetzten ähnlich sehen sollte (Simmel 1918). Hier wurde dem Affekt der Wut über ein drittes Medium – ganz im Sinne einer Triangulierung – ein Ventil geboten. Obwohl die Kriegsneurosen mit dem Ende des Weltkriegs weitgehend verschwanden, wurden solche Patienten später häufig abwertend als »Simulanten«, »Rentenneurotiker« oder »Hysteriker« etikettiert, was letztlich aber nur die Unzulänglichkeit der herrschenden Behandlungskonzepte und die ausbleibenden Behandlungserfolge überdecken sollte.

KAPITEL 4

Bodily oder mental states? Zur Entwicklung eines mentalisierenden Selbst

Die Körperwahrnehmung, die sozialen Erfahrungen und Mentalisieren in verschiedenen Gruppenzusammenhängen sind bei der Bildung des mentalisierenden Selbst von großer Bedeutung. Während früher die dyadische Bindung in der Säuglingsphase als wichtigster Einfluss angesehen wurde, betont die neuere Forschung die Bedeutung von Gruppeninteraktionen, Familiendynamik und soziokulturellen Faktoren. Vom Säuglingsalter bis zur Adoleszenz stellt jede Entwicklungsphase einzigartige Herausforderungen dar. In der frühen Kindheit geht es um sichere Bindung und Erkundung, während in der Vorpubertät die kognitive Entwicklung und Selbstorganisation im Vordergrund stehen. Beim Übergang in die Adoleszenz müssen vergangene, gegenwärtige und zukünftige Selbstkonzepte miteinander verbunden werden, um eine kohärente Identität zu bilden. Gelingt dies nicht, kann dies zu Körperunzufriedenheit, somatischen Beschwerden und interozeptiven Defiziten führen, die sich in zahlreichen Erkrankungen in der Adoleszenz, wie z. B. als Essstörungen, äußern können. Voraussetzung für eine hinreichend gute Körper-Selbst-Identität ist u. a. epistemisches Vertrauen, worunter die Fähigkeit verstanden wird, sich selbst und anderen als Quellen sozialer Informationen zu vertrauen. Umgekehrt kann epistemisches Misstrauen gegenüber dem Körper zu Selbsthass und Intoleranz führen.

Eine Voraussetzung für die Entwicklung eines stabilen mentalisierenden Selbst ist die Entwicklung eines epistemischen Vertrauens. Die Frage, wie ein »Selbst« entsteht und was ein mentalisierendes »Selbst« ausmacht, firmiert in der Entwicklungspsychologie unter dem Schlüsselbegriff der Identitätsentwicklung. Ein Identitätsgefühl ist an eine sichere Wahrnehmung des Körpers und die Fähigkeit des Mentalisierens gebunden. Während frühere Arbeiten die einzigartige Bedeutung der dyadischen Bindung bezüglich der Förderung oder Hemmung der Entwicklung des Mentalisierens betonten (Fonagy et al. 2015 [2004]; Fonagy et al. 1991), werden inzwischen Gruppenerfahrungen mit Gleichaltrigen (Peers), Familienstrukturen und soziokulturelle Faktoren für mindestens ebenso bedeutsam gehalten. Dabei spielen die verschiedenen Entwicklungsphasen eine unterschiedlich gut beforschte Rolle, wobei Eltern und Familienmitglieder je nach eigenem Entwicklungsstand Mentalisieren fördern oder behindern. Ist die frühe Kindheit über die Bindungsforschung inzwischen relativ gut verstanden, so besteht noch ein Forschungsdefizit bezüglich Präadoleszenz und Adoleszenz. Ein Adoleszenter zeichnet sich durch einen zunehmend handelnden, selbst-bestimmten »Autor« aus, der mit seinem Körper zur Selbstfindung viel ausprobiert. Dagegen ist die Präadoleszenz bezüglich Organisation und Struktur eines Selbst eher auf die kognitive Entwicklung fokussiert. Die Bewegung von einem Selbst-Konzept in der Präadoleszenz zu einer Identität in der Adoleszenz erfordert eine Sinngebung der unterschiedlichen Selbst-(Körper)-Konzepte, welche die Vergangenheit mit der Gegenwart und der imaginierten Zukunft auf kohärente Weise verbindet. Wenn dies nicht gelingt, sind Körperunzufriedenheit, Getrenntheitserleben vom Körper, somatische Beschwerden und interozeptive Defizite zu beobachten. Sie finden sich deutlich häufiger bei selbstverletzenden Jugendlichen und jenen, die kürzlich einen Selbstmordversuch unternommen hatten (Hielscher et al. 2019).

Eine besondere Rolle kommt dabei dem epistemischen Vertrauen zu (Fonagy & Allison 2014), einer evolutionär vorhandenen Fähigkeit, anderen als Quelle für soziale Informationen zu vertrauen. Dadurch wird Mentalisieren sowohl gefördert als auch erleichtert und die Widerstandsfähigkeit gegen Widrigkeiten des Lebens über einen gesundheitsfördernden Prozess gesteigert (Fonagy et al. 2019). Epistemisches

Vertrauen ist nicht nur ein mentales Phänomen, sondern fördert auch das Vertrauen in den eigenen Körper, eine wesentliche Voraussetzung für die mentale Ebene. Epistemisches Misstrauen gegenüber dem eigenen Körper äußert sich wegen des Selbsthasses in Form von Frauenhass, Rassismus, Antisemitismus, Gewalt und Rechtsradikalismus (Theweleit 2009 [1977/1978]). Insofern begünstigt ein fragmentiertes oder instabiles Körper-Selbst als Folge epistemischen Misstrauens sogar ein Mentalisierungsversagen auf politischer Ebene, häufig kombiniert mit einer verminderten Ambiguitätstoleranz (Frenkel-Brunswik 1949).

Unter günstigen Bedingungen hält eine meist strahlende Mutter kurz nach der Geburt den Säugling in ihren Armen, beginnt relativ rasch, das Gesicht des Kindes abzutasten, und streichelt staunend und sanft die kleinen Finger. Ihre sich wiederholenden Stimmlaute werden von einem liebevollen, aufleuchtenden Lächeln begleitet. Auch wenn es ihr erstes Baby ist, weiß sie in der Regel intuitiv, was sie tun muss. Sie ist stolz, vergisst ihre Geburtsschmerzen und hat das Gefühl, dass sich noch nie jemand um ein so schönes Kind gekümmert hat. Sie verhält sich körperlich ähnlich wie Säugetiermütter, die ihren Nachwuchs lecken, pflegen, beschnüffeln, riechen, berühren, stupsen und pflegen. Es beginnt ein synchroner »Tanz« von Mutter und Kind, dessen einzigartiger Rhythmus eine resonante Beziehung aufbaut: Es wird geplappert, es werden spielerisch imaginäre Szenarien erstellt, es wird erstmals zusammengearbeitet und der Schmerz des anderen verstanden. Ähnlich der Musik gewinnt eine gewisse Synchronie an Reichweite, Komplexität und Klangfarbe, während die Grundrhythmen Sicherheit und Geborgenheit vermitteln. Dieser Mutter-Kind-Tanz, der auch Elemente der Desynchronisierung enthält, bildet die Basis für eine lebenslange Verbundenheit des Kindes mit der übrigen Familie, einschließlich des Vaters und der Geschwister, enger Freunde in der Schule, in der Jugend bis hin zur ersten Liebe und der Rolle als Eltern eigener Kinder.

Das Gelingen dieses frühen Prozesses bestimmt die Bindungen und die von ihnen gesetzten Liebesbedingungen, das Einfühlungsvermögen, die Verantwortung, die Zusammenarbeit und die Selbstbeherrschung, mit denen dieser Mensch seinen späteren Mitmenschen als Mitarbeitern, Nachbarn und Fremden begegnet. Die Neurobiologie der Zugehörigkeit, welche die neuralen, endokrinen und verhaltensbezogenen Systeme, einschließlich der Liebesfähigkeit, umfasst, basiert weitgehend auf dem Oxytocin-System (dem Neurohormon der Bindung). Das soziale Gehirn und die biologische Synchronität zwischen Mutter und Kind zeichnen sich auch später für jede Art von Gruppenbildung durch große Plastizität aus. Oxytocin wird von Neuronen im Hippocampus produziert und steht aus neurobiologischer Perspektive nicht nur für Geburt, Stillen und Bindung, sondern auch für Vorurteile und aggressiveres Verhalten gegenüber Nichtmitgliedern der eigenen Gruppe (Buchheim et al. 2009). Oxytocin wird nicht nur durch den zentralen Teil des Neurons, es wird auch durch seine Fortsätze, die Dendriten, freigesetzt, wobei sich die Oxytocin-Freisetzung bei jedem Aufruf von Bindungserinnerung erhöht. Dies könnte die neurobiologische Grundlage dafür sein, dass wir ein ganzes Leben lang immer wieder nach Echos früherer Erfahrungen in späteren Beziehungen suchen, sei es, dass wir den ganzen Tag auf dem Rücken der Mutter getragen wurden oder die Natur mit dem Vater erforschten.

Dass die Grundlagen eines mentalisierenden Selbst und Selbst-Bewusstseins körperlich sind, wird inzwischen von den verschiedensten Disziplinen, wie z. B. der Phänomenologie (Husserl und Merleau-Ponty), der Entwicklungspsychologie und den Neurowissenschaften, geteilt. Sie alle arbeiten innerhalb des Paradigmas des *embodied mind* (Fuchs 2018a; Gallagher 2013 [2005]; Leuzinger-Bohleber & Pfeifer 2013; Varela et al. 2016 [1991]; Zahavi 2010).

Lange vor der erstmaligen Formulierung des verkörperlichten/verleiblichten Mentalisierens *(embodied mentalizing)* hatte Paul Schilder, Neurologe und Psychoanalytiker, mit dem Begriff des Körperbilds und des Körperschemas das Freud'sche Diktum »Das Ich ist vor allem ein körperliches …« um wesentliche Aspekte erweitert und differenziert (Schilder 1923). Schilders Körperbild bestand aus einer komplexen Funktion seelischen Erlebens: physiologisch begründet, libidinös besetzt und in Organismus-Umwelt-Beziehungen eingebettet, »in denen seine Beschaffenheit und seine Wirkungen zum Ausdruck gebracht werden können und äußere Einflussnahmen rückwirkend seine Gestalt und seine Leistungen ausformen« (Leuschner 2017, S. 124). Dabei betonte Schilder vor allem die in der aktiven Motorik (!) verwurzelte psychische Erfahrung: Es gibt »keine psychische Erfahrung, die sich nicht reflektiert in der Mobilität und in den vasomotorischen Funktionen des Körpers [...] Jede Empfindung hat ihre Motilität, Empfindung hat in sich eine motorische Antwort. Kontinuierliche Aktivität ist deshalb die Basis unseres körperlichen Selbst« (Schilder 1978 [1935], S. 105). Der Körper trete uns eben nicht als bloß optisch, kinästhetisch und taktil Gefühltes gegenüber, sondern das Körperbild sei ein aktiver Regisseur. Durch seine spezifische Fähigkeit zum sogenannten *body intercourse*, einem Körperbild-Transfer-Mechanismus, gelinge es dem Körper, fremde Objekte oder Teilobjekte als Repräsentanzen einzuverleiben und umgekehrt äußere Verhältnisse nach seinem Bilde umzugestalten. Mit diesem Modell wurde Schilder zum Pionier einer neuen Theorie des Körpers und damit auch der Abwehrmechanismen sowie der Objektbeziehungen. Sein Körperbild-Modell sollte »zu einer neuen Konzeption menschlicher Aktionen« führen, wofür die emotionalen Prozesse »Antriebskraft und Energiequelle« seien (Schilder 1978 [1935], S. 50). So kann das Körperbild nicht nur unbegrenzt Vieles in sich vereinbaren, sondern es ist ebenso variabel wie auch stabil; es entwickelt sich aus der Erfahrung von Schmerz und der motorischen Kontrolle über die Extremitäten, während die Basis des Körper-Selbst kontinuierliche Aktivität und Bewegung ist.

Antonio Damasio griff diesen Ansatz auf: Das Selbst müsse nicht unbedingt eine unveränderbare kognitive oder neuronale Einheit, aber »ein bemerkenswertes Maß an struktureller Invarianz aufweisen [...], um über lange Zeiträume eine Kontinuität des Bezugs aufrechtzuerhalten. Die Kontinuität des Bezugs ist nämlich das, was das Selbst bieten muss« (Damasio 2000, S. 165). Für diese Stabilität seien »Körperrepräsentationen« ein Musterbeispiel, die sich aus dem bereits von Geburt an bestehenden »automatischen Regulationssystem« entwickeln, »welches dafür sorgt, dass lebensbedrohliche Abweichungen nicht vorkommen oder rasch beseitigt werden« (Damasio 2000, S. 173). Nach seiner Auffassung sind die frühesten Ursprünge des Selbst, einschließlich des höheren Selbst, das Identität und Personalität umfasst, in all jenen Hirnmechanismen zu finden, die fortwährend und unbewusst dafür sorgen, dass sich die Körperzustände (*bodily states* und nicht *mental states!*) in einem schmalen Bereich relativer Stabilität bewegen, der zum Überleben erforderlich ist. Dieser Aktivitätszustand innerhalb all dieser Mechanismen entspricht dem »Proto-Selbst«, *unbewusster* Vorläufer des Kern-Selbst und des autobiographischen Selbst. Neurobiologisch ist das Proto- oder Kern-Selbst am ehesten den regulatorischen Mechanismen des Hirnstamms zuzuordnen. Unklar bleibt, wie sich in diesem Modell Repräsentanzen entwickeln, da in diesem Modell die Spiegelung von Körperzuständen und Affekten durch eine primäre Bezugsperson fehlt. Damasio (2011, S. 116) geht davon aus, dass wir erst durch die Repräsentanz unserer Körperzustände und ihrer Bedeutung auf die Körperzustände anderer schließen und ihnen eine vergleichbare Bedeutung beimessen können.

Mark Solms versuchte, die bisher widersprüchlichen Positionen zu integrieren (Solms 2013a; 2013b), ohne allerdings auf die Entwicklung eines mentalisierenden Selbst einzugehen: Zwei Aspekte des Körpers seien auf zweierlei Weise im Gehirn repräsentiert, nämlich als äußerer und als innerer Körper. Der innere Körper, der für das innere Milieu stehe, sei in tieferen und im Inneren des Hirns gelegenen Bereichen zu lokalisieren (Hypothalamus, zirkumventrikuläre Organe, parabrachialer Kern, Area postrema sowie der Kern des Tractus solitarius). Der äußere Körper werde neuroanatomisch in somatotopischen Karten auf der Oberfläche des Kortex repräsentiert; diese Karten sind Projektionen sensorischer Rezeptoren auf der Oberfläche, die über modalitätsspezifische thalamische und kraniale Nervenbahnen übermittelt werden. Diese Körper-Repräsentanz wird traditionell mit dem kortikalen Homunkulus gleichgesetzt (der auf dem Kopf stehenden kleinen Körperkarte, welche die primäre somatosensorische Zone des Kortex bildet). Genau genommen gibt es jedoch mehrere solcher Karten, die jeweils eine andere Komponente somatischer Empfindungen repräsentieren (wie z. B. Berührung, Schmerz, Vibration, Temperatur).

Der wesentliche Unterschied besteht darin, dass die aus dem autonomen Körper hergeleiteten Mechanismen des Hirnstamms mit dem affektiven Bewusstsein und die aus dem sensorisch-motorischen Körper hergeleiteten kortikalen Mechanismen mit dem kognitiven Bewusstsein assoziiert sind. Der obere Hirnstamm sei intrinsisch bewusst, der Kortex hingegen unbewusst; er beziehe sein Bewusstsein aus dem Hirnstamm. Der obere Hirnstamm (und die mit ihm assoziierten limbischen Strukturen) erfülle die Funktionen, die Freud dem Es zuschrieb, während der Kortex (und die mit ihm assoziierten Strukturen des Vorderhirns) die Funktionen unterstütze, die Freud dem Ich beimaß. Dies bedeute, dass das Es die Quelle des Bewusstseins und das Ich als solches unbewusst sei. Der innere Körper sei kein Objekt der Wahrnehmung, sofern er nicht externalisiert und den klassischen Sinnesorganen präsentiert wird; er sei das Subjekt der Wahrnehmung, sozusagen der Hintergrundzustand des Bewusst-Seins, was von herausragender Bedeutung sei.

Die Entwicklung eines mentalisierenden Selbst beginnt folglich im Hirnstamm und nicht kortikal, wenn man akzeptiert, dass »niedrigere« hirnaffektive phänomenale Erfahrungen die »Energie« für die Entwicklung höherer Formen des kognitiven Bewusstseins liefern (Solms & Panksepp 2012). Ein hungriges oder durstendes Kind schreit und strampelt, es ist tatsächlich ganz »Hunger« oder »Durst«, ein fiebriges Kind spart seine letzten Ressourcen dagegen auf und ist eher still. Sein gesamtes Verhalten ist jedoch im Sinne von Somatisierung verkörpert. Im weiteren Verlauf, mit der Reifung des neuronalen Systems, die mit der Spätadoleszenz ihren Höhepunkt erreicht, kommt es zu einer Differenzierung dieser Erfahrung, das Kind kann mimisch-gestisch auf etwas zeigen, was es essen oder unbedingt haben möchte, und später – mehr oder weniger konkret – sprachlich ausdrücken, ein Entwicklungsschritt, der in der Psychosomatik als »De-Somatisierung« bezeichnet wurde (Schur 1955).

Ohne die Erfahrungen eines (lebendigen) Körpers kann nicht mentalisiert werden; ohne (lebendigen) Körper gibt es keine Psyche. Auch ohne Bewegung und Handlung kann nicht mentalisiert werden, was sich in den verschiedenen Arten der *Vitalität* (Leben ist Bewegung, und Bewegung ist Leben) ausdrückt (Stern 2019 [2011]), denn Wahrnehmen und Bewegen/*Handeln* sind ineinander verschränkt (von Weizsäcker 1940). Ebenso bedeutsam ist, dass die Wahrnehmung von Bewegung im Sinne einer körperlichen oder mentalen Bewegung Zeit beansprucht, die einer kurzen Reise gleichkomme. Gleichzeitig können wir »ohne Bewegung keine mentale, unsichtbare Aktivität – Gedanken, Emotionen oder ›Willen‹ – lesen oder imaginieren« (Stern 2019 [2011], S. 18).

Bewegungslosigkeit einer Mutter in Form einer ausdruckslosen und starren Miene im sogenannten »Still Face«-Experiment von Ed Tronick löst bei Säuglingen bis zu zwölf Monaten innerhalb kürzester Zeit eine massive Unruhe aus, die sich zunächst primär körperlich ausdrückt (https://www.youtube.com/watch?v=apzXGEbZhto). Das »Still Face«-Experiment besteht aus drei Interaktionssegmenten, die jeweils zwei bis drei Minuten dauern. In der ersten Episode (von Angesicht zu Angesicht) werden die Mütter angewiesen, mit ihrem Kind zu spielen, wie sie es normalerweise tun. In der nächsten Episode (mimisch stilles Gesicht) werden die Mütter angewiesen, ihrem Kind mit unbewegter Mimik gegenüberzusitzen und nicht mehr auf ihr Kind zu reagieren. Die Auswirkungen auf das Kind sind dramatisch. Der Säugling versucht mit allen ihm zur Verfügung stehenden körperlichen (!) Kräften in Form von Blickkontakt, Lautäußerungen, mimischen Gesten und Heben der Arme, die Mutter zu einer Reaktion zu bewegen. Dieser Zyklus kann sich mehrfach wiederholen. Wenn die Versuche fehlschlagen, zieht sich der Säugling zurück, wendet seinen Blick ab und verliert die Kontrolle über seine Haltung. Einige, aber nicht viele Säuglinge weinen. In der dritten Episode (Wiedervereinigung) werden die Mütter gebeten, die normalen Interaktionen mit ihren Säuglingen wieder aufzunehmen. Dies gestaltet sich, abhängig von der Beziehung, sehr unterschiedlich (Tronick & Cohn 1989).

Sowohl bei den Müttern als auch bei den Säuglingen stehen die respiratorische Sinusarrhythmie (RSA) und die Hautleitfähigkeit (SC = Skin Conductance) in direktem Zusammenhang mit der Regulierung von Affekten und der Resilienz gegenüber Emotionen. Mit der RSA wird der parasympathische Einfluss auf die Herzfrequenz-(HF)-Variabilität (HFV) gemessen, die mit den Fähigkeiten der Emotionsregulation direkt verbunden ist. Die HF-Variabilität misst die Variation des Zeitabstands zwischen zwei aufeinanderfolgenden Herzschlägen in Millisekunden. Eine große Variation wird als Zeichen eines gesunden Herzens angesehen und mit psychologischer Gesundheit, höherer Lebensqualität und geringerer Anfälligkeit für Krankheiten in Verbindung gebracht. Eine Abnahme oder gar Erstarrung der HF-Variabilität gilt bei Herzinfarktpatienten auf Intensivstationen als prognostisch ungünstig.

Säuglinge, die sich von einer Still-Face-Episode erholen, zeigten den größten RSA-Anstieg bei der Wiedervereinigung mit der Mutter. Mütter von Säuglingen, die sich von der Still-Face-Episode erholten, zeigten einen Rückgang der RSA während der Wiedervereinigung, was auf die Mobilisierung von beruhigendem Verhalten der Säuglinge hindeutet. Mütter von Säuglingen, die sich nicht von der Still-Face-Episode erholten, zeigten physiologische Marker der Angst in Form von anhaltendem (!) RSA-Anstieg und hohen SC-Werten. Diese Mütter konnten die Hinweise ihres Säuglings nicht aufnehmen, dass diese sich mit ihnen nicht (!) verbunden fühlten. Andererseits deuten die Ergebnisse darauf hin, dass eine Mutter, die ihr Kind zu beruhigen versucht, sich physiologisch selbst beruhigt. Dadurch wird die mütterliche Sensitivität auf der Verhaltensebene physiologisch kohärent (Ham & Tronick 2006; Ham & Tronick 2009).

Die jüngere Forschung beschäftigt sich mit dem Phänomen der Synchronie, die auf verschiedenen Ebenen zwischen primärer Bindungsperson und dem Säugling stattfindet:

- Verhaltensebene (z. B. Blickkontakt, Berührung)
- Physiologische Ebene (z. B. Herzfrequenz, Stimmfrequenz)
- Endokrinologische Ebene (z. B. Cortisol, Oxytocin)
- Neuronale Ebene als »Interbrain«-Synchronie (z. B. durch gleiche neuronale Aktivierungsmuster im rechten präfrontalen und temporalen Kortex) (Miller et al. 2019)

Die Art und Weise, ob und wie sich in den ersten Wochen nach der Geburt synchrone Interaktionen zwischen den primären Bindungspersonen und dem Säugling ereignen, scheint für die Entwicklung erster (basaler) Repräsentanz-»Strukturen« und damit für den Grundstock des Mentalisierens entscheidend zu sein. Unterschiede bezüglich der Bildung dieser ersten Repräsentanz-»Strukturen« sind darin zu vermuten, ob und wie eine stillende Mutter das Baby wiederholt anschaut und wie präsent sie ist.

Jonathan Levy und Ruth Feldman fanden, dass Synchronie des Verhaltens die Empathie-Fähigkeit über eine neuronale Synchronie erklären kann; so synchronisierten sich die Gehirne von Mutter und Kind über dem Sulcus superior temporalis (STS) im Gamma-Spektrum des EEG, ein Ort, der den neuronalen Knotenpunkt für das soziale Gehirn ausmacht (Levy & Feldman 2019). Synchronie des Verhaltens wird dabei als Prozess resonanter Eltern definiert, die sich an die nonverbalen Signale ebenso wie an die verbale Kommunikation ihres Kindes anpassen. Empathie wird dagegen als ein Prozess angesehen, bei dem eine Person in Resonanz tritt und sich auf die affektiven und kognitiven Zustände des anderen einstimmt. Synchronie-Erfahrungen im Kontext der Mutter-Säugling-/Kind-Beziehung bilden in der ersten Lebensdekade eine Grundlage für die spätere Resonanz- und Empathiefähigkeit des Kindes auf die Sorgen, Gefühle und Gedanken anderer. Im Übrigen nehmen diese »Inter-Hirn-Synchronien« besonders zu, wenn beide – das Kind und die primäre Bezugsperson – an einer Aufgabe beteiligt sind, die eine Zusammenarbeit erfordert (Miller et al. 2019).

Die entwicklungsfördernde Interaktion ist jedoch keine stets gelingende Koordination, vielmehr sind nicht wenige Interaktionen zwischen Mutter und Säugling auch »chaotisch«. Diskrepanzen zwischen affektiven Zuständen, Fehlzuordnung von Reaktionen und Missverständnisse relationaler Absichten sind immer wieder zu lösen (Tronick 2007). Synchronie ergänzende Interaktionen bestehen in einer Reparatur *(repair)* von »Mismatch« und der Wiedervereinigung von gemeinsamer relationaler Bedeutung. Diese sind eine zentrale Triebkraft für Veränderungen und haben Folgen, die über die Entwicklung gemeinsamer Bedeutungen hinausgehen. Durch Reparation erfahren ein Säugling und seine primäre Bindungsperson, dass eine negative Erfahrung von »Mismatch« in eine positive affektive Übereinstimmung umgewandelt werden kann und dass sie effektiv in der Welt handeln können. Nicht reparierbare, konflikthafte oder maladaptive Mismatch-Erfahrungen werden ebenfalls als emotionale Prozesse implizit encodiert. Diese können sich als affektive Erinnerungsspuren im Körpergedächtnis niederschlagen. Später kann durch korrigierende Ereignisse oder in einer Psychotherapie eine Transformation möglich werden, »damit sie sprachlich und reflexiv als ein erfahrbares Gefühl bewusstseinszugänglich werden können« (Mertens 2019, S. 977).

Die Experimente der Arbeitsgruppe um Ed Tronick belegten sehr eindrucksvoll, dass ein Säugling noch nicht zwischen seinem eigenen Körper und seinem Selbst sowie dem Körper der Mutter und deren Selbst unterscheiden kann. Möglicherweise gibt es im physischen Erleben eines jeden Säuglings die diffuse »Fantasie«, zwei Personen hätten nur einen Körper und eine Psyche (McDougall 1997 [1996], S. 223). Der eigene Körper lebt in einer körperlichen Fusion – nicht als Erfahrung des eigenen Körpers, sondern als Körper in Verbindung *(intercorporeity)* – mit der Mutter bereits intrauterin, postpartal über weite Strecken als Fusion des Säuglingsmundes mit der Mutterbrust oder der Flasche beim Stillen. Wenn ein Säugling jedoch Hunger, Durst, Kälte oder Schmerzen verspürt, gelingt das Stillen dieser Bedürfnisse nur, wenn die Mutter oder andere Bezugspersonen durch den Säugling dazu gebracht werden, aktiv zu werden, letztlich um ihn so vor dem Sterben zu retten (Säuglinge befinden sich in der oralen Phase immer wieder im teleologischen Modus). Schon Schilder (1978 [1935], S. 195) vermutete, dass »ein Kern des Körperbildes [...] von Anfang an in der oralen Zone« liege; »Kopf, Arme, Hände, Stamm, Beine und Füße« würden in jeweiliger »Beziehung diesem Kern« zuwachsen.

Während die Qualität der Beziehungserfahrungen über die Art und Weise der Anwesenheit (Präsenz) des anderen bestimmt wird, was Eingang in das Körperbild findet, sind für die Entwicklung des Selbst die Grenzerfahrungen besonders bedeutsam. Die Einzigartigkeit des Körpers entsteht auf dem Boden von manchmal schmerzhaften, durchaus heterogenen Grenzerfahrungen, die am deutlichsten über die Haut erlebt werden. Andererseits kann eine »Repräsentanz« mit größter Wahrscheinlichkeit erst in Abwesenheit eines primären Objekts im Sinne einer A- oder De-Synchronie entstehen, das aber *präsent*, d. h. anwesend (!) gewesen sein muss.

Die verschiedenen Stufen, die schließlich zur Mentalisierungsfähigkeit führen bzw. zur Fähigkeit, die innere Erfahrung anderer zu verstehen, um eine erfolgreiche Kommunikation aufzubauen, sind trotzdem erst in Ansätzen verstanden. Säuglinge und Kleinkinder lernen relativ schnell, von sich auf andere zu schließen und dadurch ein tieferes Verständnis sozialer Situationen zu entwickeln. So erkennen 15 Monate alte Kinder die Intentionen von anderen, was neun Monate alte Kinder noch nicht können. Insofern ist die Ich-andere-Äquivalenz der Ausgangspunkt sozialen Lernens, was Meltzoff (2007) die »Wie-ich«-Annahme *(like me)* nannte. Inwieweit hier auch die differenzierte Wahrnehmung von einem, zwei oder gar mehreren Körpern eine Rolle spielt, ist bisher nicht untersucht.

Säuglinge suchen von Geburt an bis zum dritten Lebensmonat perfekte Reaktions-Stimulus-Kontingenzen (Reize zusammenbringen im Sinne von: wenn ..., dann ...), die als physiologische, durch Sinneswahrnehmung ausgelöste Zustände psychisch einen ersten mentalen Raum bilden, aber noch keine Struktur aufweisen. Wenn der Säugling mehr und mehr eine perfekte Kontrolle auszuüben imstande ist, entsteht eine primäre Repräsentanz des Körper-Selbst. Eine zu geringe Kontingenz scheint eher zu einer Entmutigung hinsichtlich der Äußerung von Affekten und zu einer Verarmung kindlichen Kontaktverhaltens zu führen. Computergestützte neurowissenschaftliche Forschungen und die Säuglingsforschung stützen die Annahme, dass »das Gehirn dafür bestimmt ist, hierarchische generative Modelle der Welt zu entwickeln«, womit »das kindliche Gehirn fundamental danach« sucht, »zwischen Selbst- und Nicht-Selbst-Ursachen von Empfindungen zu differenzieren« (Debbané & Nolte 2019, S. 29; Übers. USV). Dies geht ab dem dritten Lebensmonat mit der Suche des Säuglings nach nichtkontingenten Erfahrungen einher. Über Körperbewegungen und kommunikative Signale versuchen Babys, Empfindungen zu produzieren – Friston (2017, S. 44) spricht von *self-evidencing* –, mit denen zunehmend Unterschiede zwischen Innen und Außen und zwischen Selbst und Nicht-Selbst entwickelt und wahrgenommen werden können. Deshalb scheinen Säuglinge ab dem dritten Lebensmonat zu »wissen«: Alles, was sich nicht perfekt kontingent zu den eigenen Aktionen verhält, gehört nicht zu mir. Sie beginnen nichtperfekte Kontingenzen zu suchen und entdecken sie in der mimischen (und körperlichen) Reaktion der primären Bindungsperson auf ihre Affektäußerungen (Gergely & Unoka 2008).

Ohne Kenntnis der damals noch nicht bekannten Spiegelneuronen publizierten Meltzoff und Moore (1977) Fotografien von 12–21 Tage alten Babys, welche die Gesichtsausdrücke und Mimik eines Erwachsenen im Sinne einer »Synchronie« imitierten, obwohl diese Imitationen sich auf dem Boden eines noch nicht entwickelten neuronalen Systems einstellten. Noch komplizierter war die Frage, inwieweit die Imitation eines emotional glücklichen Gesichts beim Säugling dazu führen könne, das gleiche Gefühl wie das des Erwachsenen wahrzunehmen, und inwieweit dies für die Entwicklung von Selbstwirksamkeit eine bedeutsame Rolle spiele. Dies ist bisher nur partiell untersucht. Kinder mit einer Autismus-Spektrum-Störung (ASS) zeigten in allen psychometrischen Tests deutlich schlechtere Ergebnisse bezüglich der sozialen Kognition als normal entwickelte Kinder oder Kinder mit Down-Syndrom (Gopnik et al. 2000 [1993], S. 61). Dies betraf sowohl das Imitationsdefizit als auch das Defizit bei der Orientierung gegenüber sozialen Signalen. Da dies schon bei sehr kleinen Kindern mit autistischen Zügen beobachtet wurde, wird inzwischen davon ausgegangen, dass ASS eher die Folge einer angeborenen Erkrankung als die einer ungünstigen frühkindlichen Entwicklung ist. Insofern ist der »psychogene Autismus« (Tustin 1993) viel seltener zu beobachten als früher angenommen.

Andererseits wurde vermutet, dass Babys bereits mit der Geburt eine Verbindung zwischen sich und anderen herstellen können. Nachahmung sei die Art und Weise, wie die Natur das Problem mit dem Verstand und dem Körper löse. So frühe soziale Verhaltensweisen könnten aber nur aufgrund (offensichtlich schon existierender!?) Repräsentanzen erklärt werden (Gopnik et al. 2000 [1993], S. 55). Durch die Betonung des Visuellen im Gesichtsausdruck wurde übersehen, dass Babys die inneren Muster physiologischer und viszeraler Stimulation möglicherweise auch über die Stimme der primären Bezugsperson, welche die unterschiedlichen Sensationen und Emotionen begleiten, zu unterscheiden lernen.

All diese Beobachtungen legten nahe, dass die Fähigkeit des menschlichen Säuglings zur spontanen und genauen Imitation bzw. zur Synchronie mit seinen primären Bezugspersonen dem Verstehen anderer ebenso essentiell zugrunde liegt wie der Entwicklung eines kohärenten Selbsterlebens. Kompliziert bleibt dabei die Antwort auf die Frage, von wem die Synchronie ausgeht. Da die neuronale Entwicklung, wie z. B. die Myelinisierung, in dieser Lebensphase noch nicht abgeschlossen ist, kann am ehesten das Spiegelneuronen-System (Mirror-Neuron-System – MNS) für diese Fähigkeit verantwortlich gemacht werden. Spiegelneuronen erklären die Phänomene der Affektresonanz oder -ansteckung, wie z. B. wenn einem das Wasser im Mund zusammenläuft, wenn jemand anderes genüsslich sein Eis schleckt.

Da sich aus unserer Sicht in dieser frühen Phase noch keine stabilen Repräsentanzen gebildet haben, kann in dieser Lebensphase auch noch nicht von einem gemeinsam geteilten Repräsentanzen-System (Fonagy & Bateman 2019, S. 10) gesprochen werden. Vielmehr könnte es sich im Sinne der Synchronie und Imitation (s. u.) um ein Proto-Repräsentanzensystem handeln, das mit der Bindungsperson dann über die Stimme, die Prosodie und andere leibliche Begegnungen und Bewegungen (!) erst über die Abwesenheit (!) eines primären Objekts ein geteiltes Repräsentanzen-System (*shared presentation system*) mit der Zeit bildet.

Es ist inzwischen gut belegt, dass sich das Gesicht als zentrales »Interface« für emotionales Lernen schon sehr früh zur Imitation und damit für die Entwicklung von Repräsentanzen eignet. Dies verhält sich so auch bei Gesichtern, die Trauer oder Schmerz oder Ekel ausdrücken. Ganz ähnliche »Ansteckungen« liegen den Alltagsphänomenen des Gähnens oder des Lachens, gelegentlich auch beim Niesen und bei schreienden Kleinkindern zugrunde. »Allerdings hat es den Anschein, als funktionierten solche Resonanzen nicht bei allen Menschen und nicht unter allen Umständen gleich gut. Unter Bedingungen von Angst und Stress [...] vermindert sich die Resonanzfähigkeit erheblich«, weil sich »die Signalrate der Spiegelneuronen massiv reduziert« (Bauer 2005, S. 34). Dies trifft in besonderer Weise auf Menschen mit ASS zu, deren verminderte Spiegelneuronen-Zahl eine verminderte Resonanzfähigkeit bedingt. Sie äußert sich u. a. darin, dass Menschen mit ASS sich nicht durch Gähnen oder Lachen anderer anstecken lassen können. Es fällt ihnen schwer, die Mimik und Gestik anderer (intuitiv) zu deuten (Williams et al. 2001), weil ihnen dafür die neuronalen Strukturen fehlen.

4.1 Intersubjektive Entwicklungsbedingungen bezüglich eines Körper-Selbst

> Der facettenreiche Charakter der Selbstentwicklung wird durch die Brille verschiedener wissenschaftlicher Disziplinen betrachtet, wobei die entscheidende Rolle den wechselseitigen Interaktionen zwischen den Individuen zukommt. Die traditionelle Bindungsforschung, die sich auf sichere Bindung und elterliche Sensibilität konzentriert, dominierte einst das Feld. Neuere Erkenntnisse betonen jedoch den Einfluss der elterlichen Mentalisierungsfähigkeit auf die kindliche Entwicklung. Auch wenn alle Sinne eine bedeutsame Rolle spielen, so dient die Haut als Behälter, als Schutzbarriere und als Kommunikationsmittel zum Aufbau sinnvoller Beziehungen. Der tiefgreifende Einfluss von Berührungs- und Sinneserfahrungen auf die menschliche Entwicklung wird unterstrichen: Über 10 % der Großhirnrinde sind für die Verarbeitung von Informationen zuständig, die von der Haut stammen. Da es keinen Körper ohne Selbst gibt, interessiert der verkörperte Tanz zwischen Eltern und Säuglingen, bei dem der emotionale Ton geteilt und mitkonstruiert wird. Säuglinge zeigen ausgefeilte soziale Kommunikationsfähigkeiten und nonverbale Sprache, um ihre inneren Zustände auszudrücken. Dies wurde mit dem Parental Embodied Mentalizing (PEM) untersucht, um Ganzkörperbewegungen in Eltern-Säuglings-Interaktionen zu erfassen. Das sogenannte verkörperte Mentalisieren der Eltern kann die Bindungssicherheit des Kindes, seine sozialen Fähigkeiten und das Fehlen von internalisierenden oder externalisierenden Problemen vorhersagen.

In den verschiedensten wissenschaftlichen Disziplinen, wie z. B. der phänomenologischen Philosophie, der modernen Psychoanalyse, der Entwicklungspsychologie und den Neurowissenschaften, besteht Einigkeit, dass ein Selbst nur in Gegenwart und in Beziehung zu einem anderen Selbst bzw. zu einer Gruppe entstehen kann. Unterstützung erhielt diese Auffassung von der traditionellen Bindungsforschung, die auf eine sichere Bindung und auf eine mütterliche bzw. elterliche Sensitivität als Schlüsselfaktor fokussiert. Inzwischen ist gut belegt, dass die elterliche Fähigkeit des Mentalisierens die kindliche Entwicklung und damit auch die Resilienz maßgeblich beeinflusst. Darunter wird die Fähigkeit der Eltern verstanden, ein Kind als »›psychologischen Agenten‹ anzusehen, dessen Verhalten und Handlung durch mentale Zustände motiviert sind« (Shai & Fonagy 2014, S. 186; Übers. USV).

Subjektivität, Psyche und Selbstkonzept können hinsichtlich einer »normalen« Entwicklung nur durch wechselseitige Interaktionen eines reaktionsschnellen und mentalisierenden Betreuers mit dem Säugling entstehen. Mentalisierende Eltern (oder wenigstens einer von beiden) sollten wertschätzen können, dass die Psyche des Kindes von ihnen getrennt ist, dass sie sich aber seelisch und durch Handlungen gegenseitig beeinflussen. Mit der Geburt und postnatal existiert im Kind bereits ein sehr störanfälliger Entwurf des »Selbst«, als Folge sensomotorischer Erfahrungen am Ende des intrauterinen Lebens sowie aufgrund einer Genetik, durch welche die Entwicklung des Kindes bereits programmiert ist. Die Interaktion mit der Umgebung hat eindeutig eine biologische Grundlage. Didier Anzieu schrieb der Hauterfahrung eine besonders tragende Rolle in der Selbstentwicklung zu. Über seine Erfahrungen mit Verbrennungsopfern auf Intensivstationen vertiefte er sein Verständnis des Zusammenspiels von körperlichen Empfindungen und psychischer Struktur. Sein Haut-Ich-Begriff ist definiert als »ein Bild, mit dessen Hilfe das Ich des Kindes während früher Entwicklungsphasen – ausgehend von seiner Erfahrung der Körperoberfläche – eine Vorstellung von sich selbst entwickelt als Ich, das die psychischen Inhalte enthält« (Anzieu 2016 [1991], S. 60). Für die Entwicklung des Selbst sind jedoch verschiedene *bodily states*, körperliche Hüll-Systeme, »Laut-Ich«, »thermische Hülle«, »Geruchshülle«, »muskuläre Haut«, »Schmerzhülle«, erforderlich.

Die Haut hat nach Anzieu drei Funktionen: erstens die einer »Tasche, welche in ihrem Inneren das Gute und die Fülle [...] enthält«, zweitens die einer »Grenzfläche *[interface]*« zwischen innerer Welt und Außenwelt, zwischen Selbst und anderen und drittens die eines primären »Werkzeugs der Kommunikation mit dem Anderen« (Anzieu 2016 [1991], S. 60). Diese somatopsychische Perspektive ergänzt die interaktionelle bzw. bindungstheoretische Sichtweise. Dabei spielt insbesondere die Erfahrung des Körpers als Behälter eine entscheidende Rolle. Es ist eine anthropologische Determinante, dass der Mensch immer auf der Suche nach einer Begrenzung durch einen ihn umgebenden Raum ist. Dieser wird nicht als gegeben oder leer definiert, sondern als ein sich in Entwicklung befindender dynamischer Raum, der aus den Interaktionen mit Objekten und Materie fortwährend entsteht oder vergeht. Die Bedeutung der Haut und des Tastsinns ist inzwischen bestens belegt: Mehr als 10 % der menschlichen Großhirnrinde sind an der Informationsverarbeitung der Haut beteiligt (Rullmann et al. 2019).

Eugenio Gaddini (1981; 1998a, S. 80), italienischer Pädiater und Analytiker, vermutete, dass »Wahrnehmung« in den ersten Lebenswochen für das Kind u.a. bedeute, »seinen Körper in Bezug auf den Reiz zu modifizieren. Auf diese Weise nehme das Kind nicht (nur) den wirklichen Reiz wahr, sondern die in seinem Körper vorgegangene Verwandlung. »Dabei geht es um Kontakt, Gehaltensein und eine reizarme Einheit mit dem Objekt«. Allerdings verstärke erst ein Überwiegen der Versagungen imitative Wahrnehmungen und lasse diese übermäßig lange andauern; bei Abwesenheit des befriedigenden Objekts und unter der sich einstellenden Frustration werde beim Versuch, die von seinem Fehlen herrührenden unangenehmen Empfindungen zu beseitigen, das Objekt vom Kind als Teil des physischen Selbst halluziniert. »Die psychische Aktivität, die sich hieraus entwickelt und bestrebt ist, diesen Zustand wiederherzustellen, entsteht in Abwesenheit des Objektes« (Jappe & Strehlow 1998, S. 12). Dabei spielen der Faktor Zeit der Abwesenheit vom Objekt und die Regulation der Bedürfnisspannung eine entscheidende Rolle, ob die Erfahrungen von »›Jetzt‹, ›Jetzt nicht‹, ›Jetzt wieder‹ […] ein Zeitgefühl von Kontinuität« zu entwickeln ermöglichen oder aber als »Zeitpathologien« in den Komplex gestörter Mentalisierungsprozesse oder gar »gestörter Trennungsprozesse« gehören (Gutwinski-Jeggle 2017, S. 196 f.).

Imitation wiederum ermöglicht, mit der wahrnehmenden, verschmelzenden, nachahmenden Strebung das Objekt zu sein und mit der inkorporativen, triebhaften das Objekt zu haben, eine Unterscheidung grundlegender Art (Gaddini 1969). Gelingt dieses Wechselspiel, entwickelt sich im günstigen Fall eine »Mund-verbunden-mit-der-Brust«- oder »Mund-verbunden-mit-der-Flasche«-Repräsentation als erweiterte Repräsentanz des Mundes. Kestenberg (1971) sprach in diesem Zusammenhang von *organ-object imagery* (Organ-Objekt-Bild) als Ausgangspunkt für die Entwicklung des Selbst. Dabei hinterlässt die Art und Weise der Besetzung des Mundes Spuren dieser Interaktionserfahrungen. Winnicotts berühmtes Statement: »So etwas wie ein Baby [für sich allein] gibt es nicht« (Winnicott 1975 [1952], S. 99) transformierte Küchenhoff (2019, S. 770) in den Satz: »So etwas wie einen Körper [für sich allein] gibt es nicht, sondern nur und vor allem einen Körper in Verbindung mit einem anderen Körper«.

In der aktuellen Diskussion dominiert der Begriff des »verkörperten Selbst« der »Embodiment«-Bewegung, wobei mit dem Begriff *embodiment* (wie wird der Körper im Gehirn repräsentiert?) allerdings häufig die Komplexität unterschlagen wird. Das Embodiment-Konzept lässt sich an einem Gedankenexperiment erläutern: Könnte man das menschliche Gehirn in einen Frosch oder aber einen Roboter einpflanzen, würde sich durch den Wechsel des Körpers jeweils auch das Bewusstsein des betroffenen Individuums verändern. Aus der sprichwörtlichen Froschperspektive sähe die Welt ganz anders aus. Insofern verändern die Eigenschaften eines Körpers die Wahrnehmung der Umwelt. Des Weiteren dient der Begriff *embodiment* sowohl der Beschreibung impliziter/prozeduraler Gedächtnisinhalte in Hinblick auf unbewusste Resonanzprozesse intentionaler Handlungen als auch als Ausdruck einer neuen ganzheitlichen Bewegung: Unter »Verkörperung« wird verstanden, »dass der Geist (also: Verstand, Denken, das kognitive System, die Psyche) mitsamt seinem Organ, dem Gehirn, immer in Bezug zum gesamten Körper« steht (Storch et al. 2011 [2010], S. 12).

Körpertherapeuten, die dem Mentalisierungsmodell nahestehen, verstehen die Entwicklung eines mentalisierenden Selbst auf dem Boden eines elternverkörperten *(embodied)*, interaktiven, im Körper lokalisierten Phänomens, das implizit über den »verkörperten Tanz zwischen Elternteil und Kind via deren dynamische Kinästhesie« gemeinsam choreographiert wird (Shai & Fonagy 2014). Dabei werde der emotionale Ton während der wechselseitigen Korrespondenz zwischen Kind und Bindungsperson sowohl geteilt als auch co-konstruiert. So verfügen Säuglinge über recht ausgefeilte Fähigkeiten in der sozialen Kommunikation und über eine reiche und subtile nonverbale »Sprache«, mit der sie innere Zustände, wie z. B. Freude, Aufregung, Neugierde und Frustration, ausdrücken können.

Erfahrungen mit einem nur auf niedrigem Niveau mentalisierenden Elternteil begünstigen eine unsicher-vermeidende oder unsicher-ambivalente Bindung: In solchen Fällen übt die antizipierende Aktivierung der repräsentierten negativen Konsequenzen beim Säugling automatisch eine hemmende Wirkung aus. Der bevorstehende motorische Ausdruck der aktivierten Emotion wird mit dem Ziel blockiert, den tatsächlichen Eintritt erwarteter negativer Konsequenzen zu verhindern. Das hemmende »Einfrieren« des affektiven Reaktionssystems ist automatisch und prozeduraler Natur. Es führt dazu, dass das Selbst von einem unkontrollierten und anhaltenden Zustand erhöhter physiologischer und psychologischer Erregung überwältigt wird, was sich nicht nur in einem erhöhten Cortisol-Spiegel, sondern auch in der Entwicklung eines rigiden und dysfunktionalen physiologischen Stress-Regulationssystems äußert (Gergely & Unoka 2008).[9]

Wegen der Schwierigkeit, mit verbalen Instrumenten, wie etwa der »Parental Reflective Functioning« (Luyten et al. 2017), der »Maternal Mind-Mindedness« (Meins 1999) oder des »Insightfulness Assessment« (Oppenheim & Koren-Karie 2013), die verkörperte Fähigkeit des Mentalisierens der Eltern zu messen, entwickelten Shai und Belsky (2011) ein nonverbales Messinstrument, das »Parental Embodied Mentalizing« – PEM. Zur Beurteilung des Zusammentreffens von Eltern und Säuglingen wurde der Schwerpunkt ausdrücklich nicht auf verbale Inhalte, sondern auf Ganzkörperbewegungen gelegt, die sich in dyadischen Interaktionen entfalteten. Verkörpertes Mentalisieren der Eltern, gemessen sechs Monate nach der Geburt des Kindes während einer Freispiel-Interaktion zu Hause, vermochte die Sicherheit der Bindung von Säuglingen 15 Monate später vorauszusagen (Shai & Belsky 2017). Mütter, die beim sogenannten verkörperlichten Mentalisieren einen höheren Wert erzielten, hatten häufiger sicher gebundene als vermeidende oder resistente Säuglinge. Diese Korrelation blieb auch beste-

9 Nicht immer und nicht bei allen Menschen ist der Cortisol-Spiegel durch ein traumatisches Ereignis allerdings erhöht, was auf die psychophysiologische Anpassungsfähigkeit der Hypothalamus-Hypophysen-Nebennierenrinden-Achse (HHNA) zurückgeführt wird.

hen, wenn traditionelle, robuste Maße der elterlichen Fürsorge, wie z. B. die Sensibilität der Mütter, kontrolliert wurden. Es wurden individuelle Unterschiede in den sozialen Fähigkeiten, der sozialen Kompetenz und bezüglich der Internalisierungs- und Externalisierungsprobleme der Kinder nach 54 Monaten vorhergesagt: Kinder von Müttern mit höheren PEM-Werten zeigten eine deutliche Überlegenheit in den sozialen Fähigkeiten und weniger Internalisierungs- oder Externalisierungsprobleme als Kinder von Müttern mit niedrigeren PEM-Werten.

Ähnlich verhält es sich bei Fütterungs-, Schlaf-, Beruhigungs- oder Unterhaltungsroutinen, die typischerweise aus endlosen Wiederholungen multisensorischer Bündel von mindestens zwei Körpern bestehen (z. B. aktive und passive Berührung, propriozeptive und vestibuläre Informationen, Geruch, Temperatur, visuelles und auditives Feedback): In diesem Sinne wird die Ich-/Selbst-Erfahrung meines Körpers als mein (!) durch die Anwesenheit und Interaktion eines anderen Körpers in der Nähe konstituiert (Ciaunica & Fotopoulou 2017, S. 180).

Aus der Intersubjektivitätstheorie ergibt sich ein verbessertes Verständnis der vielen Schichten des Selbst. Den Erfahrungsmodi des Selbst liegen drei Modi zugrunde, die entwicklungspsychologisch sowohl für das Mentalisieren als auch für die Entwicklung des epistemischen Vertrauens bedeutsam sind (Fonagy & Nolte 2023) und deren konstitutive Merkmale aus der Kognitiven Psychologie stammen (Wu et al. 2020). Deshalb werden diese Modi hier in einem modifizierten Entwurf dargestellt, der zwischen *Ich-*, *Mich-* und *Wir*-Modus unterscheidet. Aus der Perspektive eines verkörperten sozialen Selbst ermöglichen die drei Modi eine überzeugende Integration bisheriger Konzepte der Subjekt-Entwicklung von der Dyade bis zur Gruppe, welche die Grundlagenmatrix (»foundation matrix«) von S. H. Foulkes ebenso einschließt wie die »dynamische Matrix« und das soziale Unbewusste (Hopper & Weinberg 2016; Schultz-Venrath & Felsberger 2016; Schultz-Venrath 2024 [2013]) (vgl. Abb. 4.1-1):

1. ICH-MODUS

- bildet sich aus der subjektiven Erfahrung des Kern-/Körper-Selbst, kontinuierlich und gleichartig über die Zeit sowie unverwechselbar mit anderen. Es ist sehr wahrscheinlich, dass der Ich-Modus während oder nach der Pubertät zum Tragen kommt, wenn das Verlangen nach Autonomie und das Bedürfnis, mit Gleichaltrigen in Beziehung zu treten und von ihnen zu lernen, dominant werden.

- Interozeptive, propriozeptive und exterozeptive Informationen fördern den Ich-Modus.
- Interagiert mit dem Mich-Modus (M-M);
- Inkongruenz mit den anderen beiden Modi schafft einerseits Instabilität, andererseits Erfahrung von Selbst und fremdem Selbst.

2. MICH-MODUS

- Fähigkeit, die mentalen Zustände anderer effizient zu erfassen, um soziale Interaktionen zu ermöglichen. Der Mich-Modus ist eine Selbst-Repräsentations-Struktur, die auf der Erfahrung des Selbst im sozialen Kontext beruht. Es handelt sich eher um ein Objekt, das beschrieben oder erzählt wird, als um eine Entität, die durch ihre Kohärenz und ihr Handeln bestätigt wird.
- Selbst als Objekt/Selbst im sozialen Kontext;
- Komponenten des Selbst werden durch andere in der sozialen Interaktion beschrieben oder durch ein Narrativ »erzählt«, wodurch dessen Kohärenz und sein Handeln validiert werden.
- Fähigkeit und Vertrauen in die Unterscheidung der mentalen und körperlichen Zustände, die andere über mich haben – Einblicke in die Gedanken und Absichten anderer, etwa mit der Frage »wissen sie, was ich denke?«. Zuversicht, mentale Zustände zu verbergen – »sie wissen nicht, was ich denke«.

3. WIR-MODUS

- Fähigkeit zur gemeinsamen Aufmerksamkeit ermöglicht, sich gemeinsam mit anderen sowohl auf äußere Objekte als auch auf mentale und körperliche Inhalte zu konzentrieren, was die menschliche soziale Kognition und alle Gruppenerfahrungen ausmacht;
- Momente des »Wir«-Gefühls begünstigen bei Kleinkindern wie Erwachsenen epistemisches Vertrauen und eine Offenheit für kooperatives soziales Lernen.
- Koordiniert die Perspektiven und das Wissen über mentale und körperliche Zustände eines anderen Individuums/einer Gruppe.

- Begünstigt die Fähigkeit, Subjektives (der eigenen Sichtweise) und Objektives (der physischen Realität) zu unterscheiden;
- Fördert die Erfahrung, Teil einer Reihe von Gedanken und Gefühlen zu sein, die über die eigenen hinausgehen.

Je nach der Schwere einer zugrunde liegenden Störung kann es schwierig sein, Patient*innen für die Frage zu gewinnen, wie er/sie sich selbst sieht. Mit dieser mentalisierungsfördernden Frage kann jedoch der »Ich-Modus« adressiert werden: »Wie würden Sie sich selbst anderen gegenüber beschreiben?«, die aber schon eine gewisse metakognitive Kompetenz erfordert. Des Weiteren könnten Fragen, ob er/sie sich eher als eine selbstbewusste Person oder eher zurückhaltend im Umgang mit anderen sehe, gefolgt von »Könnten Sie mir ein Beispiel nennen?«, Mentalisieren fördern. Die OPD-3 (Arbeitskreis OPD-3) bietet eine Fülle solcher mentalisierungsfördernder Fragen.

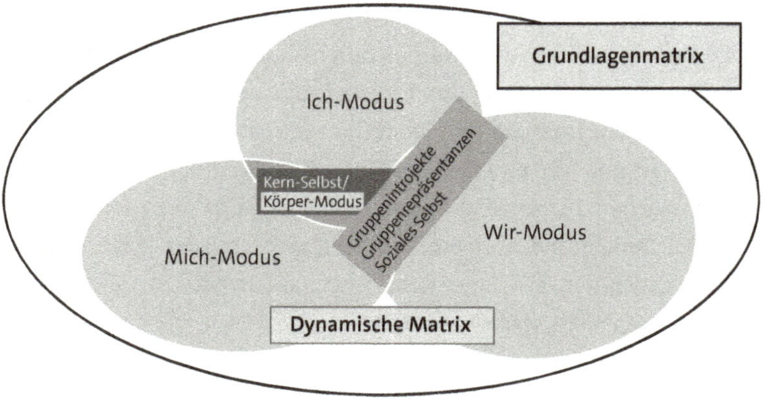

Abb. 4.1-1: Modi der Selbst- und Subjekt-Entwicklung unter Berücksichtigung gruppaler Einflüsse (modifiziert nach Fonagy & Nolte 2023)

4.2 Körper-Modus (body mode) oder verkörpertes Mentalisieren (embodied mentalizing)?

Die von der britischen Forschergruppe um Peter Fonagy vorgeschlagenen drei prämentalisierenden Modi werden von einem vierten Modus, dem Körper-Modus, ergänzt. Der Körper-Modus ist als frühester und unabhängiger Modus anzuerkennen, dem die anderen drei als Strategien der Affektregulation folgen. Der Körper-Modus wird an Fallvignetten exemplarisch belegt.

Der britischen Arbeitsgruppe um Bateman, Fonagy und Target (jetzt Hepworth) zufolge gibt es drei entwicklungspsychologische, empirisch abgeleitete prämentalisierende Modi, von denen angenommen wird, dass sie unter bestimmten Bedingungen jeden Menschen betreffen können: den teleologischen Modus, der in den ersten sechs bis neun Lebensmonaten dominiert, den Äquivalenz-Modus, in dem Innen- und Außenwelt identisch sind, und den Als-ob-Modus, in dem Innen- und Außenwelt nicht miteinander verbunden sind. Wissenschaftlich besteht die Schwierigkeit aktuell darin, prämentalisierende Modi in einzel- und gruppenpsychotherapeutischen Sitzungen mit hoher Rater-Reliabilität zu erfassen. Dies liegt vermutlich daran, dass diese Modi kontextabhängig sind und nicht stabil über längere Zeit auftreten und dass sie sich mit einem anderen Modus zuweilen vermischen.

Nachdem von der kognitiven Philosophie/Psychologie durch Varela und seine Mitarbeiter in den 90er-Jahren der Boden für *embodied mind* vorbereitet worden war (Varela et al. 2016 [1991]), führten Vertreter des Mentalisierungsmodells den Terminus *embodied mentalizing* (= verleiblichtes bzw. verkörpertes Mentalisieren) als Schlüsselkonzept mit dem Ziel ein, neurowissenschaftliche und klinische Ebenen zu verbinden (Debbané & Nolte 2019). *Embodied mentalizing* wird als eine »Fähigkeit« angesehen, »den Körper als Sitz der Emotionen, Wünsche und Gefühle anzusehen«, und andererseits als »Fähigkeit, über die eigenen körperlichen Erfahrungen und Empfindungen sowie deren Beziehungen zu den intentionalen mentalen Zuständen in sich selbst als auch bei den anderen reflektieren zu können« (Luyten et al. 2012, S. 125;

Übers. USV). Verkörpertes Mentalisieren nutze »die Prozesse, die erforderlich sind, um die Signale, die dem eigenen Körper entstammen, wahrzunehmen, zu identifizieren und zu regulieren, um sie für die eigene Psyche nutzbar zu machen« (Debbané et al. 2016, S.12; Übers. USV). Da Mentalisieren aber erst mit drei bis vier Jahren möglich ist, müsste man aus unserer Sicht eher von Proto-Mentalisieren sprechen. Ein in der Literatur berühmt gewordenes Beispiel ist Marcel Prousts Ringen um eine Entschlüsselung von zunächst nicht verständlichen Körperempfindungen. Ein Löffel Tee und ein aufgeweichtes kleines Stück Madeleine erinnern ihn plötzlich an das »Drama« der Ablehnung eines erwarteten Gutenachtkusses durch seine Mutter (Proust 1978 [1964], S.63–66).

In der Epileptologie werden unerwartete, unerklärliche, durch einen individualisierten externen Trigger ausgelöste Verhaltensweisen, etwa durch eine Wiederholung vergangener tatsächlicher Erfahrungen oder durch ein Wiederauftauchen von Erinnerungen, dem »Kindling«-Modell zugeordnet. So kann eine intermittierende Wiederholung eines lediglich unterschwelligen Reizes (chemisch, physikalisch oder nur auf Erfahrung beruhend) das *kindling* (dt.: Anzünden) eines epileptischen Anfalls verursachen (Goddard & Mcintyre 1972). Solche kurzen Anfälle werden mit einer Überaktivierung des evolutionär alten limbischen Systems in Verbindung gebracht, das für das »emotionale Gehirn« steht. Möglicherweise ist »Kindling« ein Beispiel für eine körpermodusbezogene sekundäre Bindungsdeaktivierung, die ähnlich wie bei einer Bindungshyperaktivierung mit einer Beeinträchtigung des Mentalisierens einhergeht (Luyten et al. 2012, S.125).

Embodied mentalizing wird als ein neuronaler Prozess definiert, durch den primäre sensomotorische und multisensorische Signale progredient integriert und schematisiert werden, um multiple, prädiktive Modelle unserer verkörperlichten Zustände in bestimmten Umgebungen abzubilden. Diese Modelle sollten jedoch nicht als statische neuronale Körper-Repräsentanzen im Sinne von Körperschema versus Körperbild, sondern als hypothetische, dynamische und generative Prozesse verstanden werden, die kontinuierlich gegenüber wahrgenommenen Fehlersignalen aktualisiert werden (Fotopoulou & Tsakiris 2017, S.8).

Diese Auffassung korrespondiert mit den Theorien, die Wahrnehmung und Handlung zirkulär oder spiralartig verknüpft sehen, was erstmals in dem berühmt gewordenen »Gestaltkreis« von Viktor von Weizsäcker (»Wahrnehmen und Bewegen«) der sogenannten Heidelberger Schule formuliert wurde (von Weizsäcker 1940). Kognition lässt sich nicht handlungsneutral beschreiben, sondern entsteht durch fortlaufende sensomotorische Kopplungen des Organismus mit seiner Umwelt: »Somit konstituiert sich die Welt für uns nur im Verlauf der fortwährenden Interaktion mit ihr, durch die Verknüpfung von Wahrnehmungs- und Bewegungserfahrungen« (Fuchs 2017, S. 152 f.). Verkörpertes respektive verleiblichtes bzw. Proto-Mentalisieren ist primär nonverbal und implizit, d. h., Babys finden ihre »Psyche« in den Armen ihrer primären Bindungspersonen (Shai & Belsky 2011). Dies erinnert an das »Holding«-Konzept von Winnicott, der darin den Start anderer Prozesse vermutete, etwa den der Intelligenz und den des Geistes als etwas, das sich von der Psyche unterscheide (Winnicott 1960a; Winnicott 1960b). »Daraus folgt die ganze Geschichte der Sekundärprozesse und des symbolischen Funktionierens sowie der Organisation eines persönlichen psychischen Inhalts, der die Grundlage für das Träumen und für lebendige Beziehungen bildet« (Winnicott 1958, S. 589). Auch wenn Winnicott hier etwas zu große Schritte formulierte, die aufgrund des aktuellen Wissensstands in der Entwicklungspsychologie inzwischen differenzierter gesehen werden, so war ihm durchaus bewusst, dass die primären Bindungspersonen ihren Körper einsetzen, um ihr Mentalisieren der inneren mentalen Zustände des Kindes zu kommunizieren. Die körperliche Berührung stellt eine besonders bedeutsame Form der Kommunikation und der Meta-Kommunikation dar (Fonagy & Campbell 2017, S. 41). Eine reaktionsschnelle körperliche Interaktion bestätigt dem Säugling erstmals sein Wissen über die Welt als gültig.

Für Philosophen und Schriftsteller ist dies alles nichts Neues. Wer schon einmal die Erfahrung gemacht hat, dass Spaziergänge zu kreativen Ideen inspirieren, wird dem Schriftsteller Thomas Bernhard zustimmen: »Wenn wir gehen«, sinniert er, »kommt mit der Körperbewegung die Geistesbewegung. Diese Feststellung machen wir immer wieder, dass [sic!], wenn wir gehen, und dadurch unser Körper in Bewegung kommt, dann auch unser Denken in Bewegung kommt« (Bernhard 1971, S. 88). Auch war manchem Philosophen schon bewusst, dass die früheste Selbst-Repräsentanz eine Körper-Repräsentanz ist, so wie es Edmund Husserl schon 1921 kühn formuliert hatte:

> So hat der Leib in sich selbst den ursprünglichsten Charakter des Meinen; indem er zu mir gehört, steht er im Gegensatz zum Fremden, mit dem ich nicht verwickelt bin, d.h. nicht praktisch [...] Mein Leib ist mir unter allen Dingen das Nächste, am nächsten in der Wahrnehmung, der Nächste bezüglich Gefühl und Willen (Husserl 1973, S. 58).

Diese Formulierung geht allerdings von einem Selbst aus, das seine Besitztümer sichtet und als Erstes und Wichtigstes den Leib entdeckt (vielleicht mehr Garten als ein Fundament des Selbst).[10]

Die Unterscheidung zwischen Leib und Körper in der deutschen Sprache gibt es in der angelsächsischen Sprache nicht, was ein interessantes kulturwissenschaftliches Phänomen ist. Am nächsten kommt noch *lived embodiment*, was gerne mit »gelebter Verkörperung« übersetzt wird, obwohl aus Sicht der phänomenologischen Philosophie der Begriff »Leiblichkeit« wohl treffender ist und/oder von »gelebter Verleiblichung« gesprochen oder geschrieben werden müsste. Für die Einführung des Begriffs Körper-Modus *(body mode)* spricht, dass Leib/Körper[11] und Psyche etwa bis zum neunten Lebensmonat noch nicht getrennt erlebt werden. Aus diesem Grund kann den entwicklungspsychologisch abgeleiteten bisherigen drei prämentalisierenden Modi (teleologischer, Äquivalenz- und Als-ob-Modus) der *Leib-Körper-Modus (body mode)* als frühester und eigenständiger Modus vorangestellt werden (Diez Grieser & Müller 2024 [2018]). Dies wird auch durch die entwicklungspsychologische Theorie unterstützt, dass Neugeborene mentale Zustände zunächst als physiologisch-körperliche Sensationen

---

10 Diesen Hinweis verdanke ich Peter Rottländer.

11 In der phänomenologischen Tradition besteht ein Kontinuum zwischen Leib und Körper. Der Leib wird höchstpersönlich erfahren, der Körper ist das Subjekt, das den Gesetzen der Physik, Kausalität, Schwerkraft usw. gehorcht (Moran 2017, S. 26).

wahrnehmen und diese aufgrund angeborener Tendenzen automatisch äußern (Zevalkink et al. 2015, S. 173 f.).

Neben dem Begriff der Intentionalität sind es die Begriffe der Leiblichkeit *(lived embodiment)*, der Empathie (Einfühlung), der Intersubjektivität und der Sozialität, die in der phänomenologischen Philosophie im 20. Jahrhundert von Husserl, Scheler, Heidegger, Sartre und Merleau-Ponty eine fundamentale Rolle spielen (Moran 2017, S. 33 f.). Möglicherweise sind sie vom Mentalisierungsmodell bisher nicht gebührend aufgenommen worden, weil zwei philosophische Welten aufeinandertreffen, die sich schwer verbinden lassen: einerseits der Begriff der »Repräsentation«, welcher der cartesianischen Abbildtheorie und damit letztlich der platonischen Zweit-Welten-Theorie von Körper und Geist/Seele entstammt; andererseits die dynamischen Begriffe der Resonanz, des Musters, der Matrix und der funktionellen Schleifen, die auf der aristotelischen Wahrnehmungstheorie als Kontakttheorie basieren und sich auf dessen Vermögenslehre beziehen (Felsberger 2024).

Für beide theoretische Konzepte gibt es seitens der Kognitiven Neurowissenschaft mehr oder weniger fundierte empirische Befunde, deren theoretischer Kontext aber nicht ausgewiesen wird. So bezieht sich der Heidelberger Psychiater und Philosoph Thomas Fuchs auf Merleau-Ponty, der »die Kommunikation, das Verstehen von Gesten […] auf die wechselseitige Entsprechung meiner Intentionen und der Gebärden des Anderen, meiner Gebärden und der im Verhalten des Anderen sich bekundenden Intentionen« gegründet sieht. »Dann ist es, als wohnten seine Intentionen meinem Leibe inne und die meinigen seinem Leibe« (Merleau-Ponty 1966, S. 219). Die primäre soziale Wahrnehmung beruhe »nicht auf einer internen Modellierung der Zustände anderer in einem Beobachter, sondern auf einer Verbindung zweier verkörperter Subjekte zu einer gemeinsamen Zwischenleiblichkeit und damit auch Interaffektivität« (Fuchs 2018, S. 215). Diese Theorie ohne Repräsentanzen bedarf angesichts symbiotisch verkörperter Agenten »keines Mind Reading,[12] keiner Theory of Mind oder Mentalisierung«, vielmehr könn-

12 »Mind Reading« bezieht sich auf den Reading-the-Mind-Test der Autismus-Forschung. 36 Gesichtsbilder sollen bezüglich Denken, Fühlen und Ausdruck eingeschätzt werden. Obwohl es um die Wahrnehmung von Gesichtsausdrücken geht, fehlen Überlegungen zum *Body-mode Reading*.

te man hier dann auch Inzest und Missbrauch einordnen. So verwundert nicht, dass mit der Leibphänomenologie kein schlüssiges Behandlungskonzept sichtbar wird. Besonders wichtig wäre ein solches für Situationen des Misslingens wechselseitiger Interaktionen. Ein ausschließlich moralisches Diktum, dass eine »erfolgreiche Psychotherapie [...] aus leibphänomenologischer Sicht [...] auf einer Haltung« basiere, »die von der konkreten leiblichen Präsenz und der persönlichen Authentizität des Therapeuten geprägt ist« (Broschmann & Fuchs 2019), reicht unseres Erachtens für die Behandlung von Patient*innen mit somatoformen Störungen keinesfalls aus.

Zweifellos stellt das Mentalisierungsmodell eine Weiterentwicklung der relationalen und intersubjektiven Psychoanalyse dar, auch wenn bisher zwischen beiden Fraktionen wenig Austausch zu beobachten ist. Merleau-Ponty folgend kommt vor der Intersubjektivität die *intercorporéité* oder *intercorporeality*, im Deutschen am besten als »Zwischenleiblichkeit« übersetzt, die Intersubjektivität erst ermöglicht. Merleau-Ponty dehnte dieses Konzept auf die *interanimality* (»Zwischenanimalität«) aus, um zwischenleibliche Beziehungen jenseits menschlicher Beziehungen zu erfassen (Moran 2017, S. 33). Interanimalität findet statt beim Liebkosen *(petting)* von Tieren, beim Melken von Kühen, beim Reiten von Pferden, beim *Doga* (Yoga mit einem Hund als Partner). In noch extremeren, aber sehr seltenen Fällen kommt es zur Zoophilie, die bis zum Geschlechtsverkehr mit Tieren gehen kann. Im Rahmen tiergestützter Psychotherapien im Sinne des Mentalisierungsmodells mittels Pferd, Esel oder Hund wird Patient*innen ermöglicht zu verstehen, was jeweils in den Tieren vor sich gehen könnte (Ganser 2017; Klüwer 2011). In tiergestützten Therapien bekommt die Haltung des Nichtwissens eine besondere Relevanz, weil das Verhalten des Tieres interpretiert werden muss, um es zur Interpretation menschlichen Verhaltens zu nutzen.

Die entwicklungspsychologische Frage, ab welchem Alter der Zwischenleiblichkeit, als Teilaspekt des Körper-Modus, Intersubjektivität angenommen werden könne, hat eine Reihe weiterer Autoren dazu ermutigt, das Konzept einer »primären Intersubjektivität« zu vertreten. Sie finde bereits in der Gebärmutter statt, wenn sich Fötus und Mutter etwa ab der 25. Schwangerschaftswoche in »symbiotischer« Kommunikation befinden (Burrow 2013 [1913]; Nagy 2011; Trevarthen 1979; Trevarthen & Aitken 2001). Summt die Mutter, kann beobachtet werden, dass sich der Fötus manchmal sogar im Rhythmus der Musik bewegt, so wie er auch auf die Stimme der Mutter, des Vaters oder andere äußere Klänge schon reagiert (Malloch & Trevarthen 2009). Eine »zwischenkörperliche« Erfahrung kann jede Mutter machen, wenn der Fötus in der Gebärmutter gegen die Bauchwand tritt, d. h., es gibt ein Subjekt, das die kinästhetischen Bewegungen eines anderen wahrnimmt. Inzwischen ist durch Ultraschalluntersuchungen belegt, dass sich ein Embryo selbst berühren oder aber im Fall einer Zwillingsschwangerschaft den Zwilling (anscheinend liebevoll) streicheln oder ihm einen Fußtritt verpassen kann.

Dabei ist die Mutter (oder der Vater) jedoch nicht nur als (dyadisches) Individuum, sondern als Teil einer Gruppe anzusehen. Die Fähigkeiten der Mutter, dem jeweiligen körperlichen Zustand ihres Embryos und ihres Babys einen Sinn zuzuschreiben, sind in hohem Maße davon beeinflusst, wie sie sich selbst als Mutter fühlt, wie sie in ihren Beziehungen unterstützt wird, wie sich ihre Mutter gefühlt hat, als sie im Alter ihres Babys war und wie ihre körperlichen Interaktionen durch ihre kommunikative Kompetenz ergänzt werden. Eine entscheidende Voraussetzung für die Fähigkeit der Mutter, sich mit ihrem Kind zu verbinden, scheint die Verfügbarkeit von sozialer Unterstützung im Sinne von Ersatzeltern *(alloparents)* zu sein (Hrdy 2000), wie sie in afrikanischen Kulturen anzutreffen ist. Insofern spielt die soziale Kultur eine bedeutende Rolle, in welche die Eltern und die Familie eingebettet sind (Brown 1985; Brown 2006), weshalb hier von einem Netzwerk oder besser – ganz im Sinne von Foulkes – von einer körperlichen, psychologischen und sozialen Matrix gesprochen werden sollte. Der Körper des Babys und des späteren Kleinkinds ist sozusagen die Grundlage des Lebens, der »alle weiteren psychischen Funktionen trägt; daher kann er ernsthafte Schäden erleiden, wenn ihm das emotionale, soziale und kognitive Funktionieren verwehrt wird« (Lemma 2018, S. 29; Übers. USV). Insofern kann z. B. der psychogene Verlust von Sprechen und Sprache bei Kindern und Jugendlichen als Rückzug auf den Körper – im Sinne einer Bindungsdeaktivierung – eher im Sinne des Körper-Modus verstanden werden.

Fallbeispiel

Ein vierjähriger Junge war zusammen mit seiner knapp ein Jahr jüngeren Schwester wegen der anstehenden Geburt einer weiteren Schwester von seinen Eltern in ein entferntes Kinderheim verschickt worden. Nach der Rückkehr in die elterliche Wohnung habe der Junge mehrere Wochen nicht mehr gesprochen.

Das Baby des ersten Jahres ist nach Winnicott (1958) »per definitionem desintegriert, da es mit optischen, akustischen, taktilen, olfaktorischen und propriozeptiven Reizen konfrontiert wird, für die es kein übergeordnetes Gedächtnis und damit auch keine übergeordnete Verarbeitung gibt« (Krause 2017, S. 454). Diese Auffassung wurde mehr und mehr korrigiert: Nicht die Affekte seien bei der Geburt grob und undifferenziert und würden sich erst allmählich subtil differenzieren sowie kognitiv bereichernd sein, sondern die Selbst- und Objekt-Repräsentanzen seien noch undifferenziert, was natürlich auch für Gruppen-Repräsentanzen gilt, die bisher noch wenig in den psychodynamischen Psychotherapien mitgedacht werden.

Nicht wenige Autoren haben sich für die Integration bzw. das Misslingen der Integration von Körper und Psyche in den frühen Beziehungen zwischen einem Baby/Kleinkind und seinen primären Bindungspersonen interessiert (Bion 1987; Gutwinski-Jeggle 2002; Gutwinski-Jeggle 2017; Jappe & Strehlow 1998; Spitz 1957; von Weizsäcker 1951). Dabei blieben die Art der Bindung, die frühen Interaktionen und das psychosoziale Eingebettetsein der primären Bindungspersonen eher unbeleuchtet und unberücksichtigt. Gaddini (1998b, S. 198) führte den Begriff der »psychischen Basisorganisation« (PBO) ein, um den Unterschied zum Begriff der »Struktur« zu markieren, die entwicklungspsychologisch später auftrete. Mit PBO meinte Gaddini den zeitlichen Abschnitt von der biologischen Geburt bis zum psychischen Trennungsprozess, den er als »psychische Geburt« definierte. Unter psychischer Geburt verstand er vor allem »die Formation des ersten psychischen Bildes des Selbst, das natürlich das getrennte Selbst war« (Gaddini 1998b).

Diese theoretischen Entwürfe wurden inzwischen von der empirischen Säuglings- und Kleinkindforschung abgelöst, die mit neuen, zum Teil erstaunlichen Erkenntnissen einhergehen. Die erste Generation der Entwicklungspsychologen ging noch davon aus, dass die Basisemotionen (gemeint waren die primären Grundaffekte) Freude, Ärger, Traurigkeit, Ekel, Überraschung und Furcht angeboren seien (Ekman et al. 1972; Tomkins 1962). Die neuere Emotionsforschung postuliert dagegen, dass Affekte und Emotionen nicht angeboren seien, sondern vom Säugling in einem spezifischen soziokulturellen Kontext durch markierte Spiegelung primärer Bindungspersonen erlernt werden müssten. Unter markierter Spiegelung wird verstanden, dass die primäre Bindungsperson auf die vor- und nichtsprachlichen kindlichen Affektäußerungen idealerweise imitierend, dabei leicht pointierend, übertreibend oder relativierend antwortet. Die Ähnlichkeit der Affektspiegelung hilft dem Kind bei der Zuordnung des eigenen Affekterlebens, der Unterschied ermöglicht die Differenzierung des eigenen Selbst von dem des Gegenübers. Dabei ist der Kern jeder Emotion bedürfnisgeleitete Kommunikation (Holodynski 2006; Krause 1983), ein Begriff, welcher der »Intentionalität« an dieser Stelle sehr nahekommt. Affekte würden primär als diffuse Körperempfindungen »gefühlt« wahrgenommen, seien also anfangs undifferenziert und ganzheitlich zugleich, sodass z. B. der mimische Ausdruck von Freude regelhaft »mit bestimmten Arten der Vokalisierung und Körperhaltung einhergeht und der Ausdruck von Ärger mit anderen« (Dornes 1997). Ob sich jedoch Affektausdrücke in größeren Gruppen (von Körpern), etwa bei Zuschauern eines Fußballspiels, anders darstellen als über die dyadische, zunehmend beziehungszentrierte soziale Spiegelung (Affektabstimmung), ist nicht untersucht. Letztere gelingt in 87% der Begegnungen, weil die frühe Abstimmung häufig »transmodal« verläuft: über Stimme, Mimik, Haltung und Rhythmus (Stern 2007 [2005]).

In der Pubertät spielt der Körper neben der hormonellen Entwicklung möglicherweise auch aufgrund des neuronalen *Pruning* nochmals eine besonders intensive Rolle (Giedd 2003; Giedd et al. 1999). Nach einer Vermehrung der neuronalen Verbindungen (Synaptogenese) mit anschließendem synaptischem »Pruning« nach dem Prinzip »use it or loose it« bilden sich Synapsen, die nicht gebraucht werden, wieder zurück, wodurch auf diese Weise effizientere Hirnschaltkreise entstehen. Gleichzeitig verbessert sich durch die axonale Myelinisierung die

Effizienz der neuronalen Transmission (Giedd 2004; Blakemore 2008; Blakemore 2010). Der präfrontale Kortex, für Mentalisieren und Affektregulation eine bedeutende Region, erfährt in der Adoleszenz eine deutliche strukturelle Umwandlung (Fonagy & Luyten 2011). Auf der psychosozialen Ebene ist es für Jugendliche, die durch die hormonellen und physiologischen Veränderungen ihres Körpers verwirrt und eingeschüchtert sind, nichts Ungewöhnliches, ihren Körper plötzlich als fremd, als bedrohliches Monster oder als etwas Außerirdisches zu erleben, als ein ganz und gar anderes Objekt, das nicht Teil ihres Selbst ist. Dies könnte u.a. ein wesentlicher Grund dafür sein, dass die virtuelle Welt des Internets bis hin zur Cyberabhängigkeit für viele Jugendliche unwiderstehlich ist, da diese keine Schranken und Grenzen kennt; durch eine fantasierte Omnipotenz können die erlebte Hilflosigkeit und Fremdheit im Sinne des Als-ob-Modus (Innenwelt und Außenwelt sind nicht miteinander verbunden) ersetzt werden, worauf Alessandra Lemma (2018, S. 107 f.) überzeugend hinwies.

4.3 Wenn der Körper des Psychotherapeuten »streikt« oder »spricht«

Zwischenkörperlichkeit umschreibt das Phänomen, dass der Körper des Psychotherapeuten in den therapeutischen Prozess einbezogen ist und als Brücke zwischen der inneren (mentalen) und äußeren (physischen) Realität des Patienten dient. Sie besagt, dass der Körper des Psychotherapeuten mit den somatischen Erfahrungen und unaussprechlichen Traumata des Patienten in Resonanz treten kann, was zu körperlichen Empfindungen oder Symptomen beim Therapeuten führt.

Diese vom Therapeuten erlebten psychosomatischen Symptome können wertvolle Einblicke in die noch angedachten Erfahrungen und die perinatale Traumatisierung des Patienten geben. Sie gehen über die somatische Gegenübertragung hinaus, die sich auf die emotionalen Reaktionen des Therapeuten auf den Patienten bezieht, und werden als »nicht repräsentierte« Erfahrungen des Patienten angesehen, ein Begriff der auch kritisch zu sehen ist. Die Körperempfindungen des Therapeuten werden als frühe repräsentative Umhüllungsstrukturen betrachtet, die eine einzigartige Perspektive auf die innere Welt des Patienten bieten.

Das Konzept der Zwischenleiblichkeit/Zwischenkörperllichkeit *(intercorporéité)* hat klinisch seine Existenzberechtigung, wenn man die vielen Phänomene berücksichtigt, dass selbst der Körper des Psychotherapeuten sprechen oder streiken kann und als Zwischenspeicher zwischen psychischer (innerer) und äußerer Realität eine zentrale Rolle einnimmt (Hartung & Steinbrecher 2017). Psychosomatische Symptome, wie z. B. ein Krampf in der Speiseröhre oder ein Druck im Brustkorb (Volz-Boers 2016), können nicht nur auf den Körper der Analytiker*innen übergreifen, sondern ihr/sein Körper kann plötzlich – als Resonanz auf ein unmentalisiertes, unaussprechliches Trauma – durch Somatisierung selbst zu sprechen anfangen. Dies kann für ein tieferes Verständnis des Patienten genutzt werden. Körperempfindungen des Analytikers sind mehr als eine somatische Gegenübertragung und können als »un-gedachte Erfahrungen« des Patienten und zugleich als Zugang zu dessen perinataler Traumatisierung verstanden werden (Volz-Boers 2009). Dabei ist es fraglich, ob solche meist noch diffusen Körperempfindungen un-repräsentiert sind, wenn man Repräsentanzen als neurodynamische Hüllstrukturen versteht! Diese Art von Gegenübertragung ist eher ein Zustand, in dem »ich erfahre, ohne zu wissen« (Bollas 1997, S. 213), was mit den klassischen drei prämentalisierenden Modi nicht zu fassen ist. Aus unserer Sicht können solche Phänomene als »Körper-Modus« des Therapeuten (vgl. Kap. 5.2) betrachtet werden, die auf früheste, noch nicht differenzierte Repräsentanz-Hüllen verweisen. Eine therapeutische Leistung besteht nicht in erster Linie darin, dass der Therapeut die eigenen Körperempfindungen in der Gegenübertragung mit Gefühlen, Bildern, Gedanken und Worten zu einer sinnstiftenden Deutung verbindet, sondern eher darin, dass er eine sinnstiftende Frage formuliert, indem er sich zunächst genau beschreiben lässt, was der Patient gerade empfindet:

»Lassen Sie uns einen Moment bei Ihrem Gefühl bleiben, in welcher Situation hat es wo genau angefangen?«
»Könnten Sie mir beschreiben, was ich fühlen müsste?«

Fallbeispiel
Im Rahmen eines interkollegialen Seminars berichtet ein psychosomatisch sehr erfahrener Kollege von einer neunjährigen (mehrmals unterbrochenen) Behandlung eines 55-jährigen Lehrers, der sich auf Anraten seiner Lebensgefährtin wegen verschiedener körperlicher Beschwerden (Tinnitus, Rückenschmerzen, Erschöpfung) zu einer analytischen, niederfrequenten Therapie entschloss. Herr A. war als uneheliches Kind allein bei der Mutter in einem Dorf mit allen Problemen des sozialen Ausschlusses aufgewachsen, wobei der Vater mit seiner Familie im selben Dorf lebte. Aufgrund dieser Geschichte meinte er, keinen Vater gehabt zu haben. Seine Mutter, eine Fabrikarbeiterin, habe ihn über alle Maßen geliebt und für ihn die Kleidung genäht. Er habe durch Unterstützung in der Schule aufgrund seiner guten Leistungen schließlich Abitur gemacht und ein Lehrerstudium begonnen (er habe immer das Beste aus dem Schlechtesten gemacht).
Die Behandlung beginnt mit großem (»epistemischem«) Misstrauen und Kontrollbedürfnis gegenüber dem Therapeuten. Herr A. wünscht nicht nur Einsicht in den Antrag auf eine Langzeittherapie, sondern protestiert gegenüber bestimmten Formulierungen, wie z. B. seine Kindheit sei eine Tristesse gewesen. Während der Psychotherapie entwickelt Herr A. eine lebensbedrohliche Blutzellerkrankung mit den Folgen eines Herzinfarkts. Die Blutbilderkrankung war nur auf Drängen des Therapeuten genauer diagnostiziert worden und machte eine Stammzelltransplantation erforderlich. Der Therapeut besucht ihn im Krankenhaus, und Herr A. überlebt.
Während des Vortrags beginnt der Kollege auffällig häufig zu hüsteln, auch ein Getränk hilft nicht. Darüber hinaus stockt er wiederholt aufgrund affektiver Berührtheit beim Vorlesen seines Manuskripts. Eher beiläufig erwähnt er, dass er selbst zu einem späteren Zeitpunkt, als Herr A. wieder bei ihm in analytischer Behandlung war, mit einer schweren Erkrankung zu kämpfen hatte. Nach Wie-

deraufnahme der Therapie habe sich Herr A., der bis dahin emotional schwer zu erreichen gewesen sei, deutlich als zugänglicher erwiesen. Obwohl unter den zuhörenden Kollegen einhellig die Meinung vertreten wird, dass der Therapeut dem Patienten das Leben gerettet habe, bleibt die affektive Beziehung während des gesamten Vortrags außen vor, die sich auch nicht – möglicherweise schambedingt – durch die lebhafte Diskussion der Kasuistik seitens des Therapeuten entfaltet. Denkbar wäre auch, dass ein sehr ähnliches peri- oder pränatales Schicksal die beiden unlösbar verbunden hat.

In einem anderen Fall musste sich ein analytischer Ausbildungskandidat hinter der Couch plötzlich übergeben, als er zum x-ten Male von den perversen und selbstschädigenden Sexualpraktiken seiner Patientin erfuhr, die sie entgegen seiner wiederholt freundlichen Versuche, sie davon abzubringen, bis sie verstanden seien, weiterhin suchtartig fortsetzte. Interessanterweise beendete die körperliche »Interaktion« des Therapeuten das Suchtverhalten der Patientin schlagartig.

Manche Therapeuten vermuten, dass solche Phänomene im therapeutischen Prozess als präsymbolische »Sprache des intrauterinen Lebens« fungieren können, mit denen pränatale Beziehungskonstellationen als implizites Beziehungswissen des prozeduralen Gedächtnisses intersubjektiv zwischen Therapeut*innen und Patient*innen in Erscheinung treten. Die Reaktivierung solch pränataler Erfahrungen stellt eine besondere Herausforderung für die psychotherapeutische Beziehung dar, weil für die beiderseitigen Körperempfindungen Wörter und dann eine Sprache gefunden werden müssen. Denn in der Sphäre des Präverbalen gibt es erst einmal noch keine Worte oder Bilder. Gefragt ist eine sensorisch-intuitive Haltung der Therapeut*innen, die durch Selbsterfahrung und entsprechend qualifizierte Supervision und Intervision körperprozesserfahrener Kolleg*innen entwickelt werden sollte.

Wenn Therapeut*innen Körperempfindungen wahrnehmen, werden diese dem Konzept der »Gegenübertragung« zugeordnet. Sie betrifft den unbewussten Anteil der Interaktionen zwischen Therapeut*in und

Patient*in, dessen sich Therapeut*innen zunächst in meist negativen Affekten langsam gewahr werden (»Ich fühle mich wie gebannt«, »Ich fühle mich wie gelähmt«). Gegenübertragungsphänomene sollten von der Eigenübertragung differenziert werden. Sie schließen die Gesamtheit der Stimmungen, Reaktionen und Haltungen mit ein, die sich in unterschiedlichen Bewusstseinsgraden äußern können. Das Körpererleben der Psychotherapeut*innen spiegelt nicht nur den Bindungsstil, sondern auch die unbewusste Kommunikation der frühen Mutter-Kind-Beziehung als »Körperempathie« *(body empathy)* wider (Jacobs 1973), eine Art Kernzone allgemeiner verkörperter Einfühlung, wenn sie denn bewusst werden kann. Wird sie nicht bewusst, bewegen sich Therapeut*innen ebenfalls im Körper-Modus und können sogar an ihren Patienten in der nicht mentalisierten Gegenübertragung erkranken. Wenn Therapeut*innen um das verbale Artikulieren ihrer subjektiven Zustände ringen, besteht der Unterschied zur analytischen Technik darin, keine Deutung zu geben, sondern die eigenen Körperempfindungen in eine mentalisierungsfördernde, möglichst affektfokussierte Frage zu übersetzen.

Dies ist umso berechtigter, als Birksted-Breen (2019) die inflationäre Verwendung des Begriffs »Gegenübertragung« kritisiert, sofern dieser im Sinne von »Gedankenübertragung« oder von »Affektübertragung« undifferenziert verwendet wird, wenn der Psychoanalytiker den Affekt erlebt, den der Patient angeblich nicht ausdrücken oder nicht wahrnehmen kann, was dann als projektive Identifizierung bezeichnet wird. Die Ebenen des Unbewussten äußern sich auf unterschiedliche Weise und unterschiedlichen Ebenen der Transformation über Sinneserfahrungen, Affekte, Emotionen, Bilder und Träume und schließlich Gedanken. Trotzdem ist die Auseinandersetzung mit der *somatischen* Gegenübertragung, die Sinneserfahrungen von Übelkeit, Schwindelgefühl, Palpitationen des Herzens und allgemeinem Unwohlsein der Therapeut*-innen beschreibt, bisher eher ein Desiderat in der analytischen Literatur geblieben.

4.4 Dimensionen des Mentalisierens bei somatoformen Belastungsstörungen

> Mentalisierungsschwierigkeiten können entstehen, wenn sich Einzelpersonen oder Gruppen übermäßig auf den Pol einer Dimension konzentrieren und Aspekte des anderen Poles dieser Dimension vernachlässigen. Erfolgreiches Mentalisieren tritt auf, wenn alle Dimensionen ausgewogen sind und gleichermaßen genutzt werden. Jeder Pol repräsentiert ein neuronales System im Gehirn, und unter Stressbedingungen konkurrieren sie miteinander, was zu Ungleichgewichten des Mentalisierens führen kann. Patienten mit Somatisierungsstörungen konzentrieren sich unter Umständen übermäßig auf äußere Faktoren und Laborwerte, während ihnen das Interesse an inneren Zuständen und die Bindung an andere fehlen. Patienten mit Essstörungen können eine übermäßige Fokussierung auf körperbezogene Belange wie Figur und Gewicht aufweisen, ebenso wie hypochondrische Patienten, was als »hyperembodiment« anzusehen ist. Ungünstige Kindheitserfahrungen und Traumata spielen bei diesen Schwierigkeiten oft eine Rolle.

Um die Sinneserfahrungen der Patient*innen wie der Therapeut*innen zu nutzen, sind Kenntnisse der Dimensionen des Mentalisierens hilfreich: Bildgebende neurobiologische Studien über soziale Kognitionen und Befunde, die auf Dysfunktionen einzelner Facetten des Mentalisierens hindeuten, unterstreichen die Annahme, dass Mentalisieren ein multidimensionales Konstrukt ist (Lieberman 2007; Luyten et al. 2019). Die Dimensionen des Mentalisierens setzen sich zusammen aus:

- automatisch versus kontrolliert,
- Selbst versus andere,
- innen- versus außenorientiert,
- kognitiv versus affektiv (vgl. Abb. 4.4-1, S. 214).

Schwierigkeiten des Mentalisierens sind häufig darin begründet, dass ein Individuum oder eine Gruppe zu stark auf den Pol einer Dimension fokussiert (z. B. bei Verschwörungsmentalitäten), wodurch die Aspekte des anderen Poles dieser Dimension vernachlässigt werden, was mit einer Mentalisierungseinschränkung einhergeht. Gelungenes Mentalisieren entsteht hingegen dann, wenn beide Pole einer Dimension und schließlich alle Dimensionen gleichermaßen fluktuierend vom Individuum genutzt werden und ausgewogen präsentiert sind.

Jede Polarität repräsentiert ein neuronales System, wobei alle Systeme in strukturell-funktionellen Dynamiken des Gehirns miteinander verbunden sind (Debbané & Nolte 2019), wie es z. B. für das erweiterte frontostriatale Salienz-Netzwerk bei Depressionen nachgewiesen werden konnte (Lynch et al. 2024). Allerdings konkurriere jede Polarität unter Stressbedingungen bei erhöhtem Arousal, etwa in Form eines mehr nach innen fokussierten »Mentalisierens« – z. B. in Form von Gedanken, Gefühlen und Grübeln oder mit der Frage: »Wie fühlt sich Ihr Körper gerade an?« –, mit einem nach außen fokussierten »Mentalisieren« (sich auf beobachtbare, äußere Eigenschaften oder Besonderheiten richtend). Patienten können Schwierigkeiten oder Defizite des Mentalisierens in nur einem oder aber in mehreren Bereichen aufweisen, ohne dadurch zwangsläufig in den übrigen Bereichen beeinträchtigt zu sein. Eine weitere Polarität ist das »automatische (implizite)« versus das »kontrollierte (explizite)« Mentalisieren. Während automatisches Mentalisieren (als Notfallreaktion) durch schnelle Verarbeitung kaum Aufmerksamkeit, Bewusstheit oder Arbeit erfordert, weil subkortikal lokalisiert, und deshalb leicht zu Fehlschlüssen verleitet, ist kontrolliertes Mentalisieren mit einem langsamen, kortikal lokalisierten, bewussten Reflexionsprozess verbunden. »Selbstorientiertes« versus »fremdorientiertes« Mentalisieren orientiert sich an mentalisierender Selbstreflexion und am mentalisierenden Nachdenken über andere. Während kognitives Mentalisieren die Fähigkeit umschreibt, mentale Prozesse kognitiv zu verstehen, bezeichnet affektives Mentalisieren, die Dimension des affektiven Kerns des Erlebens zu verstehen.

Von Mentalisieren kann dann gesprochen werden, wenn zwischen allen vier Dimensionen eine dynamische Balance besteht, insbesondere zwischen den möglichen Ungleichgewichten zwischen den Polen jeder Dimension (Luyten et al. 2019). Nicht-Mentalisieren oder eingeschränktes Mentalisieren zeigt sich bei Borderline-Patienten in überaus empfindlichen Reaktionen auf emotionales Verhalten anderer, was zulasten der reflexiven Kompetenz ihres eigenen mentalen Zustands im Sinne einer Hyperaktivierung der Bindungsstrategie geht. Patienten mit Somatisierungsstörungen mit alexithymen Zügen äußern sich eher kontrollierend sowie eher kognitiv als affektiv, mehr an Laborwerten und äußeren Fakten als an inneren Zuständen interessiert und bezüglich des Interesses an anderen eher bindungsvermeidend (Hypoaktivierung).

Patient*innen mit somatoformen Störungen, Essstörungen, Persönlichkeitsstörungen, einschließlich Borderline-Patienten, weisen zahlreiche Phänomene auf, deren spezifisches Körpererleben mit diesen Dimensionen in Verbindung steht. Auf der Ebene des Körper-Modus beschäftigen sich diese Patient*innen gerne konkretistisch mit Laborwerten, Äußerlichkeiten, wie z. B. Figur und Gewicht, und hypochondrischen Fehlwahrnehmungen. So findet sich bei Patient*innen mit Essstörung eine Art »Hyperembodiment« (Skarderud & Fonagy 2012, S. 360), alles dreht sich nur noch um das Essen. Widrige Kindheitserfahrungen in Form von Vernachlässigung, Misshandlung oder sexuellem Missbrauch sind bei diesen Patient*innen deutlich häufiger zu eruieren (Maunder et al. 2017; Porter et al. 2019). Sie gehen mit ständigen Selbst-Vergewisserungsstrategien *(body checking)* einher, weil Körper und psychisches Erleben unzureichend integriert sind. Patient*innen mit somatoformen Belastungsstörungen haben mit traumatisierten Patient*innen die auffällige Schwierigkeit gemeinsam, ihre belastenden Erfahrungen als kohärente Geschichten mit einem Anfang und einem Ende darzustellen, es fehlt sehr häufig eine Zeitgitter-Struktur. Unabhängig davon dominiert das Körpererleben, Zusammenhänge zu seelischen Prozessen sind weit entfernt. Nicht zuletzt geraten sie »durch Körpermanipulationen in abnorme subjektive Erlebniswirklichkeiten, aus denen sie manchmal spontan und manchmal nur mit psychotherapeutischer Hilfe wieder herauskommen können« (Plassmann 1993, S. 261). Vor der Zeit des Mentalisierungsmodells ging man davon aus, dass ein sehr häufiger Wechsel zwischen normalen und pathologischen Erlebniswirklichkeiten von der Kapazität zur Symbolbildung abhängt. Heute denken wir eher, dass nicht die eingeschränkte Kapazität zur Symbolbildung ursächlich ist, die bekanntlich an Sprache gebunden ist, sondern dass die Mentalisierungsfähigkeit darüber entscheidet, ob spezifische Bindungsaktivierungen zu raptusartigen oder schleichend eingeschränkten Krisen der Affektregulation führen, denen eine eingeschränkte oder fehlende Symbolbildungskapazität folgt.

Neben den prämentalisierenden Modi orientiert sich die Förderung des Mentalisierens bezüglich spezifischer Interaktionen[13] an den polaren Dimensionen des Mentalisierens. Diese Dimensionen ermöglichen die Technik des *contrary move*, womit Fragen gemeint sind, die sich jeweils am Gegenpol orientieren, um als sogenannte Gegenbewegungsinteraktionen Mentalisieren zu induzieren (Abb. 4.4-1).

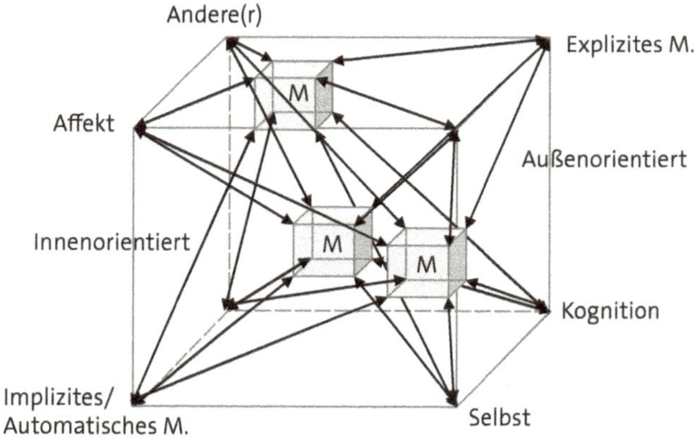

Abb. 4.4-1: Dimensionen des Mentalisierens (wobei M als beweglicher Würfel zu imaginieren ist)

13 Der Begriff Interaktion wird dem der Intervention vorgezogen, um die eher symmetrische Beziehung zwischen Therapeut*innen und Patient*innen auszudrücken. Der Interventionsbegriff, der eher an Technik und militärische Einsätze erinnert, betont stillschweigend eine Asymmetrie zwischen (wissenden) Therapeut*innen und (nicht wissenden) Patient*innen.

KAPITEL 5

Somatisieren oder Mentalisieren?

> Somatisieren kann als Versuch betrachtet werden, eine Selbst-Kohärenz wiederherzustellen, die durch die Nichtwahrnehmung wichtiger Objekte verloren gegangen ist. Eine häufigere Mentalisierungshemmung ergibt sich aus der Scham, die als Affekt die paradoxe Intentionalität hat, einerseits gesehen werden zu wollen (z. B. durch Erröten) und andererseits im Boden zu versinken.
> Eine mentalisierungsbasierte Behandlung verhilft den Patient*innen, eine reflektierende Haltung gegenüber ihren Gefühlen, Gedanken und Verhaltensweisen zu entwickeln. Dazu gehört auch, dass die Therapeut*innen ihnen helfen, die verschiedenen Funktionen der Scham zu erkennen und zu unterscheiden. Durch das Verstehen der zugrunde liegenden Überzeugungen und des epistemischen Misstrauens, beide häufig mit Scham verbunden, sollten die Implantate negativer Selbstbilder hinterfragt und neu gestaltet werden.

Auf einem Spielplatz stürzt ein Kind und schürft sich das Knie. Was ist seine erste Reaktion? Beginnt es zu schreien und/oder zu weinen? Schaut es auf sein Knie, um sich dem Ausmaß der Verletzung zuzuwenden, das es innerlich vermutet? Beides ist möglich (Fotopoulou & Tsakiris 2017). Viele Eltern würden bestätigen, dass Kinder sich als Erstes an die Eltern wenden und deren Reaktion abwarten, bevor sie mit einer eigenen »angemessenen« Verhaltensreaktion reagieren. Entwicklungs- und Sozialpsychologen erklären solche Verhaltensweisen mit der Bezugnahme auf ein Rollenmodell oder soziales Referenzsystem (Bandura 1967), psychodynamische Wissenschaftler führen diese auf identifikatorische Prozesse oder auf Affektabstimmungsprozesse (Stern 2007) gegenüber einem oder beiden Elternteilen zurück.

Aus Sicht des Mentalisierungsmodells könnte die Hypothese vertreten werden, es gehe um eine Verletzung des Selbst und der Blick zu den primären Bindungspersonen sei der Versuch, eine Selbst-Kohärenz wiederzugewinnen. Dabei wirft eine solche Verhaltensweise eine grundsätzliche Frage auf: Warum lädt die Schmerzerfahrung, die so eng mit Subjektivität und dem eigenen Körper verbunden ist, zu sofortiger sozialer Aufmerksamkeit und Reaktion ein? Fotopoulou und Tsakiris (2017, S. 6) gehen wie Merleau-Ponty davon aus, dass selbst kleinste Aspekte des Selbstseins, wie z. B. solche Gefühlsqualitäten, »grundlegend durch verkörperte Interaktionen mit anderen Menschen in der frühen Kindheit und darüber hinaus geprägt werden«.

Ganz offensichtlich gibt es sehr verschiedene Modi der Repräsentanzen-Bildung: »Neben Verdichtungen, Überdeckungen und Verweisungen stehen auch Leerstellen und Entzüge. Etwas zeigt sich, indem es sich entzieht, der Sinn erscheint im Sinnlosen, das nicht Repräsentierte im Repräsentierten« (Kobylinska-Dehe 2019, S. 525). Dieser Aspekt des Körper-Modus spielt eine zentrale Rolle beim Mentalisieren bzw. Nicht-Mentalisieren. Das Nicht-Repräsentierte wird in repräsentierter Scham sichtbar und hemmt in Form von Scham und Beschämung die Fähigkeit des Mentalisierens und den therapeutischen Fortschritt, was Darwin schon trefflich ahnte:

> Unter einem ausgeprägten Schamgefühl besteht ein starker Wunsch nach Verheimlichung. Wir wenden den ganzen Körper ab, insbesondere das Gesicht, das wir auf irgendeine Weise zu verbergen suchen. Ein beschämter Mensch kann es kaum ertragen, dem Blick der Anwesenden zu begegnen, so dass er fast ausnahmslos die Augen niederwirft oder fragend schaut. [...] Die meisten Menschen erröten zwar intensiv, aber ihre geistigen Kräfte sind verwirrt (Darwin 1872, S. 156).

So hatte er damit die Wirkung der Scham auf die Fähigkeit des Mentalisierens beschrieben, obwohl der Begriff noch nicht in aller Welt war.

Es gibt zahlreiche Gründe, warum Psychotherapien nicht erfolgreich sind. Ein wichtiger Grund könnte die Nichtwahrnehmung und Nichtbehandlung der Scham in der klinischen Arbeit sein, da auch Therapeuten nicht gerne beschämt werden. Leider gehört Scham trotz umfangreicher Literatur zu den bisher wenig beachteten Affekten in der Aus- und Weiterbildung (Küchenhoff 2018; Schultz-Venrath 2022).

Aus Sicht des Mentalisierungsmodells ist von besonderer Bedeutung, dass der Affekt der Scham, wie alle Affekte, multidimensional ist und viele Gesichter hat, die von »der malignen Scham bis hin zu einer notwendigen und gesunden Fähigkeit, die Scham zu fühlen, um Teil der Gesellschaft zu sein, reichen« (Hadar 2008, S. 168) (Abb. 1.1-2). Während die maligne Scham »namenlos« und in der Regel »unaussprechlich« ist und in der körperdysmorphen Störung oder Körperdysmorphie zum Ausdruck kommt, ist die ursprüngliche Scham, die Schuld, Ekel und Panik in sich vereint, eine Form der Scham, die auf die Überzeugung zurückgeht, dass »etwas mit mir nicht stimmt«. Dies ist inzwischen im Mentalisierungsmodell als »epistemisches Misstrauen« gut konzeptualisiert (Campbell et al. 2021; Fonagy & Allison 2015; Fonagy & Nolte 2023).

Fallbeispiel

Bei einer 24-jährigen Borderline-Patientin mit schweren Depressionen spielten starke Schamgefühle und ein übermächtiges, selbstkritisches Über-Ich eine zentrale Rolle in ihrer Behandlung. Sie machten es ihr schwer, über ihre Schwierigkeiten zu sprechen, weil sie sie »so peinlich« fand. Sie versuchte, die sie überwältigenden Scham-Situationen entweder durch Essanfälle oder Selbstverletzungen zu bewältigen.

5.1 Prämentalisierende Modi

In der Folge wird die Erweiterung der prämentalisierenden Modi um den Körper-Modus begründet. Die prämentalisierenden Modi sind Entwicklungsphasen, die mit der Sprachentwicklung und den Gedächtnissystemen korrelieren. Sie repräsentieren verschiedene Arten der Affektregulierung, des Erlebens und der Wahrnehmung von sich selbst und der Welt.

Prämentalisierende Modi haben einen entwicklungspsychologischen Phasenverlauf, der mit der Sprachentwicklung und den Gedächtnissystemen korreliert (Abb. 5.1-1). Jeder Mensch, nicht nur jeder Patient, kann unter bestimmten psychischen Belastungen in einen prämentalisierenden Modus zurückfallen. Dieser kann sich sowohl mental als auch körperlich äußern, z. B. in Form der Verweigerung von Selbstreflexion, einer Vermeidung, sich mit dem inneren Befinden zu befassen, ebenso in einem Mangel an emotionaler Bewusstheit, womit die innere Befindlichkeit nicht oder nur wenig wahrgenommen und differenziert wird. Das Verharren im Äquivalenz-Modus, eine Art Gleichsetzung von innerer Befindlichkeit und äußerer Realität, findet aktuell häufiger in Verschwörungsüberzeugungen seinen Niederschlag, die nicht selten mit einer eingeschränkten Regulations- und Modulationsfähigkeit der Affekte einhergehen. Für Patient*innen mit psychischen Störungen ist ein signifikanter Zusammenhang zwischen der Symptomschwere und eingeschränkter Mentalisierungsfähigkeit ebenso belegt wie Unterschiede zwischen Patient*innen, die sich selbst verletzten, und solchen, die es nicht taten, sowie zwischen Patient*innen mit und ohne Suizidversuchen (Hausberg et al. 2012).

Im Rahmen unserer Reihe »Mentalisieren in Klinik und Praxis« schlugen Diez Grieser und Müller (2024 [2018]) und Schultz-Venrath (2021) zur Differenzierung vor, den Körper-Modus *(body mode)* als frü-

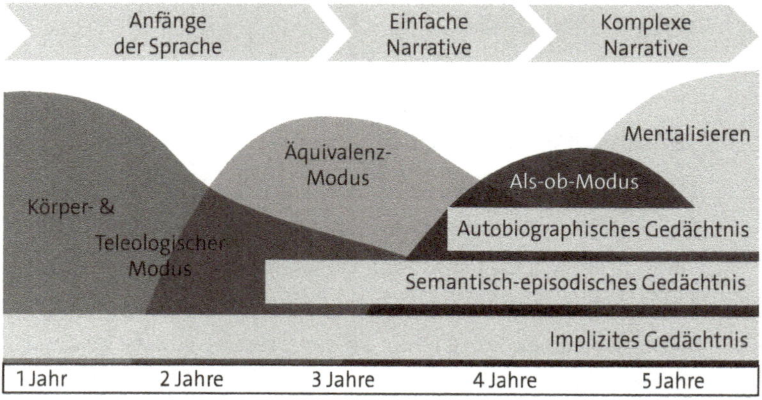

Abb. 5.1-1: Prämentalisierende Modi in Beziehung zur Sprachentwicklung und zum Gedächtnis

hesten Modus den bisherigen drei Modi voranzustellen. Er ist dadurch definiert, dass der Säugling prä- und postnatal etwa bis zum neunten Monat Körper und Psyche nicht getrennt erlebt. Er ist primär mit seinen Körper- und Hautempfindungen beschäftigt (Tab. 5.1-1).

Dieser Modus ist für das Verständnis somatoformer Belastungsstörungen, Essstörungen und anderer körperbezogener Störungen, von Körper-Psyche-Dissoziationen (Lombardi 2022) aller Art bis hin zu den Transgender-Identitäten (Lemma 2024), besonders hilfreich, wenn man zwischen dem Modus »Körper-Haben« versus »Körper-Sein« unterscheidet. »Körper-Sein« entspricht dem *body mode*, der in Form von Körperempfindungen nicht erst mit der Geburt seinen Anfang nimmt, sondern über das prozedurale Gedächtnis auch intrauterine Beziehungskonstellationen umfasst. Postnatal geht dies auf der neuronalen Ebene am ehesten mit der Aktivierung der Spiegelneuronen einher, während der Modus »Körper-Haben« bereits auf erste Körper- oder Affekt-Repräsentanzen zurückgreift: Im Modus »Körper-Sein« ist ein Kind oder Erwachsener, z. B. in seiner Sexualität (besonders in der Onanie), ausschließlich mit seinen Körperempfindungen beschäftigt. Auch körperdysmorphe Störungen sind zum Körper-Modus zu rechnen: Patient*innen überbewerten eine vermeintliche körperliche Asymmetrie oder einen kleinen Makel so stark, dass sie ständig mit diesem Körperteil – mit der Haut, mit den Haaren, Zähnen, der Nase, Ohren oder sekundären Geschlechtsmerkmalen – beschäftigt sind. Objektiven Betrachtern würde der vermeintliche Makel meist nicht auffallen. Die Patient*innen gehen jedoch in ihrer Verzweiflung bis zum Äußersten, versuchen über Schönheitsoperationen, die sich bis zur »Operationssucht« steigern können, den Makel zu korrigieren (Menninger 1934; Schultz 1923). Während die Fehlwahrnehmung und ständige Beschäftigung mit einer vermeintlichen Anomalie dem Körper-Modus zuzuordnen sind, wäre der Zwang, sich einer Operation zu unterziehen, dem teleologischen Modus zuzuordnen. Eine ähnliche Differenzierung könnte man für Tattoos vornehmen: Tattoos markieren einerseits eine Körpergrenze, sprechen andererseits aber für den meist unbewussten Wunsch, einen anderen Körper haben oder in einem anderen Körper sein zu wollen, der auf diese Weise selbstbestimmt »handelnd« umgesetzt wurde.

Tab. 5.1-1: Definitionen der prämentalisierenden Modi

Modus	Beschreibung
Körper	Prä- und postnatal bis etwa zum neunten Monat kann der Säugling Körper und Psyche nicht getrennt erleben. Er ist primär mit seinen *Körper- und Hautempfindungen* beschäftigt.
Teleologisch	Mentale Zustände wie Bedürfnisse und Emotionen werden *handelnd* zum Ausdruck gebracht. Es zählen lediglich *Aktionen* und ihre greifbaren Folgen – nicht Worte.
Äquivalenz	Äußere Welt = innere Welt. Mentale Zustände werden als real erlebt, wie es in *Träumen*, bei *flashbacks* und *paranoiden Wahnvorstellungen* geschieht.
Als-ob	Mentale Zustände sind von der Realität abgekoppelt, behalten ein *Gefühl der Unwirklichkeit*, weil nicht mit der Realität verbunden und in ihr verankert.

Fallbeispiel

Eine 19-jährige Patientin begleitete mit ihrer Mutter das Sterben ihres Vaters. In den Todesminuten ihres Vaters musste sie zwischen Zimmer und Badezimmer hin- und herlaufen; als ihre Mutter ihr zurief, dass ihr Vater soeben verstorben sei, habe sie sich in den Arm gebissen und sei dann die Wand zwischen Waschbecken und Toilette heruntergerutscht. Es sei ein »Zusammenbruch« gewesen. Dieser ersten Selbstverletzung folgten Schnittverletzungen, wenn sie das Brodeln in ihrem Körper als zu großen Stress wahrgenommen habe.

Während man diesen Zusammenbruch psychodynamisch als unbewussten ödipalen Wunsch verstehen kann, selbst sterben zu wollen, um dem Vater nahe zu sein, spricht dieses Beispiel aus Sicht des Mentalisierungsmodells für den Körper-Modus, um sich aufgrund des Objektverlusts als »Selbst« in dieser emotional äußerst belastenden Situation zu spüren. Aus unserer klinischen Erfahrung ist dieser Unterschied insofern bedeutsam, als Patient*innen in diesem Stadium den psychodynamischen Zusammenhang nicht nachvollziehen können.

Bisher wurden diese Phänomene eher undifferenziert dem teleologischen Modus zugeordnet (Euler & Walter 2018). Im Unterschied zum teleologischen Modus ist der Körper-Modus jedoch primär auf das Selbst und nicht auf den anderen bezogen. Er unterscheidet sich damit auch vom autistisch-berührenden Modus von Thomas Ogden (s.u.). Beim teleologischen Modus ist für den Säugling eine gut funktionierende Umwelt überlebenswichtig. Da er selbst nicht ausdrücken kann, was er braucht, muss die Bindungsperson herausfinden, ob er Hunger, Durst oder Schmerzen empfindet. Das Erleben vollzieht sich hier allein auf physiologischer Ebene. Die Umwelt muss funktionieren, um eigene innere Spannungszustände zu mindern.

Aus Gründen unterschiedlicher therapeutischer Interaktionen sollten diese beiden Modi differenziert werden. Viele Patient*innen, z.B. mit einer körperbezogenen Störung oder Essstörung, akzeptieren als Realität nur das, was physisch oder real beobachtbar ist, weil sie kaum in der Lage sind, körperliche Empfindungen richtig zu interpretieren bzw. zu bewerten. Robinson und Skarderud (2019, S.370) sprechen deshalb in der Tradition von Hilde Bruch (2002 [1982]) bei Anorexie- und Bulimie-Patient*innen von einer Selbst-Störung oder von einem mangelhaften Selbstgefühl. Weil solche Patient*innen nicht wissen, was sie fühlen und benötigen, bewegen sie sich nahe am Verlust der eigenen Realität.

5.2 Der Körper-Modus (body mode) – Klinische Beispiele

Affekte und Spiegelungsprozesse, die körperlich sind, moderieren die psychosexuelle Entwicklung. Bleiben die verschiedenen Spiegelungsprozesse aus, entwickelt sich bei dem betreffenden Individuum weder eine »Zwischenleiblichkeit« (Merleau-Ponty) noch eine Kommunikationsfähigkeit, was möglicherweise erklärt, warum gerade der sprachliche Zugang zu Patienten mit somatoformen Störungen und auch Persönlichkeitsstörungen, die sich im Körper-Modus befinden, häufig so schwer ist.

Die fehlende Differenzierung zwischen Körper und Psyche äußert sich in zahlreichen klinischen Symptomen, wie z.B. Daumenlutschen, Sich-selbst-Streicheln, Rumination, Essstörungen, »Skin-picking« (Dermatillomanie), Nägelkauen (Onychophagie) oder Nagelbettkauen (Perionychophagie) bis hin zum Phänomen der okklusalen Dysästhesie.[14] Patient*innen und Therapeut*innen nehmen im Körper-Modus »mentale Zustände« nur als physiologisch-körperliche Sensationen wahr und äußern diese auch automatisch. Der Körper-Modus *(body mode)* ist Teil der nonverbalen, primär unbewussten Interaktion, die nach Haltung, Gestik, Berührungsverhalten, Mimik, Blickverhalten, Stimme und Sprachmelodie differenziert wird. Ein wesentlicher Teil dieses Modus sind Selbstberührungen, die phasisch (z. B. als Entlangstreichen an der Wange), repetitiv (z. B. durch Kratzen am Unterarm) oder irregulär (z. B. durch Knibbeln an den Fingern) in Erscheinung treten (Lausberg 2018, S. 67). So kann sich motorische Unruhe durch irreguläre Bewegungen der Hände manifestieren, was im Angelsächsischen als *fidgeting* (nervöse Unruhe, Nesteln, Fummeln, Knibbeln und Herumspielen) beschrieben ist.

Eine Funktion des Körper-Modus ist analog der Qualität erster Beziehungserfahrungen die Grenzerfahrung. Nur über die Berührung der Haut kann reflexiv ein Selbst wahrgenommen werden, was in körpertherapeutischen Konzepten auf verschiedene Weise genutzt wird. Über differente Berührungswahrnehmungen entwickelt sich ein Selbst, wobei Selbstverletzungsverhalten verschiedenster Art auch als ein Versuch verstanden werden kann, sich selbst als Selbst (vor einer Fragmentierung oder unerträglichen Leere) zu spüren. Selbstverletzungsverhalten muss nicht unbedingt an ein Objekt gebunden sein, worauf schon Anzieu (2016 [1991]) mit seinem Konzept des Haut-Ich eindrucksvoll hingewiesen hat.

Der Körper-Modus hat in der analytischen Literatur verschiedene theoretische Vorläufer, wie z. B. die »autistisch-berührende Organisation«, die Ogden als »primitivsten Seinszustand« und als Modus beschreibt, »der Erfahrung Bedeutung zuzuschreiben« (Ogden 2000, S. 51 f.). Das Wort »berührend« versteht er als notwendige Antithese zur Isolation und Unverbundenheit auslösenden Konnotation des Wortes

14 Patienten mit okklusaler Dysästhesie tauchen in der zahnmedizinischen Praxis auf und berichten über Missempfindungen bis hin zu Schmerzen wegen empfundener ungünstiger Zahnkontakte. Häufig beginnen diese Missempfindungen nach einer zahnmedizinischen Behandlung, die für die Betroffenen als Auslöser ihrer starken, die Lebensqualität beeinträchtigenden Beschwerden gilt.

»autistisch«. Der Wortgebrauch mag angesichts der neueren Erkenntnisse bezüglich der Autismus-Spektrum-Störungen für psychoanalytisch weniger vertraute Leser etwas verwirrend sein, meint aber ausschließlich den (psychischen) Rückzug auf sich selbst. Dieser Modus sichert nach Ogden die Begrenzung extremer (kindlicher) Ängste (!), worüber Objektbeziehungen in Form sensorischer Oberflächenerfahrungen gestaltet werden. Für Ogden findet im Modus einer autistisch-berührenden Organisation das Erleben von Empfindungen insbesondere auf der Hautoberfläche statt. Dadurch werden Anfänge von Selbsterfahrung und psychischer Bedeutung geschaffen:

> Sensorische Kontiguität der Hautoberfläche zusammen mit dem Element des Rhythmuserlebens sind grundlegend für die elementarsten Formen kindlicher Objektbeziehungen: die Erfahrungen des Kindes, von der Mutter in den Arm genommen, gestillt und angesprochen zu werden (Ogden 2000, S. 54).

Gelinge es in der frühen Mutter-Kind-Beziehung nicht, »Formen sensorischer Erfahrung herzustellen, die das Bewusstsein um die Separatheit, die eine essentielle Komponente früher kindlicher Erfahrung darstellt, [zu] ›heilen‹ oder ›erträglich‹ [zu] machen«, dann entwickle sich eine Quelle eines unerträglichen Prozesses von »Nicht-Erfahrung«, der mit einem Zustand vergleichbar sei, in dem der Prozess, der Erfahrung Bedeutung zuzuschreiben, nicht gelingend ausfalle oder aufhöre oder lahmgelegt werde. Deswegen kann die Bedeutungszuschreibung, die allerdings vom Patienten und seltener vom Therapeuten auszugehen hat, zuweilen merkwürdige Sprachbilder hervorrufen:

So beschrieb eine depressive Patientin im Rahmen einer dritten, schon fortgeschritteneren Analyse ein Spannungsgefühl im Magen als Missempfindung:

P: »Im Magen ist so ein Block.«
Th: »Also, da ist etwas im Magen …«
P: »Hm (überlegend), das ist wie ein Stein, etwas wirklich Schweres.«

Th: »Ja, wie fühlt sich das an?«
P: »Oh, das ist wie der Stein auf dem Grab Christi.«

Dieses Fallbeispiel von Leikert (2016, S. 163) belegt eindrucksvoll, wie bei hinreichend vorhandenem epistemischem Vertrauen mentalisierungsfördernd mit der Frage »Wie fühlt sich das an?« über die Methode der freien Körperassoziation bei der Patientin eine alternative Perspektive induziert werden kann. Leikert, der sich ohne Bezug zum Mentalisierungskonzept zum Prinzip gemacht hatte, in diesen »Zonen [...] ganz und gar auf Deutungen zu verzichten«, beschreibt, wie diese »plötzliche Metapher in der Sprachwüste der Körperempfindungen [...] enorm komisch« auf sie beide gewirkt habe. Sie seien im selben Moment in schallendes Lachen ausgebrochen und hätten die unvermutet auftauchende Assoziation als offensichtlich der Gesundung dienende Größenfantasie von Ewigkeit und Unzerstörbarkeit gemeinsam analysieren können.

Ein anderes bekanntes klinisches Beispiel für eine solche Nicht-Erfahrung ist die bereits erwähnte körperdysmorphe Störung (früher: Dysmorphophobie), die mit einem ausgeprägten Scham-Affekt einhergeht. Dieser ist bei diesem Krankheitsbild erstaunlicherweise ebenso wenig untersucht wie ihr epistemisches Misstrauen. Die Patienten sind übermäßig mit einem oder mehreren wahrgenommenen Defekten oder Mängeln in der äußeren Erscheinung beschäftigt, wobei sie sich eklig, hässlich, unattraktiv, unnormal oder entstellt wahrnehmen, obwohl es für die anderen dafür überhaupt keinen Anlass gibt. »Die übermäßige Beschäftigung mit dem Aussehen wird als störend, ungewollt und zeitaufwendig (beansprucht im Durchschnitt 3–8 h/Tag) empfunden« (APA 2015, S. 331 f.). Das Grundgefühl zum Körper ist grundsätzlich negativ bestimmt, was mit der Schwierigkeit verbunden ist, vor und mit anderen, insbesondere mit fremden Menschen zu sprechen. Die körperdysmorphe Störung kann mit Beziehungsideen oder einem Beziehungswahn zusammenfallen und steht mit einer hohen Ausprägung von Angst, sozialen Ängsten, Vermeidung von sozialen Situationen, gedrückter Stimmung, Neurotizismus, Perfektionismus, niedriger Extraversion und niedrigem Selbstvertrauen in Zusammenhang. Wegen der Scham bezüglich ihres Erscheinungsbilds zögern Betroffene lange, anderen von ihren Befürchtungen zu berichten.[15]

Der Körper-Modus kann in einer Art Kontinuum oder Überschneidung mit dem teleologischen Modus und sogar Als-ob-Modus auftreten, insbesondere wenn es sich um Patienten mit multiplen Konversionssymptomen oder mit einem sogenannten Münchhausen-Syndrom handelt (Asher 1951; Eckhardt 1989). Sie werden heute zu den artifiziellen Störungen gerechnet (Hausteiner-Wiehle & Hungerer 2020), nachdem sie eine Vielzahl abenteuerlicher Namen erhalten haben, wie z. B. »Haemorrhagica histrionica« oder »Neurologica diabolica«. Gemeint sind Patienten, die sich selbst – meist nach ausgedehnten Reisen – wiederholt mit dramatischen Symptomen ins Krankenhaus einweisen (sogenannte »Krankenhauswanderer«) und Krankengeschichten berichten, die sich später als Mischung aus Fiktion und Wahrheit erweisen. Gelegentlich geben diese Patienten in der Notfallaufnahme eines Krankenhauses auch einen falschen Namen an und werden wegen fehlender Krankenversicherung und entstandener Kosten sogar polizeilich gesucht. Charakteristisch sind zahllose Symptome, mit denen die Patienten den Arzt dazu bringen, sie einem invasiven Eingriff zu unterziehen, um beim geringsten Zweifel an der somatischen Genese – gegen ärztlichen Rat oder heimlich – das Krankenhaus wieder zu verlassen. Der Wiederholungszwang kann innerhalb kurzer Zeit zu mehr als 100 – in einem uns bekannten Fall zu 423 – Krankenhausaufnahmen führen.

In der neurologischen wie internistischen Literatur finden sich ebenso bunte Beschwerden wie eine Vielzahl von Fehldiagnosen. Die Vielfalt typischer Manifestationen haben Hausteiner-Wiehle und Hungerer (2020) zusammengefasst. Nach gastrointestinalen Beschwerden sind neurologische Symptome am zweithäufigsten: bevorzugt paroxysmaler Kopfschmerz, diffuser Schwankschwindel, Bewusstlosigkeit, sonderliche Anfälle (Eckhardt 1989). Unter den neurologischen Artefakt-Krankheiten überwiegen fantasievolle Epilepsie-Diagnosen.

15 Der Körperbezug könnte auch als Abwehr sozialer Angst verstanden werden, da es mit dem Körper einen greifbaren, »äußeren« Grund für die Angst gibt und stundenlange Beschäftigungen immer noch leichter zu ertragen sind, als sich den Gründen der (sozialen) Angst zu stellen.

Simulierte Anfälle treten dagegen viel seltener auf als diagnostisch angenommen. Aufgrund ihres zweckgerichteten Vortäuschens sind diese dann eher dem teleologischen Modus zuzuordnen. Bei 10 % der Patienten mit psychogenen nichtepileptischen Anfällen (PNEA) häufen sich diese jedoch derart, dass sie immer wieder als Status epilepticus (convulsivus) verkannt werden, mit der Folge einer intensivmedizinischen Fehlbehandlung. Tatsächlich handelt es sich um einen Status pseudoepilepticus (SPE), der über Stunden und manchmal Tage andauern kann und inzwischen zu den artifiziellen Störungen gezählt wird. Während im Status epilepticus convulsivus mehrere große Anfälle nacheinander auftreten, ohne dass der Kranke zwischendurch zu Bewusstsein kommt, wird von einem Status pseudoepilepticus gesprochen, wenn nichtepileptische Anfälle mehr als eine Stunde lang einander folgen, ohne dass der Kranke ansprechbar ist, obwohl er nicht bewusstlos ist (Kütemeyer & Schultz-Venrath 1996b; Schultz 1986). Leider ist die diagnostische Nomenklatur häufig nicht präzise: So sind Begriffe wie *pseudoseizures* und/oder »Pseudostatus« problematisch, da es sich um Anfälle und einen Status handelt. Die Möglichkeiten der erweiterten apparativen Zusatzdiagnostik (CT, MRT, EEG, Video-EEG, Telemetrie, PET und 24-h-EEG) haben die diagnostischen Schwierigkeiten bisher nicht verringert. Der Serum-Prolaktin-Spiegel bleibt nach PNEA unverändert, was aber auch für einige wenige epileptische Anfälle zutrifft. Kein klinisches Einzelmerkmal erlaubt eine sichere Differentialdiagnose. Die Unterscheidung eines PNEA von einem epileptischen großen Anfall (Grand mal) ist meist leichter zu treffen als von psychomotorischen (fokal-komplexen) Anfällen – besonders aber auch von Anfällen des Frontallappens – oder von Synkopen, hypoglykämischen und tetanischen Anfällen. Die motorischen Erscheinungen von PNEA bieten alle Ausdrucksvarianten und reichen vom Totstellreflex (»Ohnmacht«) bis zum Bewegungssturm. Bei einem Totstellreflex-Anfall findet sich besonders häufig ein sexuelles Missbrauchstrauma in der frühen Entwicklung (Betts & Boden 1992).

Ein SPE wird aufgrund der damit einhergehenden Selbstmisshandlungen als unbewusste Re-Inszenierung einer frühen Traumatisierung angesehen. Diagnostik und Differentialdiagnostik können u. a. auch deshalb äußerst schwierig sein, weil sich solche Patienten (im teleologischen Modus) Belladonna-Tropfen in ein Auge träufeln können und auf diese Weise eine einseitige (manchmal auch beidseitige) verzögerte oder gar ausbleibende Pupillenreaktion bieten. Eine Neigung zu Selbstbeschädigung, etwa in Form von Messer- oder Löffelschlucken, auch außerhalb der Anfälle, sowie chronische Suizidalität und andere psychiatrische Auffälligkeiten, auch in der Familie, sind bei diesen Patienten, die meist aus medizinischen Hilfsberufen stammen, die Regel. Hier findet sich eine Reihe von Übereinstimmungen zu Patienten mit schwererer Borderline-Persönlichkeitsstörung. Sie weisen eine erhöhte physiologische Erregung in Ruhe mit einer abnormen mentalen Verarbeitung auf (Reuber & Mayor 2012).

Der ohnehin dramatische und appellative Charakter eines psychogenen Anfalls eskaliert im SPE derart, dass die zunächst richtige Annahme nichtepileptischer Anfälle in der Regel in Zweifel gezogen wird. Paradoxerweise werden wegen der Anfallsdauer oder der Selbstschädigung falsche Diagnosen bevorzugt, die bei nüchterner Prüfung die richtige in Erwägung ziehen lassen könnten. Die Anfallsdauer lässt zunehmend Ohnmachts- und Hilflosigkeitsgefühle beim Arzt aufkommen, die dieser mit forcierten medizinischen Maßnahmen zu kompensieren versucht. Auffallend häufig entwickelt sich aus der Fehlbefundung apparativer Zusatzbefunde eine Fehldiagnose. Es liegt nahe, dass es sich dabei auch um ein ärztliches Mentalisierungsversagen handelt. So nehmen sowohl Anfallsfrequenz wie Anfallsdauer bei SPE-Patienten nach intensivmedizinischer Behandlung besonders zu, während nach kommunikativer Intervention in der Regel eine Anfallsreduktion eintritt. Insofern kann ein SPE auch Folge einer aktivistischen, unreflektierten Haltung und iatrogen bedingt sein. Merkwürdigerweise werden SPE-Patienten, deren Anfälle nicht epileptisch sind, trotz richtiger Diagnose fast immer antiepileptisch weiter behandelt (Kütemeyer et al. 2005; Schultz-Venrath & Masuhr 1993).

Das »Mimikry«-Bedürfnis der Patient*innen im Dienst des Selbstschutzes wird durch die zahllosen Krankenhausaufenthalte perfektioniert. Ärzte sind aufgrund der Bannung, die diese Patienten in der Gegenübertragung auslösen, im Äquivalenz-Modus offenbar gezwungen mitzuagieren, solange sie den Zusammenbruch des Mentalisierens nicht erkennen. Nach dem Ende eines SPE, das jeder Therapeut ruhig abwarten sollte, ist eine mentalisierungsfördernde Psychotherapie indiziert, die jedoch nur selten zustande kommt. Die extrem kurzen Liegezeiten in Neurologischen Kliniken, die mit einem massiven Zeitdruck für alle Beschäftigten einhergehen, lassen kaum Raum für eine frühzeitige und niederschwellige Psychotherapie. Allein das Absetzen von antikonvulsiven Medikamenten kann jedoch zuweilen Anfallsfreiheit bewirken.

Psychodynamische Hypothesen gingen bisher davon aus, dass es sich bei den artifiziellen Erkrankungen um eine Störung des Körperbilds und des Körpererlebens handelt, da diese Patient*innen mit ihrem Körper häufig nicht zufrieden seien. In unbeobachteten Momenten bewegen sie sich aber leicht und lebendig, als ob eine solche Störung gar nicht vorliege. Aus Sicht des Mentalisierungsmodells könnte man vertreten, dass die Art der Selbstbeschädigungen auf die Folgen eines traumatisierenden sozialen Ausschlusses und fehlender Intersubjektivität hinweist – meist haben sich diese Patient*innen mit ihrer Primärfamilie völlig überworfen. Artefakt-Erkrankungen können als ein letzter Versuch angesehen werden, mit dem eigenen Körper zu einem helfenden Objekt (einem Arzt oder einer Ärztin), als Ersatz für eine primäre elterliche Präsenz, in Verbindung zu treten. Vor dem Hintergrund einer desorganisierten Bindung kann diese jedoch nicht produktiv und konstruktiv genutzt werden, weil eine sichere Bindung als unbekannte Erfahrung bedrohlich ist. Die unstillbare Wut und Aggressivität gegenüber den primären Bindungspersonen, die für die Deprivation und/oder Misshandlung verantwortlich waren, können nicht in andere Umgangsformen verwandelt werden. Deshalb verlassen Artefakt-Patient*innen häufig das Krankenhaus, sobald sich ansatzweise Nähe und Verständnis entwickeln.

Die Intensität des Wiederholungs- und Inszenierungsdrucks weist darauf hin, dass es sich um ein Agieren unbewusster Fantasien am eigenen Körper unter Einbeziehung anderer Personen handelt. Man könnte von einem besonderen Körper-Agieren oder Körper-Handeln sprechen. Diese sollen sich »den dabei unbewusst bleibenden Phantasien gemäß verhalten« (Plassmann 1993, S. 273). Interessanterweise ist ein SPE bei Epilepsie-Patienten bisher nicht beschrieben.

Fallbeispiel

Von einer Intensivstation wird eine Patientin mit »Status epilepticus« überwiesen, nachdem die Anfälle bereits zehn Tage angedauert und zu Verletzungen (u.a. zu einer Radiusfraktur) geführt hatten. Es zeigt sich eine nicht ansprechbare Patientin mit Subclavia- und Blasenkatheter sowie Gipsverband am linken Arm, heftig und unregelmäßig an allen vier Extremitäten zuckend. Kopf und Blick sind extrem nach rechts gewendet; zwischendurch streckt sich der Körper opisthoton;[16] Speichelfluss, Augen geschlossen, durch minutenlanges Sistieren der Atmung zyanotisches Gesicht. Die Diagnose Status pseudoepilepticus (SPE) – wegen der bunten Symptomatik erwogen – wird sicher, als die Patientin die Prüfung der Pupillenreaktion durch Zusammenkneifen der Lider vereitelt. Die Anfälle enden nach der Bemerkung des Chefarztes: »Jetzt ist es genug! Wir haben Sie verstanden, Sie können jetzt aufhören.« Die Patientin schlägt überraschenderweise die Augen auf, lächelt und beginnt mit kindlicher Stimme von ihrem Pferd »Sari« zu erzählen, indem sie wiederholt den Arm des Arztes an sich zieht und streichelt. In den nächsten Tagen treten zwar noch einzelne Anfälle von 20 Minuten Dauer auf, der Status ist aber auf diese scheinbar einfache Weise unterbrochen.

Was genau die Unterbrechung des SPE aus Sicht des Mentalisierungsmodells bewirkt haben könnte, bleibt spekulativ: Möglicherweise war es aber – neben einer sicheren diagnostischen Haltung, an der Psychogenese der Anfälle nicht zu zweifeln – eher die Stimme des Chefarztes als der Inhalt des Satzes. Aus unserer Sicht führen eine kommunikative, mentalisierungsbasierte Diagnostik im Sinne einer detaillierten Anamnese der Selbstwahrnehmungen der Patient*innen, einschließlich Fremdanamnese, sobald sie möglich ist, und die genaue Beobachtung des Gesamtablaufs, einschließlich der Reaktionen der Umgebung, am weitesten.

Es ist eine therapeutische Kunst, diese präverbal agierten Erfahrungen bei diesen Patienten in therapeutischen Interaktionen zuzulassen.

16 Starke Rückwärtsneigung des Kopfes mit Überstreckung von Rumpf und Extremitäten.

Je dominierender sich der Patient im Körper-Modus zeigt, desto näher befindet sich der Therapeut/die Therapeutin im Einzel- wie im Gruppensetting in einer Art früher »Mutter-Kind-Dyade«, wobei auch eine Gruppe als »Mutter« fungieren kann. Beide Settings können als offenes dynamisches System verstanden werden, das in der Lage ist, Bedeutungen zu erzeugen und zu verändern.

5.3 Teleologischer Modus und Körper

Der entwicklungsgeschichtlich »frühe« mentale Zustand eines Menschen ist auf eine unmittelbar körperlich spürbare Befriedigung seiner Bedürfnisse angewiesen und deshalb ausschließlich auf dieses Bedürfnis fokussiert (vgl. Tab. 5.3-1). Die Umwelt wird nur insofern wahrgenommen, als sie mit diesem Bedarf in Zusammenhang steht. Der teleologische Modus, der oft mit der Tendenz verbunden ist, nicht-mentalisierte traumatische Erfahrungen im Sinne eines fremden Selbst zu externalisieren, kann missbräuchlich taktisch eingesetzt werden, um ein konkretes Ziel bei(m) anderen zu erreichen. Kennzeichnend für den teleologischen Modus ist die »Kompromisslosigkeit«; ein Ersatz, eine Alternative bezüglich des angestrebten Zieles, wird nicht akzeptiert (»Wenn Sie mir nicht Ihre Telefonnummer geben, bringe ich mich um!«). Deshalb findet sich dieser Modus häufig bei Patient*innen mit antisozialer oder Borderline-Persönlichkeitsstörung, die sich mit ihrer Impulsivität überzufällig im prämentalisierenden Modus der implizit-automatischen Dimension bewegen. Der teleologische Modus dominiert auch bei Simulation, die als zweckgerichtetes, absichtliches Vortäuschen oder übertriebenes Darstellen, sehr selten auch als Erzeugen von Symptomen definiert wird. Wenn der Leidensdruck eher fehlt, das subjektive Erleben nicht den geklagten Beschwerden entspricht und die Symptomatik außerhalb der Untersuchungssituation nicht mehr zu beobachten ist, kann eine Überschneidung mit dem Als-ob-Modus vorliegen.

Selbstverletzungen können wiederum – je nach Situation, in der sie auftreten – entweder dem Körper-Modus oder dem teleologischen Modus zugeordnet werden. Interessanterweise geraten Ärzte und Psychotherapeut*innen bei Patient*innen mit psychogenen Anfällen, mit Bulimia nervosa oder *Binge eating* – eine Symptomatik, die mit dem Zwang einhergeht, den gesamten Inhalt eines Kühlschranks aufessen zu müssen – häufig unter Handlungsdruck. Dabei finden nicht wenige Essstörungen eher heimlich ohne lebendiges Objekt statt. Insofern hat der teleologische Modus von allen Modi am ehesten zusätzlich die Qualität eines Triebes. (vgl. Tab. 5.3-1)

Der Körper-Modus kann sich im Erwachsenenalter auch darin manifestieren, dass eine Person häufigen körperlichen und/oder sexuellen Kontakt mit anderen sucht, um ihrem Gefühl zu entkommen, nicht liebenswert oder gar wertlos zu sein. Ebenso kann sich ein solches Gefühl in einer »Tendenz zu Gewalt oder Selbstverletzung äußern, wenn sie sich überwältigt oder wütend fühlt« (Bateman et al. 2023, S. 36), auch um Beschämung oder Schamerleben abzuwehren.

Tab. 5.3-1: Charakteristika des teleologischen Modus

- Kompromisslosigkeit – Ärzt*in/Therapeut*in wird so unter Druck gesetzt, dass sie irgendetwas unternimmt (z. B. eine nicht indizierte Operation), was sich später als falsch herausstellt.
- Der andere (das Objekt) muss funktionieren.
- Eine Regulation innerer Spannungen ist nur durch Agieren möglich.

5.4 Äquivalenz-Modus und Körper

Der Volksmund verfügt über viele körperbezogene Redewendungen und Metaphern, die in einem Satz einen (intentionalen) Zusammenhang zwischen Körperempfindung und Affekt bzw. Emotion herstellen: »Da sträuben sich mir die Haare«, »viel um die Ohren haben«, »die Zähne zusammenbeißen« (cave: nächtlicher Bruxismus!), »aus der Haut fahren« (fehlende affektive Impulskontrolle), »kalte Füße bekommen« (Fluchttendenzen), »etwas geht mir durch Mark und Bein« oder »Wut im Bauch«.

Nicht nur Patienten mit somatoformen Störungen neigen zu magischem Denken (te Wildt & Schultz-Venrath 2002). Unter magischem Denken, in der angelsächsischen Literatur auch als *paranormal belief* bezeichnet, versteht man eine Gedanken-Handlungs-Fusion. Ereignisse, die nach den üblichen Vorstellungen einer Kultur keine Beziehung zueinander haben können, sollen diese irgendwie doch haben. Ein bekanntes Beispiel aus der Entwicklungspsychologie ist das Kind, das versucht, sich vor anderen zu verstecken, indem es die Augen mit seinen Händen verdeckt und dabei der sicheren Überzeugung ist, nicht gesehen zu werden. Dies entspricht der Definition des Äquivalenz-Modus: Innere und äußere Welt sind identisch. Patient*innen mit somatoformen Schmerzstörungen machen zwischen physischem und psychischem Schmerz keinen Unterschied (vgl. Tab. 5.4-1).

In der psychodynamischen Literatur finden sich immer wieder Beispiele für diesen Modus. So beschrieb Frieda Fromm-Reichmann (1950, S. 92 f.) eine spezielle Herangehensweise, um den Gebärneid eines Patienten auf seine schwangere Ehefrau zu erfassen. Zu verschiedenen Gelegenheiten fühlte sich dieser Patient angehalten, tief Luft zu holen, sich mit dieser aufzublasen und sie so lange als möglich bei sich zu behalten (was als Aerophagie diagnostiziert wird). Damit einhergehend hatte der Patient das Gefühl, dass etwas, das mit seinem Körper verbunden ist, entsorgt werden sollte. Diesen Zustand beschrieb er, als seine Frau das dritte Kind erwartete, als extrem angenehm. Die Therapeutin verspürte durch den verwirrend faszinierenden und gleichzeitig fröhlichen Tonfall seiner Erzählung, dass es ziemlich wichtig sein könnte, dessen Bedeutung genau jetzt zu verstehen. Ohne eine Idee zu haben, was es bedeuten könnte, kam der Therapeutin der Gedanke, die körperliche Erfahrung des Patienten einfach zu imitieren, um Einblick in seine Körpersprache zu gewinnen. Sie holte so tief wie möglich Luft und versuchte, die Luft so lange als möglich anzuhalten. Als sie versuchte, etwas zu entsorgen, das mit ihrem Körper zu tun hatte, war sie ratlos, bis ihr plötzlich der Gedanke kam, dass das genussvolle Gefühl, eine der Höhlen des Körpers bis zum Anschlag zu füllen und sich dabei gleichzeitig freudig verwirrt und fasziniert zu fühlen, der unbewusste Versuch des Patienten war, sich selbst als schwangere Frau zu erleben.

Joyce McDougall (1997 [1996], S. 103 f.) wies darauf hin, dass die prägenitale Sexualität ihren Reichtum und ihre Bedeutung dem Umstand verdanke, dass sie alle fünf Sinne ebenso umfasse wie alle Körperfunktionen: Bestimmte Sinne, erogene Zonen und Körperfunktionen würden unbewusst jedoch oft als potentiell gefährlich und gewalttätig oder als verbotene Lustquellen erlebt. Insofern wird insbesondere bei Künstlern Erregung oder der Genuss bei der Zurschaustellung der eigenen schöpferischen Hervorbringung nicht selten mit einer Exhibition des eigenen Körpers oder mit einer Masturbation in der Öffentlichkeit gleichgesetzt. McDougall erinnert deshalb an Hanna Segal (1957), die sich mit symbolischen Äquivalenten beschäftigte. Segal beschreibt dort den Fall eines Musikers, der äußerst aggressiv auf ihren Versuch reagierte, seine Hemmung zu analysieren, öffentliche Konzerte zu geben. Er beschuldigte sie, ihn dazu bringen zu wollen, vor aller Welt zu »masturbieren«. Segal sah in der Identifizierung des Spieles mit einem Musikinstrument als masturbatorischen Akt, dass das Instrument nicht wirklich ein Symbol, vielmehr ein »symbolisches Äquivalent« sei, in dem die innere und äußere Realität nicht miteinander vertauscht, sondern in eins gesetzt würden. Eine solche Gleichsetzung, für die es damals noch nicht den Begriff des Äquivalenz-Modus gab, lasse an psychotische Tönungen denken.

Tab. 5.4-1: Charakteristika des Äquivalenz-Modus

- Innere Welt und äußere Realität werden als identisch erlebt.
- Erschreckende innere Bilder bekommen Realitätscharakter.
- Subjektive psychische Erfahrung wird als real erlebt; Panikanfälle, Albträume, Flashbacks.
- Intoleranz gegenüber alternativen Perspektiven: »Ich weiß, wie es ist; keiner kann mir etwas erzählen!«
- Selbstbezogene negative Kognitionen wirken real – Minderwertigkeitsgefühle *sind* minderer Wert.

5.5 Als-ob-Modus und Körper

Entwicklungspsychologisch wird mit dem Als-ob-Spiel eine Entwicklungsstufe erreicht, durch die direktes Handeln durch psychische Aktivität ersetzt wird (Reddy 2008). Spielen fördert die Entwicklung von psychischen Strukturen, weil sich im Spiel ein Kind einen Kopf größer fühlt, als es selbst ist. Bei Patienten ist der Als-ob-Modus jedoch kein Spiel. Denn durch die Trennung von Innen- und Außenwelt kommt es im Als-ob-Modus zwar zu detaillierten, aber oberflächlichen Beschreibungen und Darstellungen vermeintlich mentaler Zustände, ohne persönliche Bedeutung und ohne Authentizität (Tab. 5.5-1).

Man spricht in einem solchen Fall auch von »Pseudomentalisieren«. Häufig wird im Psycho-Jargon (»Ich habe ein Über-Ich-Problem«, »Ich habe ein Introjekt«) oder aber in technischen Metaphern gesprochen (»Mein Akku ist leer«, »Mein Speicher ist voll!«). Klinisch äußert sich dieser Modus besonders häufig bei histrionischen Persönlichkeitsstörungen, aber auch in Gruppentherapien, wenn äußere Ereignisse wichtiger sind als Mitteilungen der Patienten über sich selbst.

Der Als-ob-Modus spielt nicht nur bei psychogenen und dissoziativen Störungen sowie bei histrionischen Persönlichkeitsstörungen eine hervorragende Rolle, sondern auch bei allen Formen der Angststörungen, einschließlich hypochondrischer Störungen oder Hyperventilationstetanien, in denen die ausgeprägte Selbstbeobachtung des eigenen Körpers und die Angst vor schweren Erkrankungen »instrumentalisiert« werden (»Ich hatte einen Zusammenbruch«). Die Funktion des Als-ob-Modus ist der Versuch, eine besondere Aufmerksamkeit zu bekommen, endet aber nicht selten darin, dass bestimmte zwischenmenschliche Begegnungen nicht zustande kommen. Schon Paul Schilder brachte es auf die treffende Formulierung: »An die Stelle der Empfindung ist eine Wahrnehmung getreten« (Schilder 1978 [1935]). Die Trennung von Innenwelt und Außenwelt findet sich besonders treffend in dem Kurt Tucholsky zugeschriebenen Satz: »Huch, sagte die Jungfrau und gebar ihr erstes Kind!«

Eine Schwierigkeit der »richtigen« Zuordnung dissoziativer Zustände besteht darin, dass diese nicht nur als Als-ob-Modus, sondern auch als Äquivalenz-Modus verstanden werden können. Hayuta Gurevich wies am Beispiel der Still-Face-Experimente und anhand von eigenen Fallbeispielen darauf hin, dass die innere Abwesenheit als imitative Reaktion auf die Abwesenheit des Gegenübers aufgefasst werden kann (Gurevich 2012). Diese Art eines psychologischen Todes – der an die alte psychiatrische Nomenklatur des »Totstellreflexes« erinnert – sei »das

Ergebnis der Abwesenheit eines hinreichend guten Umfeldes in Stadien vollständiger Abhängigkeit [...]. Hier ist äußere gleich innere Abwesenheit« (Gurevich 2012, S. 1077). Etwas vereinfacht ließe sich auch argumentieren, dass dissoziative Abwesenheitszustände allerletzte Versuche des Selbst sind, in Identifikation mit der abwesenden primären Bindungsperson zu überleben.

Tab. 5.5-1: Charakteristika des Als-ob-Modus

- Körper und Psyche sind nicht verbunden.
- Fehlen von Affekt und Freude oder Affektualisierung.
- Affekt und Gedanken stimmen häufig nicht überein *(belle indifférence)*.
- Gefühle von Leere und Bedeutungslosigkeit.
- Endlose Gespräche über Gedanken und Gefühle – ohne dass diese zu Veränderungen führen.
- Dissoziation.
- Pseudomentalisieren, Intellektualisieren.

Menschen, die sich mit ihrem Körper nicht verbunden fühlen, lassen sich leichter auf Verhaltensweisen ein, die dem Körper schaden, da sie auch weniger fürsorglich mit ihrem eigenen Körper umgehen. Die Getrenntheit vom Körper kann dazu beitragen, sich durch »Objektivierung« des Körpers zu versichern, was Selbstverletzungen des Körpers erleichtert, der nur als Objekt gesehen wird.

KAPITEL 6

Mentalisierungsfördernde Therapie

Mentalisierungsfördernde Therapie beruht auf Mentalisierungsbasierter Therapie (MBT), die zunächst zur Behandlung Erwachsener mit einer Borderline-Persönlichkeitsstörung (BPS) entwickelt wurde und inzwischen evidenzbasiert ist. In britischer Bescheidenheit wurde betont, dass sie keine neue Therapie sei, sondern nur anders fokussiere: auf Mentalisieren (Bateman et al. 2014). Ihr Ursprung liegt in psychodynamischen Psychotherapien von BPS-Patienten, die wegen zu geringen Erfolgs nach einer Modifikation des Behandlungskonzepts verlangten. MBT hat sich bezüglich verschiedener Outcome-Parameter im Vergleich zu kognitiver Verhaltenstherapie (CBT), Dialektisch-Behavioraler (DBT) und Übertragungsfokussierter Psychotherapie (TFP) in einer Cochrane-Meta-Analyse als besonders erfolgversprechend für diese Patientengruppe herausgestellt (Storebo et al. 2020). Mentalisierungsbasierte Therapie überzeugte vor allem wegen der positiven Langzeit-Ergebnisse, die andere Psychotherapien bisher nicht aufweisen können, und der Integration von Gruppenpsychotherapie. Die in randomisierten kontrollierten Studien (*randomized controlled trial*, RCT) belegte Wirksamkeit von MBT für BPS-Patienten beruht im Wesentlichen auf der Dosis von Mentalisierungsbasierten Gruppenpsychotherapien, die viermal pro Woche für 75–90 Minuten in Kombination mit Einzeltherapie (einmal pro Woche) im tagesklinischen Setting durchgeführt wurden (Bales et al. 2015; Bateman & Fonagy 2008; Brand et al. 2016; Morken & Karterud 2019).

Erstaunlicherweise haben sich für die verschiedensten Psychotherapien bei psychogenen Störungen (wie z.B. Dissoziation und Konversionsstörungen bei Erwachsenen) in der jüngsten Cochrane-Meta-Analyse »[...] keine Belege für die Wirksamkeit psychosozialer Interventionen finden lassen, noch war es möglich, Rückschlüsse auf einen möglichen Nutzen oder Schaden aus den eingeschlossenen Studien zu ziehen« (Ganslev et al. 2020; Übers. USV). Dies betrifft bezüglich Outcome- und Prozess-Studien bei somatoformen Störungen aktuell auch noch MBT und MBT-G (Mentalisierungsbasierte Gruppenpsychotherapie), auch wenn sie inzwischen auf ein großes Spektrum anderer psychischer und psychosomatischer Störungen angewandt werden. Ebenso fehlen leider Studien zur Verbesserung des Mentalisierens bei komorbiden Störungen, da somatoforme Störungen selten allein auftreten.

Trotzdem gibt es indirekte klinische Hinweise, dass MBT und MBT-G auch bei somatoformen Störungen (besonders) wirksam sind. Einschränkend hat vermutlich auch die Überzeugung der Therapeut*innen, dass die eingesetzte Therapiemethode besonders nutzbringend ist, einen Einfluss auf das Therapieergebnis, wie man es aus der Placebo-Nocebo-Forschung kennt, da Mimik und Interaktion der Ärzte die Wahrnehmung der Patienten beeinflussen (Chen et al. 2019). Vor jeder Therapie steht die Aufgabe, Patienten mit somatoformen Störungen überhaupt für eine solche Behandlung zu gewinnen. In dieser Hinsicht hat sich Psychoedukation in MBT/MBT-G mit maximal zehn Patienten bewährt. Über zwölf Wochen – inzwischen finden sich Überlegungen, diese auf vier bis sechs zu verkürzen – wird einmal pro Woche über 90 Minuten das Thema Mentalisieren und dessen Störungen nach einem Manual durchgeführt. Weitere Themen können sein: Vorbereitung auf eine Langzeitbehandlung, Förderung der Motivation dafür, Erklären, was unter Mentalisieren bzw. Nicht-Mentalisieren, unter Emotionen, Bindung, interpersonellen Interaktionen und psychischer Gesundheit zu verstehen ist.

MBT und MBT-G können Patient*innen mit Somatisierungsstörungen (und nicht nur diesen) dazu verhelfen, einen mentalisierenden Zugang zum eigenen Körper zu finden. Daher ist ein zentraler Fokus, dass sie über spezifische Interaktionen ihre Empfindungen im eigenen Körper registrieren und beschreiben (wie z. B. Druck, Wärme, Kribbeln, Muskelanspannung und Muskelentspannung), auch um herauszufinden, welche Empfindungen bei anderen (über Atmung, Gesten, Bewegung), einschließlich Freude und Entspannung, mit positiven Affekten verbunden sind.

6.1 Mentalisieren bei Patienten mit somatoformen Störungen

Patient*innen mit somatoformen Störungen sind eine Herausforderung für alle Psychotherapeuten, unabhängig von ihrer theoretischen Ausbildung, insbesondere wenn die verschiedenen Bedeutungen des Körpers und seiner Ausdrucksmöglichkeiten in den Interaktionen übersehen werden. Vielversprechend ist der therapeutische Einsatz der »somatischen Narration«, bei der die Körperempfindungen des Patienten systematisch befragt werden. Es wird hinterfragt, ob explizites Mentalisieren von der verbalen Sprache abhängt, wenn sie auch auf einer körperlichen (»embodied«) Ebene ohne Worte stattfinden kann. Wegen fehlender Einsicht in den psychodynamischen Kontext ihrer Krankheit und ihrer eingeschränkten Mentalisierungsfähigkeit seitens der Patienten sollten Therapeuten einen sicheren und freundlichen Raum schaffen, in dem diese Patient*innen ihre Körpererfahrungen über eine affektfokussierte Fragetechnik immer besser formulieren können.

Es mag überraschen, dass wir trotz der Vielzahl von Körperpsychotherapien – bei Wikipedia finden sich 28 »Schulen« – das Mentalisierungsmodell favorisieren, das, von den somatopsychischen Basisfunktionen ausgehend, Mentalisieren fördert. Auch wenn der Fokus bei Patienten mit Persönlichkeitsstörungen eher auf dem mentalen Prozess liegt, sollte dieser bei Patient*innen mit somatoformen Störungen, die eher Patient*innen des Autismus-Störung-Spektrums ähneln und wegen einer eingeschränkten Fähigkeit, sich mit dem Gegenüber zu identifizieren, und dieses sogar eher wortwörtlich vom Leib halten wollen, vor allem auf den Körper und dessen Ausdrucksbesonderheiten gerichtet werden.

Bei einem Großteil der Patienten mit somatoformen Störungen fehlt die Einsicht in psychodynamische Zusammenhänge ihrer Erkrankung. Denn zunächst antworten Patient*innen auf die Eingangsfrage im Erstkontakt: »Wie fühlen Sie sich?« in Form nichtmentalisierender, manchmal stereotyper Antworten: »Wie meinen Sie das?«, »Jetzt oder überhaupt?«, »Es geht ...«, »Schlecht ...« oder »So komisch ...«.

Leikert (2023) schlägt deshalb die bereits erwähnte Methode der »somatischen Narration« vor, bei der die Körperempfindungen des Patienten mit unaufdringlichen, aber neugierigen Fragen (z. B. »Wie fühlt sich das an?«) differenziert untersucht werden. Dies erfordert allerdings eine aktivere therapeutische Haltung und keine Deutungsoptionen. Jensen und Kollegen (2021) konnten in einer realen Interaktionsanalyse von Psychotherapiesitzungen an Transkriptionen von Videodateien zeigen, dass die allmähliche Entwicklung von überwiegend implizitem zu überwiegend explizitem Mentalisieren über die Mentalisierungsaktivität des Therapeuten auch auf einer körperlichen Ebene in einer erweiterten und komplexen Weise initiiert werden kann, die auf ein höheres Maß an Bewusstsein, Vorstellungskraft und Reflexion hinweist. Dies relativiert die Standardannahme, dass explizites Mentalisieren von verbaler Sprache abhänge, da Prozesse des expliziten Mentalisierens offensichtlich auch auf einer körperlichen (»embodied«) Ebene ohne den Gebrauch von Worten stattfinden können.

Patienten mit geringem Strukturniveau und hoher Bindungsvermeidung – eine Konstellation, die sich häufiger bei Patienten mit somatoformen Störungen findet – laufen Gefahr, ihre Behandlungsnotwendigkeit nicht geltend zu machen (Nikendei et al. 2020). Sie wird dadurch verstärkt, dass sie sich vom Hausarzt oder Facharzt zum Psychotherapeuten oder Psychosomatiker »geschickt« oder gar abgeschoben fühlen. Sie befürchten, mit dem Etikett, psychisch krank zu sein (»Ich bin doch nicht bekloppt!« oder »Du bist krank!«), stigmatisiert zu werden, was darüber hinaus Symptom eines charakteristischen maladaptiven Krankheitsverhaltens ist. Dieses wird noch dadurch unterstützt, dass sich manche Therapeut*innen auf den intellektualisierenden Austausch von Worten beschränken, für den gerade diese Patient*innen wenig Interesse haben. Während Patient*innen mit einer Borderline-Persönlichkeitsstörung häufig von Affekten überschwemmt werden, was sich neben ihrem Hypermentalisieren in einer hyperaktiven Mimik und Körperhaltung ausdrücken kann, finden sich bei

Patient*innen mit Somatisierungsstörungen aufgrund ihrer Bindungserfahrungen eher deaktivierende Bindungsstrategien mit Vermeidungshaltung, reduzierter Mimik und Hypomentalisieren/Nicht-Mentalisieren, die mit einer Ablehnung einer Behandlungsnotwendigkeit trotz großer subjektiver Belastung einhergehen. Bei deaktivierenden Bindungsstrategien zeigt sich eine Dissoziation zwischen subjektivem und biologischem Stress, d. h. ein erhöhter Blutdruck ohne subjektive Wahrnehmung, schweißnasse und/oder unruhige Hände, an denen möglicherweise zusätzlich geknibbelt wird. Dabei wirken diese Patienten trotzdem auffällig ruhig. Diese somatischen Marker gilt es wahrzunehmen und freundlich-fragend anzusprechen, wie der Patient sie im Hier und Jetzt versteht, ohne sie zu deuten.

Dass die Mentalisierungsfähigkeit bei somatoformen Belastungsstörungen eingeschränkt ist, konnten Leithner-Dziubas und Mitarbeiter (2010) mit der Reflective Function Scale (RFS) an Patient*innen mit chronischen Unterbauchbeschwerden belegen. Der RFS-Wert für diese lag bei 2,3 und damit deutlich unter dem Wert für die Normalbevölkerung (~ 5). Dieselbe Gruppe erwähnte eine lieblos kontrollierende mütterliche Bindung (36 %), Vernachlässigung (32 %) und Gewalterfahrungen (54,5 %) in der frühen Kindheit. Cetin und Mitarbeiter (2021) konnten zeigen, dass Patient*innen mit SBS gegenüber solchen mit einer schweren Depression oder Gesunden niedrigste Werte in psychometrischen Mentalisierungstests aufwiesen. Darüber hinaus erwies sich ein hoher Somatisierungswert als Prädiktor für niedrige Werte im Reading-the-Mind-in-the-Eyes-Test (RMET).

Insofern lautet die zentrale Frage: Wie gelingt es eigentlich, mit solchen Patient*innen trotzdem in Kontakt zu kommen, ohne in eine Verfolgerposition oder in eine negative Gegenübertragung zu geraten, die sich darin äußern kann, die Patientin möglichst rasch loswerden zu wollen? Erste Voraussetzung ist ein freundlich gestalteter Raum. Erforderlich ist ein Praxis- oder Klinik-Raum, der als sicherer Ort wahrgenommen werden kann (dies gilt aus aktuellen Gründen besonders für Online-Video-Therapien, auch wenn Therapeut*innen darüber kaum eine Kontrolle haben und deshalb ihre Patient*innen darauf hinweisen sollten). Nur in einem sicheren Raum können Patient*innen ihren Psychotherapeuten als eine Art Behälter »benutzen« (Winnicott 1971). Der Raum kann als eine Erweiterung des Körpers der Patient*innen – aus heutigem Wissen muss man ergänzen: auch der Therapeut*innen – gedacht werden. Angesichts der Schwierigkeiten, als Therapeut*in mit diesen Patient*innen immer wieder darum zu ringen, lebendig zu bleiben, ist auch ein freundlich gestalteter Raum salutogenetisch.

Therapeut*innen sollten sich dabei eher aktiv als passiv und entgegen den Erwartungen der Patient*innen eher stützend und versorgend zeigen, indem sie sich gerade für die körperlichen Beschwerden und Belastungen bei der Bewältigung der Erkrankung besonders interessieren. Dabei sollte im Blick behalten werden, dass ein solches Beziehungsangebot für Patient*innen mit einem unsicher-vermeidenden Bindungsstil – ähnlich wie bei den BPS-Störungen – die Selbst-Fragmentierung fördern kann. Ziel ist jedoch, das epistemische Misstrauen aufgrund unsicherer Bindungserfahrungen in der Kindheit und sich wiederholender misslingender Arzt-Patient-Kontakte in der weiteren Entwicklung zu minimieren.

Die Risikominimierung eines misslingenden Kontakts gelingt über Einfühlung: Ein Weg, sich in den anderen einzufühlen, führt über »Nachahmung«, worauf Freud (1921c, S. 121) in einer unscheinbaren Fußnote hinwies. Sie unterscheidet sich in vielen Aspekten von der unbewussten Imitation, für welche die von der Arbeitsgruppe um Rizzolatti entdeckten Spiegelneuronen verantwortlich sind (Rizzolatti & Sinigaglia 2016). Bei diesem primären Transfer von körperlichem Verhalten (»when the body speaks«) handelt es sich um ein implizit-prozedurales und nicht um ein deklaratives oder autobiographisches Wissen. Prozedurales Wissen wird im In-Kontakt-mit-anderen-Sein resonierend körperlich und gestisch aktualisiert (z. B. Th: »Wo müsste ich Ihre Schmerzen spüren, wenn ich an Ihrer Stelle wäre? Was waren die letzten Gedanken, bevor Sie den Schmerz wahrgenommen haben?«). Neben der Einfühlung sind auch Fragen nach der subjektiven Krankheitstheorie hilfreich.

»Haben Sie eine Idee, wie es zu Ihrer Erkrankung gekommen ist?«
»Wie haben Sie Ihre Erkrankung bisher verstanden?«

Damit wird neben der Motivation, sich an einer Lösung zu beteiligen, auch die Mentalisierungsfähigkeit etwas einschätzbarer.

Körperliche Empfindungen können in der Regel nicht wirklich objektiv, sondern nur kommunikativ erfasst werden. Deshalb hilft ein genaues, *aktives* und wiederholtes Zuhören bezüglich der Beschwerden der Patient*innen als erster Zugang, das mit einer Vornüberneigung der Haltung verbunden ist, wodurch Interesse und Neugier signalisiert werden. Blickdiagnosen bleiben eher dem erfahrenen Therapeuten vorbehalten, da sie fehleranfällig sind. Aus Sicht des Mentalisierungsmodells eröffnen insbesondere einfache Fragen an den Patienten, welche Gefühle/Affekte bezüglich des betroffenen Körperteils wann aufgetreten seien und/oder welche Gefühle über die spontan gerade erwähnten hinaus noch im Spiel sein könnten, die Möglichkeit, von einer kognitiven zu einer affektiven Ebene des Mentalisierens zu gelangen. Die Fokussierung auf die Affekte, besser Gefühle, wird als »Affektfokus« (in den Dimensionen des Mentalisierens) bezeichnet. Bateman und Fonagy (2016, S. 99 f.) verwenden den Begriff als Bezeichnung für einen Teilprozess innerhalb der Fokussierung auf Affekte: »Im Kontext der MBT ist der Affektfokus der augenblickliche, vom Patienten und Therapeuten gemeinsam geteilte Affekt.«

Fallbeispiel
(modifiziert nach Bateman und Fonagy 2016, S. 257):

Th: Als wir gerade sprachen, haben Sie Ihren Blick abgewandt und auf den Boden geguckt. Könnten Sie mir sagen, was gerade in Ihnen vorgegangen ist?

P: Ich weiß es nicht, ich fühle mich gerade leer.

Th: Können Sie das etwas genauer beschreiben?

P: Mir macht das Angst, und ich bin ziemlich aufgewühlt, darüber zu sprechen.

Th: Vielleicht ist das etwas, das wir gemeinsam haben. Im Augenblick bin ich auch etwas ängstlich darüber, dass ich Sie zu Dingen befrage, die Ihnen noch mehr Angst machen und die Sie gerne vermeiden möchten. So sind wir vielleicht beide unsicher, ob wir etwas vermeiden oder nicht.

Ein weiterer zentraler Fokus mentalisierungsfördernder Interaktionen in Einzel- und Gruppenpsychotherapien ist die Förderung des Mentalisierens mit spezifischen Interaktionen (Tab. 6.1-1), indem der Therapeut jeweils Fragen aus der Perspektive des dimensionalen Gegenpols entwickelt.

Das bedeutet: Wenn ein Patient sehr kognitiv orientiert über seine Beschwerden spricht, werden Fragen nach Gefühlen notwendig: »Was meinen Sie, welche Gefühle das bei Ihrer Frau/Ihrer Partnerin auslöst?«

Insofern orientieren sich die Fragen an den verschiedenen Dimensionen des Mentalisierens im Sinne von *contrary move* (Gegenbewegung). Gerade bei Abwesenheit der bewussten Wahrnehmung von emotionalen Äußerungen sollte auf das meist kohärente und stichhaltige Narrativ geachtet werden, das scheinbar nach Mentalisieren klingt, auf der inhaltlichen Ebene allerdings häufig die Qualität von Pseudomentalisieren aufweist. Pseudomentalisieren scheint aktuell durch Social-media- und andere neue Kommunikations-Technologien begünstigt zu werden, etwa wenn Patient*innen im Erstgespräch oder in einer Therapiestunde auf gesprochene oder Smartphone-Texte von Bekannten und Freunden zurückgreifen oder sich über *WhatsApp* von ihrem Partner trennen oder die Psychotherapie beenden. Als Pseudomentalisieren sind auch Social-media-Phänomene in modischen Wellen anzusehen, die sich darin äußern, dass Patient*innen bereits im ersten Satz eines Erstgesprächs die Überzeugung äußern, dass sie an einem Trauma, an ADHS oder an einer Autismus-Spektrum-Störung litten.

Pseudomentalisieren findet sich häufig beim Als-ob-Modus (Kap. 5.5), der sowohl in der Gruppen- als auch Einzeltherapie durch entsprechende Interaktionen aktiv und nicht abwartend zu unterbrechen ist (vgl. Abb. 6.1-1, S. 250): »Stopp, das verstehe ich noch nicht, können Sie bitte mir/uns das noch genauer erklären?«

MBT-orientierte Therapeut*innen nehmen eine aktive und spiegelnde Position im Kontakt ein, um einen »affektiven Anschluss«, aber auch eine Modulation des Affekterlebens des Patienten zu ermöglichen. Ein mentalisierender Therapeut sollte dabei weniger auf Einsicht oder »richtige« Ergebnisse persönlicher Reflexion zielen als auf therapeutische »Stilmittel«, um über Mentalisieren ein vertrauensvolles Arbeitsbündnis zu fördern. Eine Psychotherapie von Patienten, deren frühe Erfahrungen die Fähigkeit des Mentalisierens beeinträchtigt haben, »sollte sich darauf konzentrieren, den Aufbau dieser Fähigkeit zu unterstützen. Man könnte tatsächlich die gesamte psychotherapeutische Arbeit als eine Aktivität konzeptualisieren, die auf die Wiederherstellung dieser Funktion zielt« (Fonagy & Target 2006, S. 378).

Dies konnte in einer randomisierten psychodynamischen Kurzzeittherapie (12 Wochen) an 211 Patient*innen mit multisomatoformen Störungen erfolgreich belegt werden, die sich an den MBT-Prinzipien anlehnte, dass entwicklungsbedingte Dysregulationen des (körperlichen) Selbsterlebens und der Beziehungen und nicht unbewusste Konflikte die primäre Grundlage für die Symptome sind (Sattel et al. 2012).

Es ist sinnvoll, neben einer Verringerung des Leidens bei Patient*innen mit somatoformen Belastungsstörungen eine verbesserte Einstellung zum eigenen Körper anzustreben. Mentalisierungsfördernde Interaktionen und der Beziehungsaufbau zu Patient*innen mit Körpersymptomen sind auch an ein spezielles Setting gebunden, das sich in der Klinik durch die Kombination von Einzel- und Gruppenpsychotherapien mit körperorientierten Spezialtherapien (Konzentrative Bewegungstherapie, Tanz-, Kunst und Musiktherapie(n) etc.) leichter umsetzen lässt als in der ambulanten Behandlung. Aufgrund der Beobachtung, dass Patienten mit somatoformen Belastungsstörungen wegen ihrer mangelnden Introspektionsfähigkeit und gering ausgeprägten Fähigkeit, Gefühle wahrzunehmen, auf traditionelle einsichtsorientierte Psychotherapien kaum oder sogar aversiv reagieren, sind Kombinationsbehandlungen mit Spezialtherapien sinnvoll: Körperbezogene Therapien aller Art – Atemtherapie(n), funktionelle Entspannung, konzentrative Bewegungs- und Tanztherapie (Fiedler et al. 2011) –, Inseln des Mentalisierens, die im Sinne des Proto-Mentalisierens wirken, sind in RCT-Studien inzwischen als nachhaltig wirksam belegt (Geißler & Heisterkamp 2007; Monsen & Monsen 2000; Schreiber-Willnow & Seidler 2005). In deren Anwendungen finden sich zahlreiche mentali-

Tab. 6.1-1: Therapeutische Haltung und Interaktionen mit dem Ziel, Mentalisieren zu fördern

Merkmal	Beschreibung
Exploration, Neugier und nichtwissende Haltung	Die Therapeutin stellt angemessene, kurze Fragen, um die Exploration mentaler Zustände, Motive und Emotionen von Patienten und anderen zu fördern; vermittelt aufrichtiges Interesse, mehr darüber herauszufinden.
Stop and rewind	Die Therapeutin identifiziert ein inkohärentes zwischenmenschliches und affektgeladenes Ereignis; sie versucht – notfalls mit erhobener Hand (*mentalizing hand!*) –, die Geschwindigkeit zu drosseln und Schritt für Schritt gemeinsam etwas über das Ereignis durch Zurückgehen auf die Phase vor dem Affekt herauszufinden. Destruktiv-affektive Vorgänge werden gestoppt, eine gemeinsame Exploration der jeweiligen Sequenz wird initiiert.
Anerkennen von – gelingendem – Mentalisieren	Die Therapeutin identifiziert und exploriert gutes Mentalisieren und äußert Anerkennung.
Die Beziehung zwischen Therapeut*in und Patient*in fokussieren (relational mentalizing)	Die Therapeutin kommentiert, wie die Patientin sich während der Sitzung zu ihr verhält, und versucht, dies gemeinsam zu explorieren; regt Reflexionen zu alternativen Perspektiven an, wann immer es angemessen erscheint; setzt eigene Beobachtungen und Gedanken bezüglich der Beziehung aktiv ein und versucht, dadurch einen gemeinsamen Prozess des Explorierens anzuregen. Kann als Arbeit an (und nicht in!) der Übertragung angesehen werden.
Ereignisse identifizieren und mentalisieren	Die Therapeutin identifiziert relevante Ereignisse und bindet die Patientin in eine gemeinsame, bedeutsame und klärende Exploration ein.
Infragestellen von unberechtigten Überzeugungen	Die Therapeutin hinterfragt ungerechtfertigte Überzeugungen der Patientin über sich selbst oder andere in adäquater Weise.
Patient*in wird in das Mentalisieren externer Ereignisse eingebunden	Die Therapeutin lädt – implizit oder explizit – ein, relevante äußere Ereignisse zu klären sowie diese emotional und kognitiv besser zu verstehen.
Umgang mit dem Körper-Modus	Die Therapeutin erkennt den Körper-Modus bei sich und ihrer Patientin und interagiert, um Mentalisieren zu verbessern.

Merkmal	Beschreibung
Umgang mit dem teleologischen Modus	Die Therapeutin erkennt den teleologischen Modus bei sich und ihrer Patientin und interagiert, um Mentalisieren zu verbessern.
Umgang mit dem Äquivalenz-Modus	Die Therapeutin erkennt den Äquivalenz-Modus bei sich und ihrer Patientin und interagiert, um Mentalisieren zu verbessern.
Umgang mit dem Als-ob-Modus	Die Therapeutin erkennt den Als-ob-Modus bei sich und ihrer Patientin und interagiert, um Mentalisieren zu verbessern.
Selbstöffnung	Die Therapeutin stellt ihre eigenen Gefühle bezüglich der geschilderten Ereignisse »zum Andocken« zur Verfügung.

sierungsfördernde Interaktionen, ohne dass diese bisher konzeptuell als solche ausgewiesen und mit dem Mentalisierungsmodell in Verbindung gebracht wurden. Sie wecken bei Patient*innen mit SBS ein Bewusstsein für Emotionen und finden z. B. in der Musik- oder Kunsttherapie häufig erstmals eine Ausdrucksform, durch die sich ein Zugang zu deren Körpererleben eröffnet (Janssen & Sachs 2018).

Diese schrittweise Differenzierung von zunächst unbestimmten, diffusen Körperwahrnehmungen ist eine Art »Vokabeln-Lernen«. Sie beginnt damit, dass sich Patient*innen durch Rhythmus, Körperdialog oder Tanzbewegungen – oft zu ihrer eigenen Überraschung – selbst wahrnehmen und spüren lernen. Mentalisierungsfördernde Interaktionen zielen darauf ab, Brücken zwischen dem Körper, dem Körpererleben und dem psychischen Erleben in Begegnung mit anderen Menschen bzw. Mitpatienten anzubieten. Dadurch wird der therapeutische Raum um den vorsprachlichen Bereich erweitert, im günstigsten Fall wirken körperbezogene Therapien triangulierend, wodurch frühen Ängsten vor Fusion oder der Angst, vom Objekt verschlungen zu werden, entgegengearbeitet wird. Körperbezogene Therapien ermöglichen, dass der Körper (oder Teile davon) sowohl als Subjekt als auch als Objekt erlebt werden kann. »Denn seine funktionalen und handlungsbezogenen Möglichkeiten stehen manchmal im Vordergrund, während bei anderen Gelegenheiten sein phantasiebezogenes und erfahrungsmäßiges Potential überwiegt, da der Körper einerseits der Abgrenzung von anderen und andererseits dem Kontakt und der Verbundenheit mit anderen dient« (Küchenhoff 2019, S. 788).

Einige wenige theoretische Konzepte haben dem Körper gebührend Aufmerksamkeit geschenkt, wie z. B. Bion (1952) mit der proto-mentalen Verfassung, Stern (2012) mit dem gemeinsamen impliziten Beziehungswissens, McDougall (1991) mit der Protosprache der Somatisierung, Leuzinger-Bohleber und Pfeifer (2013) mit dem Embodiment, einschließlich der körperbezogenen psychoanalytischen Ansätze (Geißler & Heisterkamp 2007; Lemma 2014, 2024; Leikert 2019; Leikert 2024b). Auch die Focusing-Theorie vertritt, dass »Körpergefühle« eine Vielfalt präverbaler Erfahrungen enthalten, die das psychische Leben einer Person grundlegend bestimmen; der menschliche Körper ist ein besonders fein justiertes Wahrnehmungsorgan für solche präverbalen Erfahrungen (Gendlin 1991). Allerdings fehlt in den meisten theoretischen Konzepten eine Überprüfung der Interaktionen und Interventionen bezüglich der Förderung oder Hemmung des Mentalisierens. Wir verfügen als Psychotherapeuten zwar über Paläste an Theorien, haben bisher aber nur ein kleines Reservoir für Interaktionen und Interventionen. Insofern ist eine Rückbesinnung auf das Teilen von Gefühlen im Sinne von Proto-Konversationen, auf kooperative Kommunikation (Zeigegesten und Gebärdenspiel) sowie auf die geteilte Intentionalität von Säuglingen, die etwa im Alter von neun bis zwölf Monaten erstmals zu beobachten ist, immer wieder hilfreich (Tomasello 2020, S. 146 f.). Denn die Verbalsprache entwickelt sich erst im Konzert einer Gruppenkultur mit sozialen Normen, die auf einer kollektiven Intentionalität beruhen (Tomasello 2020, S. 386 f.). Dabei wird entwicklungspsychologisch das Verständnis für soziale Normen ähnlich der Mentalisierungsfähigkeit auf das Alter von drei bis vier Jahren empirisch verortet.

Es ist tiefes psychosomatisches Wissen, dass Kommunikation in Verbindung mit Haltung, Gestik, Mimik, Bewegung und Blick körperbezogen und interagierend stattfindet. Inzwischen wird dies auch in der Psychoanalyse und ihren Anwendungen mehr und mehr rezipiert (Lemma 2018; Scharff 2010, 2021; Schmidt 2020). »Sensorimotor Psychotherapy« ist eine angelsächsische Variante davon (Ogden & Goldstein 2019), im deutschsprachigen Bereich finden sich verschiedentlich Schnittstellen zu den körperbezogenen Therapien.

In mentalisierungsorientierten Interaktionen wird darauf geachtet, dass der Körper selbst als Erbe von Traumatisierungen und defizitären Bindungsstilen »spricht«. Mentalisierungsfördernde Interaktionen ermöglichen, dass die Wahrnehmung des Körpers und seiner Bewegungsmuster verändert werden kann. Da körperliche Gewohnheiten implizite Prozesse widerspiegeln und aufrechterhalten, von denen nicht wenige vor dem Spracherwerb im Gehirn und im Körper gebildet wurden, kann die »somatische Erzählung Muster aufdecken, die nicht mit Worten erzählt werden« können (Ogden & Goldstein 2019, S. 47).

Äußerungen der Enttäuschung, wie z. B. »Mich unterstützt keiner!« oder »Ich fühle mich ganz allein«, gehen mit physiologischen Parametern einher, etwa mit einer tonlosen Stimme, mit einem verminderten Blickkontakt oder mit einer gebeugten Haltung.
Unter dem Aspekt, Mentalisieren zu fördern, sollte das augenblickliche Erleben körperlicher, emotionaler und kognitiver Muster nicht nur wahrgenommen, sondern in Form von Fragen aufgegriffen werden, z. B.: »Könnte es sein, dass Sie auf Ihren Schultern gerade allzu viel zu tragen haben?«

Bleiben Therapeut*innen jedoch in einem Gespräch als »Reden über«, sind sie selbst in der Gefahr, sich im Als-ob-Modus zu bewegen (vgl. Kap. 6.2).

Auch für körperbezogene Therapien, die den Boden für mentalisierungsfördernde Interaktionen bilden, müssen Patient*innen mit funktionellen Körperbeschwerden erst einmal gewonnen werden. Dabei dient der spielerische Einsatz von Metaphern und Sprachbildern dem »Andocken« an Therapeut*innen und begünstigt einen Perspektivwechsel. Plötzlich erscheint das Problem »in einem anderen Licht«, »es tun sich neue Türen auf« und – wenn es mit Humor ausgetauscht werden kann – scheint alles für einen kurzen Moment wie verwandelt.

> Metaphern [haben] eine zentrale Funktion in der Prozessierung vorbewusster und unbewusster, affektiv gesteuerter Kognitionen in den bewussten Bereich hinein […] Ihre höhere Häufigkeit ist mit höherer Behandlungszufriedenheit […] verbunden«, wobei

»die Produktion interaktiver Metaphern mit einer Verringerung der Beschwerden [...] einhergeht« (Fabregat & Krause 2008, S. 86).

Dabei scheint es günstig zu sein, als Therapeut*in beim Austausch der Worte die Worte des Patienten erst einmal möglichst wortwörtlich aufzunehmen und zu nutzen, hinweisende oder nachahmende Gesten (wie z. B. ähnlich rhythmisches Kopfnicken, wenn der Patient dies zeigt) zur Förderung des *connecting* einzusetzen, da sich Sprache letztlich auch aus Gesten und Urlauten entwickelte (Tomasello 2009).

Ohne ein mentalisierungsförderndes Verständnis mit sich daraus ableitenden Interaktionen können Menschen mit somatischen Belastungsstörungen ihre Affekte und Emotionen nicht oder nur schlecht wahrnehmen, differenzieren oder artikulieren. Ein intersubjektives Verständnis der Entwicklung oder der Verhinderung eines »affektiven Selbst« für eine mentalisierungsfördernde Behandlungstechnik bedeutet, dass sich die Schwierigkeiten der frühen Entwicklung mit der Behandlung meist als »schwierige Situationen« re-inszenieren. Ein frühes Verlassenheitstrauma, etwa durch den Verlust des Vaters, der sich schon vor der Geburt der Verantwortung entzogen hat, führt zu einer besonderen Trennungsvulnerabilität mit Somatisierungsneigung, die durch eine (meist) fehlende Triangulierung noch unterstützt wird. Je strukturschwächer Patient*innen sind, d. h. je weniger Affekte in ihnen *repräsentiert* sind, desto diffuser sind ihre Affekt- und Emotionsäußerungen! Deshalb gilt es zunächst, den jeweiligen Affekt über geschicktes Erfragen zu identifizieren, *ohne* den Patient*innen einen solchen Affekt (»Wut«, »Neid«, »Trauer«) zuzuschreiben. Patient*innen mit instabilen Repräsentanzen nutzen Zuschreibungen nur allzu gerne, wobei diese Pseudo-Repräsentanzen nicht lange Halt garantieren. Die Zuschreibung eines Affekts begünstigt nicht nur die Entwicklung eines »falschen Selbst«, sondern untergräbt auch die Selbstwirksamkeit der Patient*innen. Dies könnte ein Grund dafür sein, dass behaviorale Therapien kurzfristig zwar bessere, katamnestisch aber durchweg schlechtere Ergebnisse aufweisen als psychodynamische Therapien.

Mentalisierungsfördernde Interaktionen fokussieren deshalb auf Fragen an Patient*innen, wo sie im Körper welche Gefühle wahrnehmen. Dies kann mit weiteren Fragen in die Richtung vertieft werden, woran sie diese Gefühle erinnern. Dieser Technik bedient sich u. a. auch die emotionsfokussierte Therapie Greenbergs (2015). Die Frage kann im Sinne von *contrary move* dahingehend gerichtet werden, an welcher Stelle des Körpers die Therapeutin welches Gefühl spüren müsste, wenn sie selbst darunter zu leiden hätte, in welchen Situationen es auftrete etc. Ziel all dieser mentalisierungsfördernden Interaktionen ist, Patient*innen darin zu unterstützen, nicht verbalisierte und/oder noch nicht verbalisierbare Affekte Schritt für Schritt zur Sprache zu bringen, um ein gemeinsames Narrativ zu entwickeln (vgl. Abb. 6.1-1).

Solche spezifischen therapeutischen Interaktionen machen alexithyme Patient*innen der Affektwahrnehmung gegenüber zugänglicher und entlasten sie (Vanheule et al. 2007; Verhaeghe et al. 2007). Dabei sollten bevorzugt Erregungszustände der Patient*innen wahrgenommen und Erklärungsmöglichkeiten hierfür erarbeitet, also Affekte ohne Deutung gespiegelt werden. Jedes psychotherapeutische Setting bietet Patient*innen wie Therapeut*innen die Möglichkeit, Vorstellungen, Erinnerungen, Affekte und Gefühle dadurch zum Ausdruck zu bringen, dass diese »leibhaftig« und situativ in Szene gesetzt werden. Je nachdem, ob diese Interaktionen bewusst oder unbewusst von beiden Seiten stattfinden, kann man von »Handlungsdialog«, »Enactment« oder von »inszenierender Interaktion« sprechen (Scharff 2007, S. 84). Im Unterschied zu anderen Psychotherapien wird dabei nicht ein anderes Medium, wie z. B. ein leerer Stuhl, genutzt, um mit dem Patienten weni-

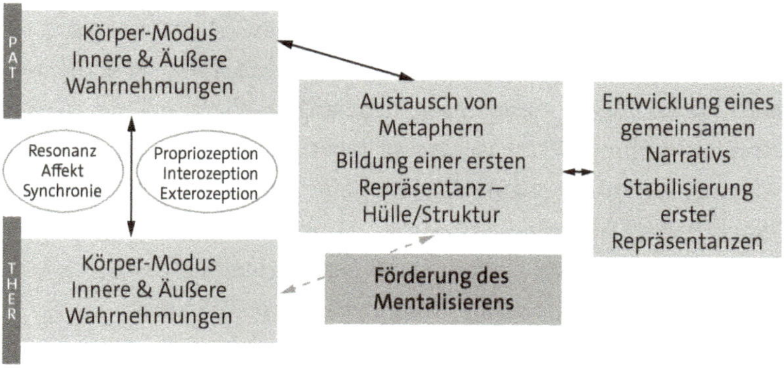

Abb. 6.1-1: Mentalisierungsbasierte Entwicklung von Repräsentanzen

ger risikoreich dessen Affekte und Gefühle zum Ausdruck bringen zu können, sondern so lange affektfokussiert gefragt, bis der Patient eine Differenzierung des Gefühls mit seinen eigenen Worten zustande bringt (Die Nutzung eines leeren Stuhles, wie z. B. in der Schematherapie oder im Psychodrama, begünstigt u. E. Pseudomentalisieren!). Notfalls kann ein frustranes Fragen abgebrochen und beim nächsten Termin fortgesetzt werden. Dabei sollte zwischen primären und sekundären Affekten/Emotionen bzw. zwischen einfachen und komplexen Affekten, wie z. B. Neid oder Scham, unterschieden und Beschämung auf jeden Fall vermieden werden.

> Namenlose, unerträgliche Körperbeschwerden äußern sich häufig in Widerständen gegenüber Psychotherapie, in Form sogenannten Agierens und typischen Problem-Situationen (z. B. zu spät kommen, Rechnung nicht bezahlen). Eine mentalisierungsfördernde Haltung besteht darin, solche Phänomene ohne irgendeinen Vorwurf zu markieren und zu beschreiben: »Wie würde es Ihnen ergehen, wenn ich zu Ihnen zu spät käme?« und Geschichten, Metaphern und Gleichnisse darüber zu entwickeln.

Hilfreich für die Förderung des Mentalisierens sind Makro- und Mikroanalysen von Video- und Audio-Transkripten, um in Intervisionen herauszufinden, welche Interaktionen mentalisierungshemmend oder -fördernd waren und ob ein *connecting* oder *linking* und nicht nur ein *containing* stattgefunden hat. Im Fall einer Nichtwahrnehmung und des daraus sich ergebenden Nichtansprechens einer z. B. im Erstgespräch auftretenden Schamesröte am Hals kann dies dazu führen, dass die Patientin zum zweiten oder dritten Termin und zur Aufnahme einer Psychotherapie nicht mehr erscheint.

Therapeuten sollten die Fähigkeit haben und weiterentwickeln, sich selbst »berühren« zu lassen. Feinfühlig und berührend mit dem Patienten in Interaktion zu treten bedeutet, sich bezüglich eigener Körperwahrnehmungen im Sinne einer primären Mütterlichkeit/Väterlichkeit resonant zu verhalten. Allen körperbezogenen, mentalisierungsfördernden Interaktionen und Interventionen ist gemeinsam, dass sie sich in einer Sprache übermitteln, deren Worte berühren, indem sie wortwörtlich (!) an den Wörtern der Patienten »andocken« (Quinodoz 2011). Eine im Körper prosodisch verankerte Sprache lässt auf der körperlichen Ebene auf beiden Seiten über Resonanzen und Bilder Bedeutungen entstehen. Es geht um das Gewahrwerden der eigenen körperlich-seelischen Verfassung, was mehr ist als das Gewahrwerden des eigenen *mental state*, innerhalb einer sich konstituierenden Mitbewegung. Die frühen Erfahrungen von Patient*innen haben häufig eine sensorische Dimension, die mit der Stimme der Mutter oder des Vaters assoziiert ist. Aktives Zuhören, Sprechen und die Stimme der Psychotherapeut*innen vermögen bei Patient*innen körperbezogene Fantasien zu wecken, weil sie im Sinne eines *relational mentalizing* zum Teil an ein »gutes« Objekt in der frühen Kindheit erinnern. Dies kann ihnen ermöglichen, einen emotionalen Sinn zu den abgespaltenen sensorischen oder Körpererfahrungen zu finden, wodurch auch epistemisches Vertrauen gestärkt wird. Hypervigilanz und epistemisches Misstrauen dominieren, wenn der Patient aufgrund widriger frühkindlicher Erfahrungen keine Erinnerungen an ein »gutes« Objekt oder Partialobjekt entwickeln kann.

Seltsamerweise erwähnen Patienten mit solchen Erfahrungen ihre Krankheiten oft nur auf Nachfrage. Vermutlich nehmen sie an, dass diese keine psychologische Bedeutung haben. Sie haben manchmal Angst davor, langweilig zu werden, und so vermeiden sie es, über ihre Schmerzen als Affektausdruck zu sprechen. Andere Patienten sprechen wiederum sehr viel über ihr »somatisches« Leiden, weil sie in der Kindheit entdeckt hatten, dass sie für jemanden wichtig waren, wenn sie krank waren. (Dies ist ein Aspekt des sekundären Krankheitsgewinns, dass die Gesundung des Symptomträgers die übrigen Familienmitglieder in eine existentielle Krise stürzen kann, weshalb manche Patient*innen unbewusst lieber krank bleiben wollen). In diesem Sinne gilt es für den Therapeuten, den dominierenden Affekt zunächst über somatische Marker (Gesten, Körperbewegungen) zu erkennen und zu verstärken (»Kann es sein, dass Sie sich unter Druck fühlten?«), falls er plötzlich beim Patienten zur Sprache kommt (s.u.). Eine Voraussetzung dafür ist die Arbeit am epistemischen Misstrauen des Patienten, um die Ängste vor Affektäußerungen zu minimieren.

Der Körper vermittelt den Patient*innen etwas, und wenn es den Patient*innen gelingt, über ein physiologisches Symptom zu sprechen, wird meist auch das epistemische Misstrauen verringert. Therapeut*in: »Was müsste ich tun, damit Sie mir vertrauen können?«

So sollte der dominierende Affekt zwischen Patient*in und Therapeut*-in wahrgenommen, erkannt und vor allem anerkannt werden, was zunächst bedeutet, auch negative Affekte erst einmal positiv zu bewerten. Letztere bieten die Chance, einen Perspektivwechsel bezüglich epistemischen Misstrauens und Missverstehens herbeizuführen (vgl. Tab. 6.1-2).

Tab. 6.1-2: Prozessuales Vorgehen, um Affekte besser zu verstehen, modifiziert nach Luyten (2019)

- (An-)Erkennung des Affekts
- Verstärkung des Affekts
- Differenzierung des Affekts
- Verbindung des Affekts zu interpersonellen Beziehungen und zur Psychodynamik des Patienten
- Vermittlung der »emotionalen Kosten« des Körper-Modus, um Veränderung zu fördern
- Förderung einer mentalisierten Affektivität
- Förderung der Entwicklung einer Repräsentanz

Die wichtigste Haltung in MBT/MBT-G ist der Fokus auf Nichtwissen, der auch bei Patienten mit körperlichen Beschwerden mentalisierungsfördernd ist. Nach einem fünf- bis sechsjährigen Studium sowie einer fachärztlichen und/oder psychotherapeutischen Ausbildung von ebenso langer Dauer, in der sich besonders viel Wissen angehäuft hat, scheint eine solche Haltung besonders schwierig einzunehmen zu sein. Unterwirft man jedoch Patient*innen nicht einer angelernten Theorie, sondern versteht jede(n) als einen Menschen, für den es eigentlich erst eine Theorie zu entwickeln gilt, so könnte es leichter fallen, authentisches Interesse an den körperlichen und mentalen Zuständen zu zeigen. Unter Fokussieren wird verstanden, mit der Haltung des Nichtwissens sowohl in der Einzel- als auch in der Gruppenpsychotherapie an einem Narrativ konzentriert und kleinschrittig mit aktiver Fragetech-

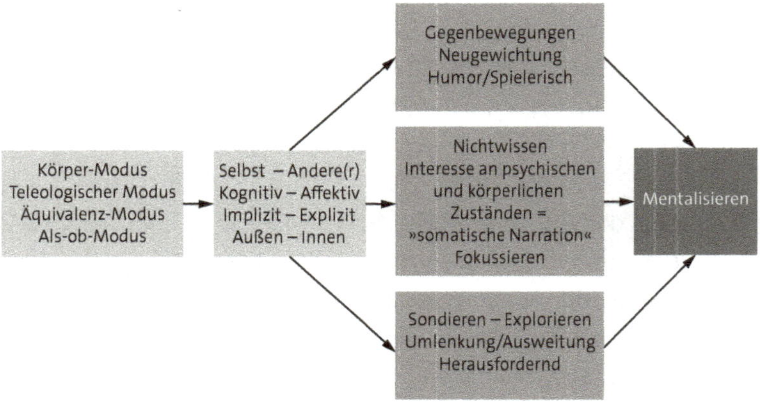

Abb. 6.1-2: Therapeutische Techniken zur Förderung des Mentalisierens

nik dranzubleiben und sich der Intentionalität (dem Sinn) von Körpersymptomen zu stellen.

Contrary moves (Gegenbewegungsfragen) haben sich als besonders nützlich für die Förderung des Mentalisierens erwiesen, ebenso freche und überraschende Fragen und humorvolle Statements, die im Englischen unter *challenging* (Herausfordern) aufgeführt sind. Erst die gelingende Integration sowohl der prämentalisierenden Modi als auch der Dimensionen des Mentalisierens ermöglicht Mentalisieren.

Therapeut*innen sind bezüglich eines Therapieerfolgs bedeutsamer als lange vermutet (Wampold 2015): Empathie zeigte die zweithöchste Effektstärke (d = .63) unter den allgemeinen und spezifischen Therapiefaktoren, fast ebenso hoch war die Effektstärke von Therapeuten (d = .55). Effektive Therapeuten sind gegenüber weniger effektiven in der Lage, stärkere Allianzen über eine Reihe von Patient*innen hinweg zu bilden, zeigen ein höheres Maß an unterstützenden zwischenmenschlichen Fähigkeiten und sind imstande, professionellen Selbstzweifel auszudrücken.

6.2 Nicht-mentalisierungsfördernde Interaktionen

Nicht-mentalisierungsfördernde Interaktionen haben etwas mit fehlender Flexibilität und Erstarrung zu tun, die neben bestimmten, weniger günstigen Persönlichkeitszügen wahrscheinlich auch auf eine ausbildungsbedingte Über-Ich-Angst von Therapeut*innen zurückzuführen sind, etwas falsch zu machen. Schon Winnicott erinnerte Therapeut*innen daran, in der analytischen Arbeit kreativ zu sein und das Spielen zuzulassen. So lautete einer seiner denkwürdigen Sätze: »Die Kreativität des Patienten kann nur allzu leicht von einem Therapeuten gestohlen werden, der zu viel weiß« (Winnicott 2005 [1971], S. 76). Neben dem Zuviel-Wissen hat sich eine Reihe von Interaktionen als nicht-mentalisierungsfördernd erwiesen:

- allzu langes Warten oder gar (vieldeutiges) Schweigen;[17]
- Überforderungen durch zu komplexe Erklärungen, frühe Deutungen und Zuschreibungen von Gefühlen (»Ihre Symptome sind Angst!«, »Hinter Ihrer freundlichen Fassade liegt offensichtlich Wut«, »Was Sie wirklich meinen, ist ...«);
- pseudomentalisierende Erklärungen (z. B. die Mitteilung von aktuellen Forschungsergebnissen, um den Patienten zu einer bestimmten Therapie zu bewegen);
- nicht zu wagen, einen prämentalisierenden Modus zu unterbrechen.

Es entspringt wahrscheinlich einer alten analytischen Tradition, als Psychoanalytiker*in zu schweigen. Diesem transgenerationalen Ausbildungsintrojekt liegt möglicherweise die Annahme zugrunde, dass schweigende Analytiker*innen nichts falsch machen können. Dabei scheint das Gegenteil der Fall zu sein: Je schwerer die Störung der Patient*innen ist, desto schädlicher ist langes Schweigen vor dem Hintergrund fehlender Selbst- und Objekt-Repräsentanzen. Wenn Therapeut*innen nichts sagen, fühlen Patient*innen ein Desinteresse an und Distanzierung von ihnen, wodurch die traumatische Erfahrung, dass

---

17 Den Hinweis zum Schweigen als analytisches Ausbildungsintrojekt (s. u.) verdanke ich Ludger Hermanns (Semesterjournal des Karl-Abraham-Instituts, Sommersemester 2020, Nr. 35, S. 89).

ein Objekt nicht zur Verfügung steht, wiederholt wird, was mit einem Vertrauensbruch und dem Verlust von Bindungssicherheit einhergehen kann. Nicht selten halten sich diese Patient*innen für die Ursache und bisweilen sogar für schuldig, dass ihren Therapeut*innen nichts einfällt.

In der Weiterentwicklung psychodynamischer Psychotherapien reicht es nicht, von der Annahme auszugehen, dass das Unbewusste auf somatische Prozesse einen größeren Einfluss ausübe, als der bewusste Akt es je könne. Die von Freud (1912e, S. 381 f.) empfohlene Haltung, Therapeut*innen sollten sich dem Unbewussten des Kranken in der Weise zuwenden, dass sie ihr eigenes Unbewusstes als empfangendes Organ wie einen Receiver des Telefons den Patient*innen zur Verfügung stellen, ist angesichts der zahlreichen Befunde zur Intersubjektivität zwar richtig, aber zu technisch und zu passiv.

Für Therapeut*innen besteht die zentrale Aufgabe darin, mit diesen Patient*innen Schritt für Schritt Worte zu finden oder über Metaphern zu erfinden, mit denen sie ihre eigenen Emotionen vorsichtig benennen und die mentalen Zustände anderer zu erkennen vermögen. Dabei besteht die Gefahr, dass noch nicht repräsentierte, meist diffuse Affekte von Therapeut*innen benannt und zugeschrieben werden. Körpererfahrungen sind in der Regel vielstimmig und können auf vielfältige Weise interpretiert werden. Obwohl bei vielen Patienten mit somatoformen Problemen das allgemeine emotionale Bewusstsein intakt ist, leiden sie unter der spezifischen Unfähigkeit, ihre eigenen emotionalen und körperlichen Zustände mit den verschiedenen traumatisierenden Erfahrungen zu verbinden, insbesondere auch deshalb, weil sie nicht in der Lage sind, körperliche Empfindungen als negative emotionale Zustände zu interpretieren.

6.3 Mentalisieren in Gruppenpsychotherapien für SBS-Patienten

Für alle Patienten, besonders aber für SBS-Patient*innen gilt eine gute Vorbereitung auf eine Mentalisierungsbasierte Gruppentherapie (MBT-G), die unter dem Begriff »dynamische Administration« – der Begriff stammt aus der Gruppenanalyse – praktiziert werden sollte. Damit sind alle administrativen Funktionen des Gruppentherapeuten gemeint, die dynamische, also intrapsychische und interpersonelle Implikationen haben (Staun & Schultz-Venrath 2023b; Schultz-Venrath 2024). Sie richtet sich am Setting aus, je nachdem ob es sich um eine rein (ambulante) psychodynamisch-mentalisierungsbasierte Gruppenpsychotherapie oder um eine Gruppenpsychotherapie in einem stationären oder tagesklinischen Setting handelt (vgl. Tab. 6.3-1).

Zur mentalisierungsbasierten dynamischen Administration (MDA) gehört die Organisation des Settings (Anzahl der Stühle und Sitzgelegenheiten), des Raumes und des Rahmens. Sie betrifft darüber hinaus den Umgang mit den Gruppenregeln, die Honorarangelegenheiten (einschließlich Ausfallhonorar) sowie den Umgang mit Kontakten und jeglichen Benachrichtigungen außerhalb der Gruppe (Barwick & Weegmann 2018). Der Gruppenleiter als »conductor«, als Dirigent, sollte eine Mehr-Personen-Beziehung mit ihren multiplen Übertragungsmöglichkeiten handhaben können, in der die Gruppe zum Spiegel sozialer interpersoneller Konflikte wird (Janssen & Sachs 2018).

Bereits im Erstgespräch können biographische Erfahrungen in Gruppen, wie z. B. in der Familie, im Kindergarten, in der Schule, im Sport, abgeklärt werden und einen Hinweis auf die Prognose bezüglich der Teilnahme an einer Gruppentherapie geben (»Welche positiven oder negativen Erfahrungen in Gruppen haben Sie in Ihrem Leben bisher gemacht?«). Für eine weitere Vorbereitung der SBS-Patient*innen auf eine Gruppentherapie durch Psychoedukation spricht, dass metaanalytische Effektstärken von Psychoedukation für Patient*innen mit psychischen und psychosomatischen Störungen sehr hoch sind (Simonsmeier et al. 2021). Dies bedeutet auch: Je besser Patient*innen auf ihre jeweilige Gruppenpsychotherapie vorbereitet werden, umso weniger müssen sie die Behandlung vorzeitig abbrechen, weil eine MDA das epistemische Misstrauen reduziert. Eine mentalisierungsfördernde dynamische Administration ist besonders in Kliniken und Tageskliniken von Nöten, in denen Patient*innen in Gruppentherapien bisher meist ohne »Vorwarnung«, d. h. ohne inhaltliche Aufklärung oder Vorbereitung aufgenommen werden. Häufige Folgen sind dann ein schaminduziertes Schweigen, eine Fixierung auf den Als-ob-Modus oder gar ein Abbruch der

Behandlung. Die Vorbereitung auf eine Mentalisierungsbasierte Gruppenpsychotherapie sollte folgende Items berücksichtigen (Tab. 6.3-1):

Tab. 6.3-1: Inhalte einer Gruppentherapievereinbarung im Sinne einer mentalisierungsbasierten dynamischen Administration (MDA) bezüglich MBT-G (Staun & Schultz-Venrath 2023a)

- Mentalisierungsbasierte Gruppenpsychotherapie (MBT-G) ist ein hochwirksames Verfahren, insbesondere dann, wenn Ihr Leiden mit zwischenmenschlichen Beziehungen verbunden ist.
- Die Therapie erfolgt durch und in der Gruppe.
- Die Gruppe ist ein guter Ort, um zwischenmenschliche Probleme in einem sicheren Rahmen zu verstehen, durchzuarbeiten und Neues über sich zu lernen.
- In der Gruppe sitzen nicht nur sechs bis neun Patient*innen, sondern sechs bis neun Therapeut*innen (!), die mit Ihnen gemeinsam eine neue Perspektive entwerfen können.
- Gruppe ist das, was jeder zu diesem Prozess beiträgt, und noch einiges mehr, da ein Gruppengefühl entsteht.
- Die Gruppe ist eine Chance, mit anderen in Kontakt zu kommen und über das eigene Erleben im Kontext der Gruppe zu sprechen.
- Gleichzeitig ist die Gruppe eine Chance, von anderen zu lernen und zu erleben, wie andere mit ihren Schwierigkeiten umgehen.

Der MDA-Fokus liegt darauf, den Patienten einzuladen, mit ihm gemeinsam über seine (unbewussten) Fantasien, Wünsche, Vorstellungen und Vorbehalte gegenüber Gruppentherapien affektiv in Austausch zu kommen. Dies gelingt am besten, wenn besonders die negativen Fantasien und das Misstrauen in Bezug auf die (unbekannte) Gruppe gründlich exploriert werden und mit den zugrunde liegenden frühen, negativen dyadischen und gruppalen Beziehungserfahrungen in Verbindung gebracht werden, die häufig am Ende eines Erstgesprächs von Patient*innen vorgebracht werden (vgl. Tab. 6.3-2). Dies ist auch erforderlich, wenn ein neuer Patient in der Slow-open-Gruppe geplant aufgenommen wird, weil in der Regel dann Geschwisterkonstellationen aus früherer Zeit aktiviert werden.

Eine MDA fördert die Entwicklung von epistemischem Vertrauen in die Gruppe und in den Leiter, wenn dieser das anfängliche Misstrauen mit einer neugierigen und nichtwissenden Haltung aufgreift und – wenn irgendwie möglich – gemeinsam mit den Teilnehmer*innen den Ursprung des epistemischen Misstrauens zu erkunden beginnt.

Tab. 6.3-2: Merkmale epistemischen Misstrauens nach einem Erstgespräch und/oder während einer Gruppenpsychotherapie

Am Ende eines Erstgesprächs	»Gruppe, nein danke!«
	»Lieber Einzeltherapie«, »Einzeltherapie ist immer besser«
	»Ich möchte Sie für mich alleine haben«
Während der Gruppen-psychotherapie (GT)	»GT ist nicht gut genug, ist nur das Zweitbeste«
	»GT wird nur angeboten, weil die Therapeuten überlastet sind«
	»Es gibt keine Anleitung!«
	»Das Leiden der anderen Patienten ist mir zu viel und nicht unterstützend«
	»Es gibt zu wenig Zeit für den Einzelnen«

Die Reaktion(en) eines Patienten auf den Vorschlag einer Gruppenpsychotherapie (GT) nach einem Erstgespräch gibt/geben einen ersten szenischen Hinweis auf seine epistemische Grundhaltung *(epistemic stance)*, die diagnostisch genutzt werden kann. Reagiert er mit großer Skepsis und Misstrauen auf unseren Vorschlag? Weicht er möglicherweise körperlich zurück und verschränkt die Arme vor der Brust? Oder bricht der Patient sein Narrativ plötzlich ab, nachdem er bis dahin den Eindruck vermittelt hatte, dass sich ein vertrauensvoller Kontakt etablierte? Mit dem Vorschlag einer GT wird bei manchen Patient*innen ein tiefes epistemisches Misstrauen aktiviert, das sich in einem abrupten »Gruppe? Nein Danke!« äußern kann und manchmal auf die dyadische Therapiebeziehung abfärbt. Plötzlich scheint die Beziehung des Patienten zum Therapeuten kühler, distanzierter, vorsichtiger. Aus Sicht des Mentalisierungsmodells könnte nun seitens des Therapeuten die Frage an den Patienten gerichtet werden:

- Was genau lässt Sie so skeptisch sein?
- Womit könnte das Misstrauen in Bezug auf Gruppen, über das Sie gerade sprechen, zu tun haben?
- Welche Erfahrungen haben Sie in Ihrer Familie, in der Kita, in der Schule, im Verein und anderen gruppalen Organisationen gemacht?

Hilfreich ist im klinischen und tagesklinischen Kontext die bereits erwähnte Psychoedukation (MBT-Introduction = MBT-I), die sich sowohl als störungsspezifisches als auch als störungsübergreifendes Gruppenkonzept als günstig für den Therapieerfolg erwiesen hat, auch wenn nur wenige valide empirische Daten vorliegen (Bäuml et al. 2018). Trotz der eher pädagogischen Ausrichtung ist es auch ein erstes Angebot im »Wir-Modus« (vgl. Abb. 4.1-1 , S. 196). Im Unterschied zu den bekannten Psychoedukationsprogrammen in der Psychiatrie und Psychosomatik wird weniger traditionell auf das jeweilige Krankheitsbild fokussiert, sondern primär auf die mentalisierungsbasierte Unterstützung der Patienten, an dem jeweiligen Therapieangebot teilzunehmen.

In der MBT-I geht es im Wesentlichen darum, die Teilnehmer über Mentalisieren und dessen Bedeutung für die jeweilige Störung zu informieren, Erfahrungen auszutauschen und Übungen (sogenannte »Hausaufgaben«) zu den verschiedenen Aspekten des Mentalisierens durchzuführen (z. B. in einem Notizbuch sich die letzten Gedanken vor einem körperlichen Symptom aufzuschreiben). Der Schwerpunkt liegt auf einer aufklärerischen Haltung, wobei die Therapeuten eine aktive Rolle sowohl beim Gedankenaustausch als auch bei der Einbeziehung aller Teilnehmenden übernehmen. So besteht ein zweifaches Ziel darin, dass die Patienten nicht nur etwas über sich selbst und andere lernen, sondern auch üben, sich selbst und andere zu verstehen. Die psychoedukative Arbeit soll Neugierde, Spielfreude und Fantasien anregen, wenn es um Theorie und die Verbindung zu eigenen Erfahrungen geht.

Zunächst ausschließlich für Borderline-Patienten vom Anna-Freud-Zentrum in London entwickelt und jetzt als Booklet über MBT-D-A-CH eingeführt (Taubner et al. 2024), hat sich Psychoedukation inzwischen auch für andere schwere psychische Erkrankungen, wie z. B. ADHS, für die Entwicklung einer Gruppen-Kohäsion und der Minimierung von Abbrüchen bewährt, muss aber dann an die jeweiligen Störungsbilder angepasst werden (vgl. Tab. 6.3-3). Für Patient*innen hat sich auch das Buch der Arbeitsgruppe um Joost Hutsebaut (2024) als sehr geeignet erwiesen, sich mit der »Kraft des Mentalisierens« vertraut zu machen. An ADHS-Patient*innen konnte gezeigt werden, dass Psychoedukation, welche die Vorteile kognitiv-behavioraler und psychodynamischer Strömungen kombiniert, zu einer Verbesserung der Emotionsregulation führt (Badoud et al. 2018).

Mit der klassischen Definition von Mentalisieren als intrapsychischem und gleichzeitig interpersonellem (sozialem) Prozess wurde ein neues Paradigma für Psychotherapien entwickelt, das besonders für das Verständnis von Gruppenprozessen und Gruppenpsychotherapien aller Art geeignet ist. Dies bedeutet aber auch, dass die Grundlage für MBT-G und Mentalisieren in Gruppen zunächst eine Ausbildung in psychodynamischer Gruppentherapie mit Theorie, Selbsterfahrung und Supervision sein sollte. Angesichts zunehmender Evidenz für die Wirksamkeit psychodynamischer Einzel- und Gruppenpsychotherapien in der Behandlung von Patienten mit SBS (Abbass et al. 2020; Koelen et al. 2014) müssen Mentalisierungsbasierte Gruppentherapien, die nicht in Kombination mit Einzel-MBT angeboten werden, in kontrollierten Studien noch überprüft werden. Klinische Eindrücke lassen jedoch bisher erahnen, dass nirgendwo besser mentalisiert werden kann als in Gruppenpsychotherapien, in denen Patient*innen mit ihren eigenen Gedanken, Körpergefühlen und Motiven in Kontakt kommen, diese über trianguläre Prozesse relativieren und mit Abstand betrachten können, sodass sie davon ausgehen können, dass auch bei anderen Gedanken, Gefühle und Motive bestehen, die deren Verhalten zugrunde liegen.

MBT-G ist eine spezifische Behandlungsmethode, die im klinischen und tagesklinischen Setting möglichst von zwei Therapeuten mit sechs bis neun Patienten *innen durchgeführt wird. Empfehlenswert ist eine Behandlungsdauer von 75–90 Minuten, da die Fähigkeit des Mentalisierens in der Gruppe in der Regel erst nach 60 Minuten beginnt. Die hohen Effektstärken der verschiedenen RCT-Studien von MBT sind am ehesten durch MBT-G zu erklären, da Gruppentherapien bezüglich der Dosis (3–4 ×/Woche) einen höheren Anteil hatten als die einmal pro Woche durchgeführten Einzeltherapien. Theoretische Grundlagen finden sich bei Bateman und Mitarbeitern (Bateman et al. 2019), Karterud (2015, 2024), Schultz-Venrath (2022) sowie Schultz-Venrath und Felsberger (2016).

Die gegenüber anderen Therapieverfahren deutlich höhere Wirksamkeit von MBT-G lässt sich am ehesten mit Resonanz- und Spiegelungsphänomenen sowie durch die Möglichkeit der verschiedenen Sichtweisen zu sich selbst und zu anderen erklären. In diesem Setting kann das primäre Erleben heftiger Affekte durch die Technik der »Mentalizing hand!« dosiert werden (Tatsächlich wird die Hand wie ein Stopp-Schild erhoben). Die Mitteilungen und Beobachtungen der Mitpatient*innen verringern die Fehler-Möglichkeiten (eines Zuviel oder Zuwenig) durch Therapeut*innen. Jede (gelingende) Gruppe wiederholt über die Kohäsion die Entwicklung der Reflexionsfunktion vom Säugling bis zum Erwachsenen (Face-to-Face-Austausch affektiver Signale sowie der Bearbeitung von Körper-, teleologischem, Äquivalenz- und Als-ob-Modus). Der aus Deutschland emigrierte Pionier der Gruppenanalyse S. H. Foulkes brachte es auf den Punkt: »In learning to communicate, the group can be compared to a child learning to speak« (Foulkes & Anthony 1965, S. 263).

Für SBS-Patient*innen hat sich eine ambulante einführende MBT-Psychoedukation (als geschlossene Gruppe) vor Aufnahme einer tagesklinischen oder klinischen Behandlung mit maximal zehn Teilnehmern bewährt (Bales & Bateman 2012). Über zwölf Wochen wird einmal pro Woche über 90/100 Minuten das Thema Mentalisieren und dessen Störungen anhand eines Manuals durchgeführt, das auf der Webseite des Anna Freud Centre (London) – primär für Patient*innen mit Persönlichkeitsstörungen – abrufbar ist.[18] Themen betreffen die Vorbereitung auf eine Langzeitbehandlung, die Förderung der Motivation für eine solche, aber auch, was unter Emotionen, Bindung, interpersonellen Interaktionen und psychosomatischer Gesundheit zu verstehen ist. Sinnvoll ist eine Verständigung mit den Patient*innen über ihre Diagnose(n), ihre Erwartungen und die Therapieziele, die schriftlich gemeinsam festgehalten werden. Dabei kann deutlich gemacht werden, dass psychosomatische Veränderungen auf besseres Verstehen zurückzuführen sind.

Die Übungen werden an Flipcharts und eventuell mit Unterstützung von Filmausschnitten (z. B. »Good Will Hunting« von 1997) so aufgebaut, dass von emotional eher entfernten zu persönlicheren Szenarien

18 https://www.annafreud.org/media/2606/mbti-brochures-whole-set-with-cf-ab-edits-final-190515.pdf.

vorgegangen wird. Dabei werden die Erfahrungen der Gruppenteilnehmer erst einbezogen, wenn sich eine gewisse kohäsive Atmosphäre und ein Vertrauen unter den Teilnehmer*innen eingestellt haben. Immer wieder wird dabei auf Ausdrucksformen von Nicht-Mentalisieren hingewiesen. Die psychoedukativen Module, die für Patient*innen mit Persönlichkeitsstörungen entwickelt, modifiziert, aber auch für Somatisierungsstörungen eingesetzt werden können, bestehen aus zwölf Elementen, die nacheinander an Beispielen bearbeitet werden:

Tab. 6.3-3: Mögliche MBT-I-Themen für SBS-Patient*innen in zwölf Einheiten

Sitzung	Inhalte
1	Was ist Mentalisieren?
2	Wie äußern sich Probleme des Mentalisierens?
3	Warum haben wir Affekte/Gefühle und was sind die Basistypen?
4	Wie können wir Affekte/Gefühle wahrnehmen und regulieren?
5	Die Bedeutung von Bindungsbeziehungen
6	Bindung, Mentalisieren und epistemisches Misstrauen/Vertrauen
7	Was ist eine somatoforme Belastungsstörung? Wie äußert sich das im Körper?
8/9	Was ist Mentalisierungsbasierte (Gruppen-)Therapie?
10	Angst, Bindung und Mentalisieren
11	Depression, Bindung und Mentalisieren
12	Zusammenfassung und Schlussfolgerungen

In ambulanten, tagesklinischen und stationären Gruppentherapien sind MBT-G-Therapeut*innen keine Expert*innen darin, den Patient*innen zu sagen, was mit ihnen los sei, sondern eher Expert*innen im Stellen von (durchaus unkonventionellen) Fragen, mit dem Ziel, Mentalisieren zu induzieren. Dabei sollte eine aktive, neugierige und wissbegierige Haltung auch in der Körperhaltung ausgedrückt werden. Die primäre Aufgabe von MBT-G-Therapeuten besteht darin, einen Trainingsplatz für Mentalisieren bereitzustellen und sich darauf einzustellen, bei Verlust der eigenen Mentalisierungsfähigkeit diese wiederherzustellen.

MBT-G-Therapeuten intervenieren aktiv durch affektfokussiertes Fragen (»Wie fühlt sich das für die Gruppe an?«) und eine Haltung des Nichtwissens im Sinn der Kriminalfigur Columbo (»Ich habe das gerade nicht verstanden, ich hätte da noch eine Frage«). Sie unterstützen mit neugierigen Fragen die Gruppe, ohne darauf zu warten, wie die Gruppe ein Problem löst (»Was denken die anderen darüber?«). Ihre Aufmerksamkeit ist darauf gerichtet, implizite (unbewusste) Dimensionen des Mentalisierens in explizite Narrative zu verwandeln (»Welche Gefühle nehmen Sie in sich wahr, wenn Sie diese Geschichte hören?«).

Davon ausgehend, dass die Ätiopathogenese somatoformer Belastungsstörungen mehrdimensional ist, sollten mentalisierungsfördernde therapeutische Interaktionen entsprechend multimodal auf verschiedenen Ebenen sein. Dies wird in einem klinischen oder tagesklinischen Setting am erfolgreichsten umgesetzt, wenn Einzel- und Gruppenpsychotherapien mit Körper-, Kunst- und Musiktherapien kombiniert werden (wenn irgendmöglich in derselben Gruppe zur Verbesserung des epistemischen Vertrauens und der Kohäsion). Mentalisierungsorientierte Gruppenpsychotherapien bieten eine hervorragende Gelegenheit, die kommunikative und relationale Bedeutung psychosomatischer Störungen und Prozesse zu untersuchen. Gruppentherapeuten ist bewusst, dass der Körper immer Teil der Gruppe ist, da sich die Teilnehmer alle anschauen und von allen anderen angeschaut werden, was ein großer Unterschied zu Einzelpsychotherapien ist. Die Gruppensituation ist über die weiteren Sinne (z. B. über das Geruchssystem) eine verkörperte Situation. Wegen epistemischen Misstrauens ist es sinnvoll, Patienten mit somatoformen Störungen in besonderem Maße auf eine Gruppenpsychotherapie vorzubereiten.

Deshalb sollten folgende Behandlungsziele berücksichtigt werden, die nicht nur für Patient*innen mit SBS gelten, sondern darüber hinaus (Tab. 6.3-4):

Tab. 6.3-4: MBT-G-Behandlungsziele bei somatoformen Störungen

- Patienten für die Behandlung zu gewinnen über die Herstellung einer vertrauensvollen therapeutischen Arbeitsbeziehung durch einladende Formulierungen (»In der Gruppe sitzen mindestens neun Therapeuten«)
- Verminderung etwaiger Ängste und Fehlvorstellungen durch Vermittlung von Informationen über die Arbeitsweise einer Gruppe (»Keiner kommt zu kurz, weil das Thema jedes Einzelnen auch ein Thema eines anderen ist«)
- Verbesserung des sozialen und interpersonellen Funktionierens
- Minimierung selbstschädigender Handlungen (einschließlich Suizidversuche)
- Stimulierung einer adäquaten Inanspruchnahme von Behandlung und Verhinderung einer Krankenhausabhängigkeit

Die MBT-G sollte durch die Leiter*innen aktiv und mit einem »offenen« Beginn starten: »Die Gruppe hat angefangen.« Das sogenannte »Blitzlicht« in Kliniken und Tageskliniken dient nach unserer Auffassung eher dazu, die Ängste der Gruppenpsychotherapeut*innen zu binden. Darüber hinaus wird durch ein Blitzlicht eher ein Als-ob-Modus aktiviert. Nach dem ersten Statement einer Patientin folgen in der Regel weitere, die sich stereotyp mit leichten Variationen anschließen. Ein offener Austausch entsteht so gerade nicht. Hilfreicher sind jedoch Fragen: »Was war Ihnen nach der vergangenen Sitzung noch nachgegangen?«, »Was war für Sie in der vergangenen Stunde bedeutsam?«
Interaktionsprinzipien für Gruppenleiter sollten einfach und kurz sowie affektfokussiert sein (z. B. Liebe, Wünsche, Verletzungen, Aufregung, Ärger, Scham, Ekel). Es ist sinnvoll, sich auf gegenwärtige Geschehnisse oder Handlungen und die aktuelle psychische Realität zu beziehen, ebenso sollten bewusstseinsnahe oder bewusste Inhalte im Vordergrund stehen. Es ist nützlich, über andere zu »psychologisieren«, d. h. Perspektivenübernahme anzuregen, und die Leistungen der Patient*innen sollten anerkannt werden, wenn Mentalisieren erreicht wurde.

Auch wenn für Patienten mit somatoformen Störungen die Datenlage bezüglich Gruppenpsychotherapien eher noch schwach ist, haben diese einen positiven Einfluss auf die Verbesserung einiger alexithymer Merkmale, z. B. bei Patienten mit einer rheumatischen Arthritis (Poulsen 1991). Die mangelnde soziale Integration alexithymer Patienten mit somatoformen Störungen kann durch das Erleben der sozialen Unterstützung in der Gruppentherapie und sich daraus ergebende soziale Beziehungen auch außerhalb des Therapiesettings positiv beeinflusst werden (Gündel et al. 2000). Bei stärker ausgeprägten Alexithymie-Symptomen bevorzugen Patienten sogar Gruppenpsychotherapien gegenüber Einzelpsychotherapien (Ogrodniczuk et al. 2011).

Positive Gruppentherapie-Erfahrungen sind schon vor dem Mentalisierungsmodell für Patienten mit somatischen (!) Erkrankungen beschrieben worden:

> Gruppen bieten eine hervorragende Gelegenheit, die kommunikative und relationale Bedeutung psychosomatischer Störungen und Prozesse zu untersuchen. Diese Aussage mag paradox erscheinen, wenn man bedenkt, dass solche Störungen und Prozesse oft die Leugnung oder Vermeidung einer direkten und vollständigen emotionalen Beziehung signalisieren (Brown 1985, S. 93 f.).

Die verschiedenen Wirkfaktoren in psychodynamischen Gruppentherapien ermöglichen dem Einzelnen, sich der Einheit körperlicher und psychologischer Prozesse bewusst zu werden und sich mehr in Beziehung zu anderen zu bringen. Swiller (1988), der die Kombination von Einzel- und Gruppenpsychotherapie für alexithyme Patient*innen mit Somatisierungsstörungen empfahl, schlug das wiederholte Markieren von Emotionen vor, um diesen Zugang zu einer größeren Bandbreite von Emotionen zu verschaffen. Eine solche Behandlungstechnik maximiere ihre Lernmöglichkeiten, während gleichzeitig ihr Selbstwertgefühl geschützt und der unproduktive Stress minimiert werde.

Mentalisieren wird gefördert durch aktives Neugierigmachen auf das Zuhören (Therapeut: »Oh! Das ist aber interessant, was Sie da erzählen!« – Zu den anderen Gruppenteilnehmern: »Wie geht es Ihnen damit?«, »Wie fühlen Sie sich, wenn Sie das hören?«). Durch das explizite Verdeutlichen der Interaktionen, z. B. mit der Formulierung: »Sie haben jetzt viele Rückmeldungen bekommen. Was meinen Sie, wie es den anderen Gruppenteilnehmern damit geht?, wird die Kohäsion der Gruppe im Sinne von *connecting, linking* und *bridging* gefördert, die das In-Kontakt-Treten für diese Patientengruppe erleichtern. Im Unterschied zu psychodynamischen Gruppentherapien liegt ein Fokus in der MBT-G auf dem expliziten Mentalisieren der Kommunikation und der Interaktion im Hier und Jetzt. Da SBS-Patient*innen psychotherapeutische Angebote gerne infrage stellen, sollten Gruppentherapeuten humorvoll mit Aggressionen umgehen können, z. B. wenn eine Patientin sich (ungerechtfertigterweise) über die Kompetenz des Gruppenleiters beschwert (z. B. mit: »Vielen Dank für diesen Hinweis, dass ich der schlechteste Gruppentherapeut Deutschlands bin«). MBT-G-Therapeuten sollten die ubiquitäre Existenz von Antigruppen-Phänomenen akzeptieren (an die anderen Gruppenteilnehmer: »Kann jemand aus der Gruppe mir erklären, wie das gerade zustande kam?«).

Als Antigruppen-Phänomen wird das Phänomen beschrieben, dass es immer wieder den ein oder anderen Patienten gibt, der die Existenz der Gruppe stören oder gar zerstören will (Nitsun 2014 [1996]). Deshalb sollten MBT-G-Therapeut*innen sich darin üben, negative therapeutische Prozesse ins Positive zu wenden und Antigruppen-Phänomene als natürlichen Teil von Gruppenprozessen anzusehen. Toleranz und eine freundliche Schlagfertigkeit gegenüber Aggressionen sind von Vorteil, da der Ausdruck von Feindseligkeit als wichtiges therapeutisches Vehikel und als Ausdruck von Hoffnung anzusehen ist. Je ängstlicher Gruppenleiter sind, desto eher werden aggressive und destruktive Impulse und auch das Mentalisieren gehemmt. Zu guter Letzt sollten MBT-G-Therapeuten fähig sein, Verbindungen zwischen den Gruppenteilnehmern herzustellen *(connecting, linking)*.

Mentalisierungsbasierte Gruppentherapien sind für ein gemischtes Patientenklientel – ohne statistische Signifikanz – in tagesklinischen Kurzzeit-Gruppenpsychotherapien psychodynamischen Gruppentherapien leicht überlegen (Brand et al. 2016; Hecke et al. 2016). Die Art der Aktivität der Gruppenleitung scheint ein Modell für die Aktivität innerhalb der Gruppenteilnehmer speziell mit somatoformen Störungen zu bieten. Eine höhere Feedback-Aktivität durch die Gruppentherapeut*innen induzierte bei diesen Patienten eine höhere Feedback-Aktivität zwischen den Gruppenteilnehmern, wobei diese wiederum mit einer Verbesserung in wichtigen Bereichen des Körpererlebens einherging (Tschuschke et al. 2020).

Fallbeispiel

Ich begrüßte eine stationäre Mediangruppe (ca. 20 Patienten) mit der Frage, wer die Neuankömmlinge über die Regeln informieren möchte, was regelmäßig zu dem Phänomen führt, dass meine dritte Regel oft nicht in Erinnerung bleibt: »Jeder sollte über das sprechen, worüber er nicht so gerne sprechen möchte«. Nach einer Minute sagte ein 35-jähriger, relativ gut aussehender Patient, der zum ersten Mal in dieser Gruppe war, dass er hier sei, weil er sein Leben ändern wolle. Er habe nichts gelernt und sein Geld in den vergangenen 20 Jahren als Callboy verdient, meist für reiche Damen, aber manchmal auch für ältere Männer. Unter der erhöhten Aufmerksamkeit der Gruppe redete und redete und redete er. Ich erinnere mich, dass ich mich ein wenig über diesen seltsamen Auftritt eines Neuankömmlings beschämt fühlte, da ich so etwas zuvor noch nie erlebt hatte. Plötzlich sank ein 20-Jähriger, dessen Geschichte eine theatralische Borderline-Mutter und ein relativ abwesender Vater war, dramatisch von seinem Sitz langsam zu Boden, mit geschlossenen Augen. Sofort sprangen mindestens acht oder neun Patient*innen von ihrem Sitz, um ihm beim Aufstehen zu helfen. Da der Patient mir genau gegenübersaß – ich war in meinen früheren Jahren Epileptologe –, war mir rasch klar, dass es sich um einen psychogenen dissoziativen Anfall handelte. Ich erinnerte mich an Batemans »Mentalizing Hand« und rief laut: »Halt, bitte kehren Sie auf Ihre Plätze zurück, ich weiß, dass Herr X. es schaffen wird, von alleine auf seinen Platz zurückzukehren!« Die Gruppe schien mir ein wenig zu misstrauen, aber schließlich folgten die Teilnehmer, mehr oder weniger langsam, meiner Anweisung. Dann fragte ich die Gruppe, ob sie eine Idee oder Fantasie habe, was dieser Anfall zum Ausdruck gebracht haben könnte? Einige Patent*innen waren sehr wütend auf mich, dass ich niemandem erlaubte, diesem »armen kleinen Jungen« zu helfen, und fragten wütend, ob ich mich meinen eigenen Kindern gegenüber genauso verhielte, und so weiter. Ich stotterte etwas, dass ich keinen Sohn hätte, der von einem Sitz so rutschte, und fragte erneut nach Ideen und Fantasien. Nach einiger Zeit begann die Gruppe, an dieser Frage zu arbeiten, und zu meiner Überraschung verbanden sie den Anfallsausdruck mit der Geschichte des Callboys und stellten die Frage, ob dieser Anfall seine Erfahrungen mit Sexualität oder sexuellem Missbrauch darstellte. In der Zwischenzeit begann der junge Patient, sich wieder auf seinen Platz zu setzen, die Mitglieder der Gruppe waren erstaunt und fragten ihn, was mit ihm geschehen sei. Nach einigen Minuten begann er zu erzählen, dass ihn der Callboy-Patient daran erinnert habe, dass ihn sein Vater vor langer Zeit sexuell berührt habe. Im weiteren Verlauf konnte er durch die Gruppe die Überlegung aufnehmen, dass dieser Anfall etwas mit seinen überwältigenden sexuellen Fantasien in Bezug auf beide Elternteile zu tun haben könnte.

6.4 Wie lernen Psychotherapeut*innen Mentalisieren?

Mentalisierungsfördernde Interaktionen hat es in allen psychodynamischen und behavioralen Psychotherapien, vor allem aber auch in den verschiedenen Körperpsychotherapien schon immer gegeben. Sie wurden nur nicht als solche mit dem Fokus auf Mentalisieren konzipiert. Trotzdem gehört es zu den stärksten Widerstandsargumenten gegenüber der MBT, wenn erfahrene Psychotherapeut*innen meinen, schon immer auf diese Weise gearbeitet zu haben. Bezüglich des Lernens und Lehrens kann man sich am Segeln orientieren: Mit der Zunahme der »Windstärke« werden von Therapeut*innen nicht nur nosologisch-kontextuelle Kenntnisse (analog einer Seekarte), sondern spezifische Fertigkeiten abverlangt, um nicht zu kentern.[19]

Es ist inzwischen gut belegt, dass die relationale Kompetenz von Psychotherapeut*innen eine höhere Bedeutung für erfolgreiche Behandlungen hat als die Theorie und der Beitrag der Patient*innen: Selbst wenn Patient*innen sichere Bindungs-Repräsentanzen aufweisen, mit

19 Diesen Hinweis verdanke ich Peter Döring.

denen sie in der Lage sind, eine bessere Beziehung zu entwickeln, haben sie keine bessere Prognose (Baldwin et al. 2007). Aber Patient*-innen mit einer unsicheren Bindung und chaotischen zwischenmenschlichen Beziehungen können durchaus von Therapeut*innen profitieren, die fähig sind, eine Beziehung zu schwierigen Patient*innen herzustellen. Die Wirkung von Psychotherapien kann bisher nicht hinreichend gut an verfahrensspezifischen Interventionen und Vorgehensweisen festgemacht werden, weil die Adhärenz und Kompetenz der Therapeut*innen in den Outcome-Studien bisher verschwindend wenig untersucht wurden (Perepletchikova et al. 2007; Pries et al. 2019). Insofern stellt sich die Frage, was Therapeut*innen tun können, um ihre Fähigkeiten des Mentalisierens zu verbessern. Eine »natürliche« Begabung im Sinne einer überdurchschnittlichen »sozialen Kompetenz« scheint es durchaus zu geben.

Wer sich für die Performanz in unterschiedlichen Bereichen professioneller und künstlerischer Betätigung interessiert, entdeckt – nicht überraschend –, dass vor allem das kontinuierliche Üben der eigenen Fertigkeiten für herausragende Leistungen verantwortlich ist. Dabei sollte dieses Üben in ruhigen Zeiten in Rollenspielen ohne die Anspannung in der realen Situation stattfinden, indem der Therapeut den Patienten spielt, ein anderer den MBT-Therapeuten und ein dritter oder mehrere als Beobachter fungieren. Dies sollte auch für das Training psychotherapeutischer Fähigkeiten übernommen werden. Denn während der psychotherapeutischen Arbeit bleibt in der Regel wenig Zeit für eine aufmerksame Korrektur. Insofern unterscheiden sich die besseren Therapeuten von den übrigen dadurch, was sie vor und nach der Begegnung mit einem Patienten oder einer Gruppe tun. Dazu gehören eine Toleranz gegenüber eigenem Mentalisierungseinbruch, die Akzeptanz eigener Fehler und Fehlleistungen, die in Intervisions- und Supervisionsgruppen offen zu besprechen sind. Günstig sind Videoausschnitte, Audiodateien oder Transkripte von Behandlungsstunden, zu denen in mikroanalytischen Schritten qualifizierte Rückmeldungen bezüglich mentalisierungsfördernder oder -hemmender Interventionen gegeben werden können, vor allem aber immer wieder Rollenspiele und: Lektüre!

Erfolgreichere Therapeut*innen scheinen sich dadurch auszuzeichnen, dass sie den Behandlungsprozess ständig verfolgen, die eigene Therapie eher infrage stellen, sich in Intervision und Supervision begeben, relativ begierig lesen und lernen wollen sowie responsiv sind, was das genuine Interesse an Patienten ausmacht (Sperry & Carlson 2014). Dem häufigeren Nichtgelingen der Arzt-/Psychotherapeut-Patient-Beziehung bei Körperbeschwerden könnte dadurch entgegengearbeitet werden, dass das Vertrauen der Therapeuten in ihre eigene psychotherapeutische Kompetenz durch qualifizierte Supervision, die auch im Rollenspiel stattfinden kann, gefördert wird: Es hat sich sehr bewährt, therapeutische Interaktionen in kleinen Gruppen mit Szenen aus der Behandlung von Patient*innen in Rollenspielen zu üben. Dabei geht es nicht um richtig oder falsch, sondern darum, ob Mentalisieren über die Art der therapeutischen Interaktionen gefördert wird.

Es gehört zu den Paradoxien in der psychotherapeutischen Ausbildung, dass auf der einen Seite verfahrens- und methodenorientiert ausgebildet wird, Psychotherapeut*innen sich auf der anderen Seite aber in ihrer individuellen Arbeit bei gleicher theoretischer Orientierung in vielerlei Hinsicht unterscheiden. So wie keine Stimme einer anderen gleicht, können sich Therapeut*innen mit demselben konzeptuellen Behandlungsansatz mehr voneinander unterscheiden als Therapeut*innen unterschiedlicher Behandlungskonzepte (Baldwin & Imel 2013).

Mit der zunehmenden Professionalisierung in Psychotherapien steht die Frage der Lehr- und Lernbarkeit des Mentalisierens und mentalisierungsfördernder Interaktionen als Kompetenz im Raum, was aktuell ebenso alle anderen psychodynamisch begründeten Therapieverfahren betrifft. In Ergänzung der klassischen Trias des Eitingon-Modells, das seit 100 Jahren aus Theoriestudium, Selbsterfahrung und Behandlung unter Supervision besteht, wird in Wochenendseminaren oder wöchentlichen Blockveranstaltungen das Konzept der erfahrungsbasierten Ausbildung in Rollenspielen und Videoanalysen umgesetzt.

In der Ausbildung zum Arzt, insbesondere in den chirurgischen Fächern, ist es selbstverständlich, dass der Lernende einem »Meister« zusieht, bevor er selbst seine ersten Schritte geht. Die klassische psychodynamische Ausbildung ist zu sehr auf das Verstehen und zu wenig auf ein therapeutisch begründetes Handeln fokussiert. Dabei ist die

Supervision immer *post hoc*, d.h., es fehlt ein direktes Lernen am Patienten. Die Frage nach der Lehrbarkeit psychodynamischer und mentalisierungsfördernder Interventionen hat durch die beschlossene Reform der psychologischen Psychotherapieausbildung in Deutschland eine neue Bedeutsamkeit bekommen (Ehrenthal 2019). Diese Verfahren müssen nämlich sehr konkret in den zukünftigen universitären Curricula praxisbezogen gelehrt, gelernt und geprüft werden.

Als hilfreich haben sich auch Rollenspiele mit Schauspiel-Patient*innen – wie sie in der reformierten Medizinerausbildung im Psychosomatik-Unterricht inzwischen üblich sind – und das Modell-Lernen an videobasierten Erstgesprächen oder therapeutischen Sitzungen von klinisch erfahrenen MBT-Therapeuten bewährt. Für die Supervision von psychotherapeutischen Teams ist es ebenfalls günstig, mit Rollenspielen zu arbeiten, wobei eine Therapeutin ihre Patientin und der Supervisor den Therapeuten spielen. Von Vorteil wäre, wenn sich die Lehrenden in didaktischer Kompetenz ausbilden lassen, um ihre klinischen Fähigkeiten in das Format eines Seminars zu übersetzen, damit die Teilnehmer weder überfordert noch mit fallbezogener Beliebigkeit konfrontiert werden. Eine besondere Relevanz haben in dieser Hinsicht videobasierte Anamnesen, die aber selten detailliert und in Bezug auf den szenischen Beginn unterrichtet werden, obwohl sie für Ausbildungskandidaten in Klinik oder Tagesklinik für die Behandlungsplanung von größter Bedeutung sind.

Die Ausbildung in mentalisierungsfördernden Fertigkeiten sollte sich in einem konsistenten theoretischen Bezugsrahmen bewegen. Rollenspiel, Theorievermittlung und videobasierte Analysen sollten ebenso wie Supervisionen frühzeitig in der Ausbildung eingesetzt werden. Die jüngsten Entwicklungen in der Psychoanalyse weisen darauf hin, dass die Selbstwahrnehmung des Körpers der Therapeut*innen mehr und mehr als Grundlage einer Wissens- oder Fragenquelle genutzt wird, ob sie nun implizit oder explizit inner- oder außerhalb der Sitzungen stattfindet.

Das Ziel mentalisierungsfördernder Arbeit bezüglich des Körpers besteht darin, die körperliche Erfahrung der Empfindung, des Spürens und Fühlens über eine aufmerksame Wahrnehmung zu einer Emotion weiterzuentwickeln, die dann durch ihre Vernetzung mit Bildern, Fantasien und Erinnerungen sowie durch deren gemeinsames Benennen zu einem seelischen Erleben mentalisiert wird (Volz-Boers 2016). Für diese Arbeit ist eine Sensibilisierung der Wahrnehmungsfähigkeit des Psychotherapeuten für seine eigenen Körperempfindungen wie für die des Patienten erforderlich (Volz-Boers 2009). Diese Sensibilisierung erfolgt am wirksamsten in einer Selbsterfahrung, welche die körperlichen Dimensionen mitberücksichtigt. Es könnte auch von Bedeutung sein, sich solchen Erfahrungen in einer Art kontinuierlicher Weiterbildung immer wieder auszusetzen. Erfreulicherweise vertritt Jörg Scharff (2021) einen ähnlichen Impetus bezüglich erfahrungsbasierten Lernens in Rollenspielen für Psychoanalytiker*innen. Ein wesentlicher Unterschied zu unserem Modell besteht jedoch darin, dass wir bei Patient*innen mit Störungen auf der Körper-Ebene aufgrund aller entwicklungspsychologischen Daten das Couch-Setting inzwischen nicht mehr pauschal empfehlen können. Denn auf dieser Ebene wird der »ganze« Therapeut als »Spiegel« im Sinne von körperlicher Präsenz mit all seinen Sinnen benötigt. Seine Gesten wie auch mimischen und körperlichen Reaktionen ermöglichen den Patient*innen erst die Bildung neuer und stabiler Selbst- und Objekt-Repräsentanzen.

Zusammenfassend äußert sich wirksames Mentalisieren in einer

- adaptiven Flexibilität, um bei Bedarf vom automatisch-impliziten zum kontrolliert-expliziten Mentalisieren zu wechseln,
- ausgewogenen Aufmerksamkeit für körperliche und psychische Zustände von sich selbst und anderen, einschließlich der Anerkennung der Veränderlichkeit und der Unterschiede in den mentalen/psychischen Zuständen von sich selbst und anderen sowie des Bewusstseins für eine Entwicklungsperspektive (d.h., dass sich mentale Zustände im Lauf der Zeit verändern können),
- Integration von kognitiven und affektiven Merkmalen von sich selbst und anderen, die mit Gefühlen, einschließlich Körpererfahrungen, verbunden sind, um Kognitionen zu validieren,
- Wahrnehmung und Integration sowohl innerer als auch externer Merkmale des Selbst und anderer Personen als Indikator für mentale/psychische Zustände (modifiziert nach Luyten et al. 2024).

Auch wenn Fonagy und seine Arbeitsgruppe den Körper weitgehend vernachlässigt haben, so finden sich doch hin und wieder Anzeichen, nicht zuletzt in dem von uns kritisierten Begriff des »embodied mentalizing«, dass sich das Mentalisierungsmodell mehr und mehr dem Körper nähert.

Für die Psychoanalyse beinhaltet MBT eine »potenziell unangenehme Implikation [...], dass das Ziel der Therapie nicht die Vertiefung spezifischer Verständnisse ist, sondern vielmehr die Fähigkeit zum Verstehen, fast unabhängig von den spezifischen unbewussten Konflikten, die einen Patienten in die Behandlung bringen können. Mit anderen Worten: Das ›Medium ist die Botschaft‹« (Fonagy 2022, S. 208), und dies geht nicht ohne den Einbezug des Körpers in der therapeutischen Interaktion.

Literatur

Abbass, A. et al. (2020). Short-term psychodynamic psychotherapy for functional somatic disorders: A meta-analysis of randomized controlled trials. Psychother Psychosom, 89 (6), S. 363–370.

Acheson, E. D. (1959). The clinical syndrome variously called benign myalgic encephalomyelitis, Iceland disease and epidemic neuromyasthenia. Am J Med, 26 (4), S. 569–595.

Adler, A. (1927). Studie über Minderwertigkeit von Organen. München: Bergmann.

Ainsworth, M. D. S. et al. (1978). Patterns of Attachment: A Psychological Study of the Strange Situation. New York: Erlbaum.

Aisenstein, M. & Smadja, C. (2011). Zur Begriffsbildung der Pariser Psychosomatischen Schule. Ein klinisch-psychoanalytischer Ansatz in der Onkologie. In: Mauss-Hanke, A. (Hrsg.), Internationale Psychoanalyse 2011 (S. 49–76). Gießen: Psychosozial-Verlag.

Alexander, F. (1934). The influence of psychologic factors upon gastro-intestinal disturbances: a symposium. Psychoanal Q, 3 (4), S. 501–539.

Alexander, F. (1948). Fundamental concepts of psychosomatic research. Psychogenesis, conversion, specifity. Psychosom Med, 5, S. 205–210.

Alexander, F. (1950). Psychosomatische Medizin. Berlin/New York: de Gruyter.

Alexander, F. & French, T. M. (Hrsg.) (1948). Studies in Psychosomatic Medicine. An Approach to the Cause and Treatment of Vegetative Disturbances. New York: Ronald Press Company.

Allen, J. G. et al. (2011). Mentalisieren in der psychotherapeutischen Praxis. 2. Aufl., Stuttgart 2016: Klett-Cotta.

Allsopp, K. et al. (2019). Heterogeneity in psychiatric diagnostic classification. Psychiatry Res, 279, S. 15–22.

Altenkirch, H. (1995). Multiple chemical sensitivity (MCS)-Syndrom. Gesundh-Wes, 57, S. 661–666.

Anzieu, D. (2016 [1991]). Das Haut-Ich. Frankfurt am Main: Suhrkamp.

APA (Hrsg.) (2015). Diagnostisches und Statistisches Manual Psychischer Störungen DSM-5. Göttingen/Bern/Wien/Paris/Oxford/Prag/Toronto/Amsterdam/Kopenhagen/Stockholm/Florenz/Helsinki: Hogrefe.

Apfel, R. J. & Sifneos, P. E. (1979). Alexithymia: concept and measurement. Psychother Psychosom, 32 (1–4), S. 180–190.

Arbeitskreis-OPD (2023). OPD 3 - Operationalisierte Psychodynamische Diagnostik: Das Manual für Diagnostik und Therapieplanung. 2. Aufl., Bern: Huber.
Arcaro, M. J. et al. (2017). Seeing faces is necessary for face-domain formation. Nat Neurosci, 20 (10), S. 1404–1412.
Argelander, H. (1991). Der Text und seine Verknüpfungen: Studien zur psychoanalytischen Methode. Berlin/Heidelberg: Springer.
Aron, L. (2015 [1998]). Introduction – The body in drive and relational models. In: Aron, L. & Anderson, F. S. (Hrsg.), Relational Perspectives on the Body (Vol. 12, S. IX–XXVIII). London/New York: Taylor and Francis. Kindle-Version.
Asen, E. et al. (2019). Social Systems. Beyond the Microcosm of the Individual and Family. In Bateman, A. & Fonagy, P. (Hrsg.), Handbook of Mentalizing in Mental Health Practice (S. 229–243). Washington D. C.: American Psychiatric Association Publishing.
Asher, R. (1951). Munchausen's syndrome. Lancet, 1 (6650), S. 339–341.
Auster, P. (1982). Die Erfindung der Einsamkeit. Reinbek bei Hamburg 1995: rororo Taschenbuch.
Baldwin, S. A. et al. (2007). Untangling the alliance-outcome correlation: exploring the relative importance of therapist and patient variability in the alliance. J Consult Clin Psychol, 75 (6), S. 842–852.
Badoud, D. et al. (2018). Mentalization-based treatment for adults with attention-deficit/hyperactivity disorder: a pilot study. Research in Psychotherapy: Psychopathology, Process and Outcome, 21 (3), S. 149–154.
Baldwin, S. A. & Imel, Z. E. (2013). Therapist effects. In: Lambert, M. J. (Hrsg.), Bergin and Garfield's Handbook of Psychotherapy and Behavior Change (6. Aufl., S. 258–297). New York: Wiley.
Bales, D. & Bateman, A. W. (2012). Partial hospitalization settings. In: Bateman, A. W. & Fonagy, P. (Hrsg.), Handbook of Mentalizing in Mental Health Practice (S. 197–226). Washington D. C./London: American Psychiatric Publishing, Inc.
Bales, D. L. et al. (2015). Effectiveness of day hospital mentalization-based treatment for patients with severe Borderline personality disorder: A matched control study. Clin Psychol Psychother, 22 (5), S. 409–417.
Bales, D. et al. (2017). Implementation of evidence-based treatments for borderline personality disorder: The impact of organizational changes on treatment outcome of mentalization-based treatment. Personal. Ment. Health, 11, S. 118–131.
Ballespí, S. et al. (2018). Beyond diagnosis: Mentalization and mental health from a transdiagnostic point of view in adolescents from non-clinical population. Psychiatry Res, 270, S. 755–763.
Ballespí, S. et al. (2019). To know or not to know? Mentalization as protection from somatic complaints. PLoS ONE, 14. https://doi.org/10.1371/journal.pone.0215308
Bandura, A. (1967). The role of modeling processes in personality development. In: Hartup, W. W. & Smothergill, N. L. (Hrsg.), The Young Child (S. 42–58). Washington D. C.: National Association for the Education of Young Children.

Barsky, A.J. (1992). Amplification, somatization, and the somatoform disorders. Psychosomatics, 33 (1), S. 28–34.
Barwick, N. & Weegmann, M. (2018). Group Therapy – A Group-Analytic Approach. Milton Park, New York: Routledge.
Bateman, A.W. & Fonagy, P. (2004). Psychotherapy for Borderline Personality Disorder. Mentalization based treatment. Oxford/New York: Oxford University Press.
Bateman, A.W. & Fonagy, P. (2008). 8-year follow-up of patients treated for borderline personality disorder: mentalization-based treatment versus treatment as usual. Am J Psychiatry, 165 (5), S. 631–638.
Bateman, A. & Fonagy, P. (2016). Mentalization-Based Treatment for Personality Disorders – A Practical Guide. Oxford: Oxford University Press.
Bateman, A.W. & Fonagy, P. (Hrsg.) (2019). Handbook of Mentalizing in Mental Health Practice. Washington D.C./London: American Psychiatric Association Publishing.
Bateman, A. et al. (2014). A Quality Manual for MBT. Unpublished manuscript.
Bateman, A. et al. (2019). Group therapy for adults and adolescents. In: Bateman, A. & Fonagy, P. (Hrsg.), Handbook of Mentalizing in Mental Health Practice (S. 117–133). Washington D.C./London: American Psychiatric Association Publishing.
Bateman, A. et al. (2023). Cambridge Guide to Mentalization-Based Treatment (MBT). Cambridge: Cambridge University Press.
Bauer, J. (2005). Warum ich fühle, was Du fühlst. Intuitive Kommunikation und das Geheimnis der Spiegelneurone. Hamburg: Hoffmann und Campe.
Bäuml, J. et al. (2018). Handbuch der Psychoedukation für Psychiatrie, Psychotherapie und Psychosomatische Medizin. Stuttgart: Schattauer.
Becker, G. et al. (2010). Four minutes for a patient, twenty seconds for a relative – an observational study at a university hospital. BMC Health Serv Res, 10, S. 94.
Beard, G.M. (1880 [1890]). Die sexuelle Neurasthenie, ihre Hygiene, Aetiologie, Symtomatologie und ihre Behandlung. Leipzig, Wien: Franz Deuticke.
Beddington, J. (2013). Foresight Future Identities. Final Project Report. London: The Government Office for Science.
Bernhard, T. (1971). Gehen. Frankfurt am Main: Suhrkamp.
Betts, T. & Boden, S. (1992). Diagnosis, management and prognosis of a group of 128 patients with non-epileptic attack disorder. Part II. Previous childhood sexual abuse in the aetiology of these disorders. Seizure, 1 (1), S. 27–32.
Bick, E. (2002 [1968]). Das Hauterleben in frühen Objektbeziehungen. In: Spillius, E.B. (Hrsg.), Melanie Klein heute. Bd. 1: Beiträge zur Theorie (S. 236–240). 6. Aufl., Stuttgart 2020: Klett-Cotta.
Bion, W.R. (1952). Group dynamics: A review. Int J Psychoanal, 33, S. 235–247.
Bion, W.R. (1987). Clinical Seminars and Four Papers. London: Karnac.
Birksted-Breen, D. (2019). Pathways of the unconscious: When the body is the receiver/instrument. Int J Psychoanal, 100, S. 1117–1133.

Blakemore, S.J. (2008). The social brain in adolescence. Nat Rev Neurosci, 9 (4), S. 267–277.

Blakemore, S.J. (2010). The developing social brain: implications for education. Neuron, 65 (6), S. 744–747.

Blumenthal, J.A. et al. (1987). Social support, type A behavior, and coronary artery disease. Psychosom Med, 49 (4), S. 331–340.

Böhme, R. (2019). Human Touch – Warum körperliche Nähe so wichtig ist. München: C.H. Beck.

Bollas, C. (1997). Der Schatten des Objekts. Das ungedachte Bekannte. Zur Psychoanalyse der frühen Entwicklung. 5. Aufl., Stuttgart 2020: Klett-Cotta.

Botvinick, M. & Cohen, J. (1998). Rubber hands »feel« touch that eyes see. Nature, 391 (6669), S. 756.

Bouchard, M.-A. & Lecours, S. (2008). Contemporary approaches to mentalization in the light of Freud's project. In: Busch, F.N. (Hrsg.), Mentalization. Theoretical Considerations, Research Findings and Clinical Implications (S. 103–129). New York/London: The Analytic Press, Taylor & Francis Group.

Bowlby, J. (1958). The nature of the child's tie to his mother. Int J Psycho-Anal, 39, S. 350–373.

Bowlby, J. (1982 [1969]). Attachment and Loss: Vol. 1. Attachment. New York: Basic Books.

Bowlby, J. (1978). Attachment theory and its therapeutic implications. Adolesc Psychiatry, 6, S. 5–33.

Brand, T. et al. (2016). Therapieeffekte mentalisierungsbasierter und psychodynamischer Gruppenpsychotherapie in einer randomisierten Tagesklinik-Studie. Gruppenpsychother Gruppendynamik, 52 (2), S. 156–175.

Brandt, T. & Dieterich, M. (1986). Phobischer Attacken-Schwankschwindel – ein neues Syndrom? MMW – Fortschritte der Medizin, 128, S. 247–250.

Bremner, J.D. (2009). Neurobiology of dissociation: a view from the trauma field. In: Dell, P.F. & O'Neill, J.A. (Hrsg.), Dissociation and the Dissociative Disorders: DSM-V and Beyond. New York: Routledge.

Brentano, F. (2008 [1874]). Psychologie vom empirischen Standpunkte. Von der Klassifikation der psychischen Phänomene. In: Binder, T. & Chrudzimski, A. (Hrsg.) Sämtliche veröffentlichte Schriften (Band 1). Frankfurt am Main: Ontos Verlag.

Bretherton, I. (1999). Updating the »internal working model« construct: some reflections. Attach Hum Dev, 1 (3), S. 343–357.

Brisch, K.H. (2011). SAFE – Sichere Ausbildung für Eltern: Sichere Bindung zwischen Eltern und Kind. 10. Aufl., Stuttgart 2020: Klett-Cotta.

Broschmann, D. & Fuchs, T. (2019). Zwischenleiblichkeit in der psychodynamischen Psychotherapie – Ansatz zu einem verkörperten Verständnis von Intersubjektivität. Forum Psychoanal, 36, S. 459–475.

Brown, D. (1985). The psychosoma and the group. Group Analysis, 18, S. 93–101.

Brown, D. (2006). The psychosoma and the group. In: Maratos, J. (Hrsg.), Resonance and Reciprocity (S. 15–27). New York: Routledge, Taylor and Francis.

Bruch, H. (2002 [1982]). Der goldene Käfig. Das Rätsel der Magersucht. Frankfurt am Main: Fischer Taschenbuch Verlag.

Buchheim, A. et al. (2009). Oxytocin enhances the experience of attachment security. Psychoneuroendocrinology, 34 (9), S. 1417–1422

Buchholz, M. B. (2014). Embodiment. Konvergenzen von Kognitionsforschung und analytischer Entwicklungspsychologie. Forum Psychoanal, 30, S. 109–128.

Budd, S. (2001). »No sex, please – we're British«: Sexuality in English and French psychoanalysis. In: Harding, C. (Hrsg.), Sexuality: Psychoanalytic Perspectives (S. 52–68). Hove: Brunner-Routledge.

Burrow, T. (2013 [1913]). Psychoanalysis and life. In: Gatti Pertegato, E. & Pertegato, G. O. (Hrsg.), From Psychoanalysis to Group Analysis. The Pioneering Work of Trigant Burrow (S. 7–16). London: Karnac.

Burton, C. et al. (2015). Explaining symptoms after negative tests: towards a rational explanation. J R Soc Med 108, S. 84–88.

Caper, R. (1999). A mind of one´s own. London: Routledge.

Cetin, S. et al. (2021). Theory of Mind in Somatization and Depression: Is It Cause or Phenomenon? The Journal of Nervous and Mental Disease, 209 (12), S. 911–917

Chen, P. A. et al. (2019). Socially transmitted placebo effects. Nat Hum Behav, 3 (12), S. 1295–1305.

Chugani, H. T. et al. (2001). Local brain functional activity following early deprivation: a study of postinstitutionalized Romanian orphans. Neuroimage, 14 (6), S. 1290–1301.

Ciaunica, A. & Fotopoulou, A. (2017). The Touched Self: Psychological and Philosophical Perspectives on Proximal Intersubjectivity and the Self. In Durt, C., Fuchs, T. & Tewes, C. (Hrsg.), Embodiment, Enaction, and Culture (S. 173–192). Cambridge, Massachusetts; London: The MIT Press.

Coates, S. W. (2016). Can babies remember trauma? Symbolic forms of representation in traumatized infants. J Am Psychoanal Ass, 64 (4), S. 751–776.

Cochrane, C. E. et al. (1993). Alexithymia in the eating disorders. Int J Eat Disord, 14 (2), S. 219–222.

Cole, E. J. et al. (2019). Reduced connectivity between mentalizing and mirror systems in autism spectrum condition. Neuropsychologia, 122, S. 88–97.

Collins, D. T. (1965). Head-Banging: Its Meaning and Management in the Severely Retarded Adult. Bull Menninger Clin, 29, S. 205–211.

Condon, W. S. & Sander, L. (1974). Neonate movement is synchronized with adult speech. Science, 183, S. 99–101.

Congy, F. et al. (1980). Influenzal acute myositis in the elderly. Neurology, 30 (8), S. 877–878.

Corning, J. L. (2018 [1888]). A Treatise on Headache and Neuralgia, Including Spinal Irritation and a Disquisition on Normal and Morbid Sleep. New York: E. B. Treat.

Creed, F. et al. (2011). Identification, assessment and treatment of individual patients. In: Creed, F., Henningsen, P. & Fink, P. (Hrsg.), Medically Unexplained Symptoms, Somatisation and Bodily Distress. Developing Better Clinical Services (S. 175–216). Cambridge: Cambridge University Press.

Cremerius, J. (1981). Freud bei der Arbeit über die Schulter geschaut. Seine Technik im Spiegel von Schülern und Patienten. In: Ehenald, U. & Eickhoff, F. W. (Hrsg.), Humanität und Technik in der Psychoanalyse. Jahrbuch der Psychoanalyse, Beiheft 6 (S. 123–158). Bern: Huber.

Crespi, B. & Dinsdale, N. (2019). Autism and psychosis as diametrical disorders of embodiment. Evol Med Public Health, 2019 (1), S. 121–138.

Da Costa, J. M. (1871). On irritable heart; a clinical study of a form of functional cardiac disorder and its consequences. Am J Med Sci, 61, S. 18–52.

Damasio, A. R. (1999 [1994]). Descartes' Irrtum. Fühlen, Denken und das menschliche Gehirn. München: Deutscher Taschenbuch Verlag.

Damasio, A. R. (1999). The feeling of what happens. Body and emotion in the making of consciousness. New York/San Diego/London: Hartcourt Brace & Company.

Damasio, A. R. (2000). Ich fühle, also bin ich. Die Entschlüsselung des Bewusstseins. München: Econ Ullstein List.

Damasio, A. R. (2011). Selbst ist der Mensch. Körper, Geist und die Entstehung des menschlichen Bewusstseins. München: Siedler.

Darwin, C. R. (1872). The Expression of Emotions in Man and Animals. London: John Murray.

Debbané, M. et al. (2016). Attachment, neurobiology, and mentalizing along the psychosis continuum. Front Hum Neurosci, 10, S. 406.

Debbané, M. et al. (2017). Brain activity underlying negative self- and other-perception in adolescents: The role of attachment-derived self-representations. Cogn Affect Behav Neurosci, 17 (3), S. 554–576.

Debbané, M. & Nolte, T. (2019). Contemporary neuroscientific research. In: Bateman, A. & Fonagy, P. (Hrsg.), Handbook of Mentalizing in Mental Health Practice (2. Aufl., S. 21–35). Washington D. C.: American Psychiatric Association Publishing.

DeCasper, A. J. & Fifer, V. P. (1980). Of human bonding: Newborn prefer their mothers' voices. Science, 208, S. 208.

Dell'Osso, L. et al. (2023). Emotional dysregulation as a part of the autism spectrum continuum: a literature review from late childhood to adulthood. Front. Psychiatry, 14:1234518.

Dennett, D. (1987). The Intentional Stance. Cambridge, MA: The MIT Press.

Dettbarn, I. (2019). Video-Telefonie im Internet – die unheimliche Dritte – und Psychotherapie. Psychoanalyse im Widerspruch, 61, S. 8–26.

Deutsch, F. (1922). Psychoanalyse und Organkrankheiten. Int Z Psychoanal, 8, S. 290–306.

Deutsch, F. (1926). Der gesunde und der kranke Körper in psychoanalytischer Betrachtung. Int Z Psychoanal, 12 (3), S. 493–503.

Deutsch, F. & Murphy, W. F. (1955). The Clinical Interview – Volume Two: Therapy. A Method of Teaching Sector Psychotherapy. New York: International Universities Press.

Deutsch, F. & Murphy, W. F. (1964 [1955]). The Clinical Interview – Volume One: Diagnosis. A Method of Teaching Associative Exploration. New York: International Universities Press.

de Waal, F. B. & Suchak, M. (2010). Prosocial primates: selfish and unselfish motivations. Philos Trans R Soc Lond B Biol Sci, 365 (1553), S. 2711–2722.

Diehl, R. R. (2003). Posturales Tachykardiesyndrom. In Deutschland bislang zu selten diagnostiziert. Dtsch Ärztebl, 100 (43), S. B-2330-B-2335.

Diez Grieser, M. T. & Müller, R. (2018, 2024). Mentalisieren mit Kindern und Jugendlichen. 4. Aufl., Stuttgart: Klett-Cotta.

Dornes, M. (1997). Die frühe Kindheit. Frankfurt am Main: Fischer Taschenbuch Verlag.

Drozek, R. P. et al. (2023). Mentalization-Based Treatment for Pathological Narcissism: A Handbook. Oxford: Oxford University Press.

Duddu, V. et al. (2003). Alexithymia in somatoform and depressive disorders. J Psychosom Res, 54 (5), S. 435–438.

Eckhardt, A. (1989). Das Münchhausen-Syndrom. Formen der selbstmanipulierten Krankheit. München: Urban & Schwarzenberg.

Egle, U. T. (2016). Stressinduzierte Schmerzsyndrome. Physioactive, 1, S. 15–21.

Egle, U. T. et al. (2011). Fibromyalgie-Syndrom – eine Stressverarbeitungsstörung. Schweiz Arch Neurol Psychiatr, 162 (8), S. 326–337.

Egle, U. T. et al. (2016). Sexueller Missbrauch, Misshandlung, Vernachlässigung – Erkennung, Therapie und Prävention der Folgen früher Stresserfahrungen. Stuttgart: Schattauer.

Egle, U. T. et al. (2020). Psychosomatik – evidenzbasiert – neurobiologisch fundiert. Stuttgart: Kohlhammer.

Ehrenthal, J. C. (2019). Erfahrungsbasiertes Lernen psychodynamischer Interventionen. Forum Psychoanal, 35 (4), S. 413–428.

Eikelboom, E. M. et al. (2016). A systematic review and meta-analysis of the percentage of revised diagnoses in functional somatic symptoms. J Psychosom Res, 88, S. 60–66.

Ekman, P. (2003). Emotions inside out. 130 years after Darwin's »The Expression of the Emotions in Man and Animals«. Ann N Y Acad Sci, 1000, S. 1–6.

Ekman, P. et al. (1972). Emotion in the Human Face. Oxford: Pergamon Press.

Elias, N. (1939). Über den Prozeß der Zivilisation. Soziogenetische und psychogenetische Untersuchungen. Erster Band. Wandlungen des Verhaltens in den weltlichen Oberschichten des Abendlandes. Basel: Verlag Haus zum Falken.

Engel, G. L. & Schmale, A. H. (1969). Eine psychoanalytische Theorie der somatischen Störung – Konversion, Spezifität und Situation bei Ausbruch der Krankheit. Psyche – Z Psychoanal, 23 (4), S. 241–261.

Ensink, K. et al. (2015). A Developmental Psychopathology and Neurobiological Model of Borderline Personality Disorder in Adolescence. Journal of Infant, Child & Adolescent Psychotherapy, 14, S. 46–69.

Euler, S. & Walter, M. (2018). Mentalisierungsbasierte Psychotherapie (MBT). Stuttgart: Kohlhammer.

Fabregat, M. & Krause, R. (2008). Metaphern und Affekt: Zusammenwirken im therapeutischen Prozess. Z Psychosom Med Psychother, 54 (1), S. 77–88.

Federschmidt, H. (2017). Können somatische Erkrankungen einen »symbolischen Ausdrucksgehalt« besitzen? Überlegungen auf der Basis psychoneuroimmunologischer Zusammenhänge. Ärztliche Psychotherapie, 12 (3), S. 163–169.

Felsberger, H. (2024). Mentalisieren bei Psychosen. Stuttgart: Klett-Cotta.

Fenichel, O. (1945). The nature and classification of the so-called psychosomatic phenomena. Psychoanal Q, 14, S. 287–312.

Fenichel, O. (1974 [1945]). Psychoanalytische Neurosenlehre. Olten: Walter.

Fiedler, A. et al. (2011). Körperpsychotherapie(n) und Mentalisieren: Wahrnehmen – Vernetzen – Integrieren. In: Schultz-Venrath, U. (Hrsg.), Psychotherapien in Tageskliniken. Methoden, Konzepte, Strukturen (S. 119–150). Berlin: Medizinisch Wissenschaftliche Verlagsgesellschaft.

Fiedler, P. (2018). Varianten psychotherapeutischer Beziehung. Transdiagnostische Befunde, Konzepte, Perspektiven. Lengerich: Pabst Science Publishers.

Fischer-Homberger, E. (1975). Die traumatische Neurose. Vom somatischen zum sozialen Leiden. Bern/Stuttgart/Wien: Huber.

Fischer-Kern, M. & Fonagy, P. (2012). Die Reflective Functioning Scale. In: Doering, S. & Hörz, S. (Hrsg.), Handbuch der Strukturdiagnostik (S. 225–255). Stuttgart: Schattauer.

Fischer-Kern, M. et al. (2014). Bindungsrepräsentation bei stationär behandelten chronisch-depressiven Patientinnen – Pilotstudie. Psychotherapeut, 59, S. 467–473.

Fonagy, P. (1991). Thinking about thinking: Some clinical and theoretical considerations in the treatment of a borderline patient. Int J Psychoanal, 72, S. 639–656.

Fonagy, P. (2008). A genuinely developmental theory of sexual enjoyment and its implications for psychoanalytic technique. JAPA, 56 (1), S. 11–36.

Fonagy, P. (2022). Mentalisation Based Treatment and Psychoanalysis. Gruppenpsychother. Gruppendynamik, 58, S. 205–215.

Fonagy, P. & Moran, G. S. (1990). Severe developmental psychopathology and brittle diabetes: The motivation for self-injurious behaviour. Bulletin of the Anna Freud Centre, 13, S. 231–248.

Fonagy, P. & Allison, E. (2014). The role of mentalizing and epistemic trust in the therapeutic relationship. Psychotherapy, 51 (3), S. 372–380.

Fonagy, P. & Bateman, A. (2019). Introduction. In: Bateman, A. & Fonagy, P. (Hrsg.), Handbook of Mentalizing in Mental Health Practice (S. 3–20). 2. Aufl., Washington D. C.: American Psychiatric Association Publishing.

Fonagy, P. & Campbell, C. (2017). What touch can communicate: Commentary on »Mentalizing homeostasis: the social origins of interoceptive inference« by Fotopoulou and Tsakiris. Neuropsychoanalysis, 19, S. 39–42.

Fonagy, P. & Luyten, P. (2011). Die entwicklungspsychologischen Wurzeln der Borderline-Persönlichkeitsstörung in Kindheit und Adoleszenz: Ein Forschungsbericht unter dem Blickwinkel der Mentalisierungstheorie. Psyche – Z Psychoanal, 65, S. 900–952.

Fonagy, P. & Nolte, T. (Hrsg.). (2023). Epistemisches Vertrauen – Vom Konzept zur Anwendung in Psychotherapie und psychosozialer Beratung. Stuttgart: Klett-Cotta.

Fonagy, P. & Target, M. (2006). Psychoanalyse und die Psychopathologie der Entwicklung. 5. Aufl., Stuttgart 2020: Klett-Cotta.

Fonagy, P. & Target, M. (2007). The rooting of the mind in the body: new links between attachment theory and psychoanalytic thought. JAPA, 55 (2), S. 411–456.

Fonagy, P. et al. (1991). Maternal representations of attachment during pregnancy predict the organization of infant-mother attachment at one year of age. Child Dev, 62 (5), S. 891–905.

Fonagy, P. et al. (1995). Attachment, the reflective self, and borderline states: The predictive specificity of the Adult Attachment Interview and pathological emotional development. In: Goldberg, S., Muir, R. & Kerr, J. (Hrsg.), Attachment Theory: Social, Developmental, and Clinical Perspectives (S. 233–279). Hillsdale, NJ: Analytic Press.

Fonagy, P. et al. (2004 [2002]). Affect Regulation, Mentalization and the Development of the Self. London/New York: Karnac.

Fonagy, P. et al. (2015 [2004]). Affektregulierung, Mentalisierung und die Entwicklung des Selbst. 8. Aufl., Stuttgart 2022: Klett-Cotta.

Fonagy, P. et al. (2019). Mentalizing, epistemic trust and the phenomenology of psychotherapy. Psychopathology, 52 (2), S. 94–103.

Fotopoulou, A. & Tsakiris, M. (2017). Mentalizing homeostasis: The social origins of interoceptive inference. Neuropsychoanalysis, 19 (1), S. 3–28.

Foulkes, S. H. & Anthony, E. J. (1965). Group Psychotherapy – The Psychoanalytic Approach. 2. Aufl., London: Maresfield Reprints.

Fraley, R. C. et al. (2013). Interpersonal and genetic origins of adult attachment styles: a longitudinal study from infancy to early adulthood. J Pers Soc Psychol, 104 (5), S. 817–838.

Franke, P. et al. (2016). Beschwerden über Fehlverhalten in der Psychotherapie, Teil 1. Quantitative und qualitative Analyse der Dokumentation des Vereins Ethik in der Psychotherapie 2006–2015. Psychotherapeut, 61 (6), S. 507–515.

Frenkel-Brunswik, E. (1949). Intolerance of ambiguity as an emotional and perceptual personality variable. Journal of Personality, 18, S. 108–143.

Freud, S. (1888b). Hysterie und Hysteroepilepsie. In: GW, Nachtr (S. 72–92). Frankfurt am Main: S. Fischer.

Freud, S. (1894a). Die Abwehr-Neuropsychosen. Versuch einer psychologischen Theorie der acquirierten Hysterie, vieler Phobien und Zwangsvorstellungen und gewisser hallucinatorischer Psychosen. Neurol Zbl, 13, S. 362–364.

Freud, S. (1895b). Über die Berechtigung, von der Neurasthenie einen bestimmten Symptomenkomplex als »Angstneurose« abzutrennen. Neurol Centralbl, 14, S. 50–66.

Freud, S. (1905d). Drei Abhandlungen zur Sexualtheorie. In: GW V (S. 27–145). Frankfurt am Main: S. Fischer.

Freud, S. (1905e). Bruchstück einer Hysterieanalyse. In: GW V (S. 161–286). Frankfurt am Main: S. Fischer.

Freud, S. (1910i). Die psychogene Sehstörung in psychoanalytischer Auffassung. In: GW VIII (S. 93–102). Frankfurt am Main: S. Fischer.

Freud, S. (1912e). Ratschläge für den Arzt bei der psychoanalytischen Behandlung. In: GW VIII (S. 376–387). Frankfurt am Main: S. Fischer.

Freud, S. (1915c). Triebe und Triebschicksale. GW X. Frankfurt am Main: S. Fischer.

Freud, S. (1916/17a). Vorlesungen zur Einführung in die Psychoanalyse. In: GW XI. Frankfurt am Main: S. Fischer.

Freud, S. (1919d). Einleitung. Die Psychoanalyse der Kriegsneurosen. In: GW I (S. 321–324). Frankfurt am Main: S. Fischer.

Freud, S. (1921c). Massenpsychologie und Ich-Analyse. In: GW XIII (S. 71–161). Frankfurt am Main: S. Fischer.

Freud, S. (1923b). Das Ich und das Es. In: GW XIII (S. 237–289). Frankfurt am Main: S. Fischer. Engl.: The Ego and the Id. In: Standard Edition, Vol. XIX (S. 1–66). London: The Hogarth Press and the Institute of Psychoanalysis.

Freud, S. & Breuer, J. (1895d). Studien über Hysterie. In: GW I (S. 75–312). Frankfurt am Main: S. Fischer.

Friedman, R. (2007). In der Gruppenanalyse heilen die Störungen einander – eine Beziehungsperspektive. psychosozial, 107, S. 57–76.

Friston, K. J. (2017). Self-evidencing babies: Commentary on »Mentalizing homeostasis: The social origins of interoceptive inference« by Fotopoulou and Tsakiris. Neuropsychoanalysis, 19, S. 43–47.

Fromm-Reichmann, F. (1950). Principles of Intensive Psychotherapy. London: Cambridge University Press.

Fuchs, T. (1995). Coenästhesie. Zur Geschichte des Gemeingefühls. Z Klin Psychopathol Psychother, 43, S. 103–112.

Fuchs, T. (2017). Das Gehirn – ein Beziehungsorgan. Eine phänomenologisch-ökologische Konzeption. Stuttgart: Kohlhammer.

Fuchs, T. (2018a). Ecology of the Brain: The Phenomenology and Biology of the Embodied Mind. Oxford: Oxford University Press.

Fuchs, T. (2018b). Zwischenleibliche Resonanz und Interaffektivität. PPT – Persönlichkeitsstörungen, 17, S. 211–221.

Gaddini, E. (1969). On imitation. Int J Psychoanal, 50, S. 475–484.

Gaddini, E. (1981). Note sul problema mente-corpo. Riv Psicoanal, 27 (1), S. 3–29.

Gaddini, E. (1998a). Bemerkungen zum Psyche-Soma-Problem. In: Jappe, G. & Strehlow, B. (Hrsg.), Eugenio Gaddini: »Das Ich ist vor allem ein Körper liches«. Beiträge zur Psychoanalyse der ersten Strukturen (S. 21–51). Tübingen: edition diskord.

Gaddini, E. (1998b). Die präsymbolische Aktivität der kindlichen Psyche. In: Jappe, G. & Strehlow, B. (Hrsg.), Eugenio Gaddini: »Das Ich ist vor allem ein Körperliches. Beiträge zur Psychoanalyse der ersten Strukturen (S. 198–215). Tübingen: edition diskord.
Gaddini, R. & Gaddini, E. (1970). Transitional objects and the process of individuation: a study in three different social groups. J Am Acad Child Psychiatry, 9 (2), S. 347–365.
Gallagher, S. (2013 [2005]). How the Body Shapes the Mind. Oxford: Oxford University Press.
Gallegos, M., et al. (2022). What is post-COVID-19 syndrome? Definition and update (Que es el sindrome pos-COVID-19? Definicion y actualizacion). Gac Med Mex, 158 (6), S. 442–446.
Ganser, G. (2017). Hundegestützte Psychotherapie. Einbindung eines Hundes in die psychotherapeutische Praxis. Stuttgart: Schattauer.
Ganslev, C. A. et al. (2020). Psychosocial interventions for conversion and dissociative disorders in adults. Cochrane Database of Systematic Reviews (7), Hoboken, NJ: John Wiley. 10.1002/14651858.CD005331.pub3
Geißler, P. & Heisterkamp, G. (2007). Psychoanalyse der Lebensbewegungen. Zum körperlichen Geschehen in der psychoanalytischen Therapie. Ein Lehrbuch. Wien/New York: Springer.
Geisthövel, A. & Hitzer, B. (Hrsg.) (2019). Auf der Suche nach einer anderen Medizin – Psychosomatik im 20. Jahrhundert. Berlin: Suhrkamp.
Gendlin, E. T. (1991). Thinking beyond patterns: body, language, and situations. In: Den Ouden, B. & Moen, M. (Hrsg.), The Presence of Feeling in Thought (S. 21–151). New York: Peter Lang.
Gergely, G. & Watson, J. S. (1996). The social biofeedback theory of parental affect-mirroring: the development of emotional self-awareness and self-control in infancy. Int J Psychoanal, 77 (6), S. 1181–1212.
Gergely, G. & Watson, J. S. (1999 [2014]). Early socio-emotional development: Contingency perception and the social-biofeedback model. In: Rochat, P. (Hrsg.), Early Social Cognition – Understanding Others in the First Months of Life (S. 101–136). New York, London: Psychology Press, Taylor & Francis.
Gergely, G. & Unoka, Z. (2008). The development of the unreflective self. In: Busch, F. N. (Hrsg.), Mentalization. Theoretical Considerations, Research Findings, and Clinical Implications (S. 57–102). New York/London: Taylor and Francis.
Gergely, G. & Unoka, Z. (2011). Bindung und Mentalisierung beim Menschen – Die Entwicklung des affektiven Selbst. Psyche – Z Psychoanal, 65 (9), S. 862–899.
Giedd, J. N. (2003). The anatomy of mentalization: a view from developmental neuroimaging. Bull Menninger Clinic, 67 (2), S. 132–142.
Giedd, J. N. (2004). Structural magnetic resonance imaging of the adolescent brain. Ann N Y Acad Sci, 1021, S. 77–85.
Giedd, J. N. et al. (1999). Brain development during childhood and adolescence: a longitudinal MRI study. Nat Neurosci, 2 (10), S. 861–863.

Gleichgerrcht, E. & Decety, J. (2013). Empathy in clinical practice: how individual dispositions, gender, and experience moderate empathic concern, burnout, and emotional distress in physicians. PLoS One, 8 (4), S. e61526.

Gleichmann, P. (1979). Die Verhäuslichung von Harn- und Kotentleerungen. Medizin Mensch Gesellschaft MMG, 4, S. 46–52.

Goddard, G. V. & McIntyre, D. D. (1972). Some properties of a lasting epileptogenic trace kindled by repeated electrical stimulation of the amygdala in mammals. In: Lattinen, L. V. & Livingston, K. E. (Hrsg.), Surgical Approaches in Psychiatry (S. 109–117). Baltimore, MD: University Park Press.

Goerigk, S. et al. (2024). Childhood Trauma Questionnaire-based child maltreatment profiles to predict efficacy of the Cognitive Behavioral Analysis System of Psychotherapy versus non-specific psychotherapy in adults with early-onset chronic depression: cluster analysis of data from a randomised controlled trial. Lancet Psychiatry, 11 (9), S. 709–719.

Goldstein, E. et al. (2019). The impact of psychological interventions on Posttraumatic Stress Disorder and pain symptoms: a systematic review and meta-analysis. Clin J Pain, 35 (8), S. 703–712.

Gopnik, A. et al. (2000 [1993]). Early theories of mind: what the theory theory can tell us about autism. In: Baron-Cohen, S., Tager-Flusberg, H. & Cohen, D. J. (Hrsg.), Understanding Other Minds. Perspectives from Developmental Cognitive Neuroscience (S. 50–72). Oxford: Oxford University Press.

Gowers, W. R. (1904). A Lecture on Lumbago: Its Lessons and Analogues: Delivered at the National Hospital for the Paralysed and Epileptic. Br Med J, 1 (2246), S. 117–121.

Grabe, H. J. et al. (2000). The relationship between dimensions of alexithymia and dissociation. Psychother Psychosom, 69 (3), S. 128–131.

Greco, M. (2000). Homo Vacuus: Alexithymie und das neoliberale Gebot des Selbstseins. In: Bröckling, U., Krasmann, S. & Lemke, T. (Hrsg.), Gouvernementalität der Gegenwart (S. 265–285). Frankfurt am Main: Suhrkamp.

Green, A. (1993). Die tote Mutter. Psyche – Z Psychoanal, 47, S. 205–240.

Green, A. (2017). Illusionen und Desillusionen der psychoanalytischen Arbeit. Frankfurt am Main: Brandes & Apsel.

Greenberg, L. (2015). Emotion-Focused Therapy: Coaching Clients to Work through Their Feelings. Washington D. C.: American Psychological Association.

Gretenkord, S. et al. (2019). Coordinated electrical activity in the olfactory bulb gates the oscillatory entrainment of entorhinal networks in neonatal mice. PLoS Biol, 17 (1), S. e2006994.

Grosse Wiesmann, C. et al. (2020). Two systems for thinking about others' thoughts in the developing brain. PNAS, 117 (12), S. 6928–6935.

Grossmann, K. E. et al. (2006). Attachment from Infancy to Adulthood. The Major Longitudinal Studies. New York/London: Guilford Press.

Grove, P. & Smith, E. (2022). A Framework for MBT Formulations: The Narrative Formulation and MBT Passport. Journal of Contemporary Psychotherapy, 52, S. 199–206.

Grünewald-Zemsch, G. (2019). Die psychoanalytische Ausbildungssupervision – »Thinking under fire« – Geschichte, Methoden und Konflikte. Gießen: Psychosozial-Verlag.

Grynberg, D. & Pollatos, O. (2015). Alexithymia modulates the experience of the rubber hand illusion. Front Hum Neurosci, 9, S. 357.

Gubb, K. (2013). Psychosomatics today: A review of contemporary theory and practice. Psychoanalytic Review, 100 (1), S. 103–142.

Gündel, H. et al. (2000). Aktuelle Perspektiven der Alexithymie. Nervenarzt, 71 (3), S. 151–163.

Gurevich, H. (2012). Die Sprache der Abwesenheit. Psyche – Z Psychoanal, 66, S. 1074–1101.

Gutwinski-Jeggle, J. (2002). Bions Konzept des Container/Contained. Körper und Sprache als Gefäße für Unsagbares. Psychother. Soz, 4 (4), S. 318–332.

Gutwinski-Jeggle, J. (2017). Unsichtbares sehen – Unsagbares sagen. Unbewusste Prozesse in der psychoanalytischen Begegnung. Gießen: Psychosozial-Verlag.

Hadar, B. (2008). The body of shame in the circle of the group. Group Analysis, 41 (2), S. 163–179.

Ham, J. & Tronick, E. (2006). Infant resilience to the stress of the still-face: infant and maternal psychophysiology are related. Ann NY Acad Sci, 1094, S. 297–302.

Ham, J. & Tronick, E. (2009). Relational psychophysiology: lessons from mother-infant physiology research on dyadically expanded states of consciousness. Psychother Res, 19 (6), S. 619–632.

Hamlin, P. G. (1943). Camptocormia: hysterical bent back of soldiers. Report of two cases. Mil Surgeon, 92, S. 295–300.

Hartmann, M. et al. (2018). Psychosomatische Sprechstunde in der Hausarztpraxis – ein neues Kooperationsmodell von Psychosomatik und Allgemeinmedizin. Balint-Journal, 19 (04), S. 116–120.

Hartocollis, P. & Lester, E. P. (1982). New directions in affect theory. J Am Psychoanal Ass, 30, S. 197–211.

Hartung, T. & Steinbrecher, M. (2017). From somatic pain to psychic pain: The body in the psychoanalytic field. Int J Psychoanal, 99 (1).

Hausberg, M. C. et al. (2012). Is a self-rated instrument appropriate to assess mentalization in patients with mental disorders? Development and first validation of the mentalization questionnaire (MZQ). Psychother Res, 22 (6), S. 699–709.

Hausteiner-Wiehle, C. & Henningsen, P. (2012). Diskussion um Konzepte und Diagnostik somatoformer Störungen. Nervenarzt, 83 (9), S. 1097–1105.

Hausteiner-Wiehle, C. & Hungerer, S. (2020). Factitious disorders in everyday clinical practice. Dtsch Ärztebl, 117, S. 452–459.

Hausteiner-Wiehle, C. & Sokollu, F. (2011). Magical thinking in somatoform disorders: an exploratory study among patients with suspected allergies. Psychopathology, 44 (5), S. 283–288.

Hausteiner-Wiehle, C. & Schmidt, R. (2024). Die transdisziplinäre Behandlung funktioneller Bewegungsstörungen: Integration statt Dissoziation. Nervenarzt. https://doi.org/10.1007/s00115-023-01596-z.

Hausteiner-Wiehle, C. et al. (2013a). S3-Leitlinie Umgang mit Patienten mit nicht-spezifischen, funktionellen und somatoformen Körperbeschwerden. AWMF online.

Hausteiner-Wiehle, C. et al. (2013b). Umgang mit Patienten mit nicht-spezifischen, funktionellen und somatoformen Körperbeschwerden: S3-Leitlinien mit Quellentexten, Praxismaterialien und Patientenleitlinie. Stuttgart: Schattauer.

Hecke, D. et al. (2016). Prozess-Outcome-Studie zum Gruppenklima in psychodynamischer (PDGT) und mentalisierungsbasierter Gruppenpsychotherapie (MBT-G) in einem tagesklinischen Setting – Was verändert wen? Gruppenpsychother Gruppendynamik, 52 (2), S. 175–193.

Hecker, E. (1893). Ueber larvirte und abortive Angstzustände bei Neurasthenie. Centralbl Neurol Psychiat, 16, S. 565–572.

Heim, C. et al. (2009). Lower CSF oxytocin concentrations in women with a history of childhood abuse. Mol Psychiatry, 14, S. 954–958.

Heinle-Schneider, E. (2018). Beobachtungen zu stressinduzierten Mutter-Kind-Interaktionen in Uganda – Wie regulieren afrikanische Mütter beängstigende Situationen mit ihren Kleinstkindern? Beobachtungsstudie in Gesundheitszentren in Uganda. Berlin: Humboldt-Universität.

Henningsen, P. (2003). Der Kampf um Schmerz: Gesprächsanalyse zur interpersonellen Repräsentanz somatoformer Schmerzen. Psychother Soz, 5 (3), S. 194–202.

Henningsen, P. (2021). Allgemeine Psychosomatische Medizin. Krankheiten des verkörperten Selbst im 21. Jahrhundert. Heidelberg: Springer.

Henningsen, P. (2023). Cancel Culture in der Medizin. Viel mehr als nur Biologie: Bei der Therapie von Syndromen wie Long Covid könnte die Psychosomatik einen wichtigen Beitrag leisten – wenn man sie denn ließe. Süddeutsche Zeitung vom 22. Februar 2023.

Hielscher, E. et al. (2019). When the body is the target –representations of one's own body and bodily sensations in self-harm: a systematic review. Neurosci Biobehav Rev, 101, S. 85–112.

Hill, D. (2015). Affect Regulation Theory – A Clinical Model. New York/London: Norton & Company.

Hiller, W. et al. (2006). Somatization in the population: from mild bodily misperceptions to disabling symptoms. Soc Psychiatry Psychiatr Epidemiol, 41 (9), S. 704–712.

Hiller, W. & Rief, W. (2014). Die Abschaffung der somatoformen Störungen durch DSM-5 – ein akademischer Schildbürgerstreich? Psychotherapeut, 59, S. 448–455.

Hirschmüller, A. & Kimmig, R. (1996). »Pénétration pacifique«? Zur Rezeption der Psychoanalyse in der deutschen Psychiatrie der zwanziger Jahre. Fundamenta Psychiatrica, 10, S. 67–72.

Hoff, H. et al. (1958). Stellungnahmen zum Problem der Spezifität der Persönlichkeitstypen und der Konflikte in der psycho-somatischen Medizin. Psychosom Med, 4, S. 168–186.
Hoffmann, S. O. & Eckhardt-Henn, A. (2017). Konversion, Dissoziation und Somatisierung – Abgrenzbare dynamische Modelle mit Schnittmenge. In: Eckhardt-Henn, A. & Spitzer, C. (Hrsg.), Dissoziative Bewusstseinsstörungen. Grundlagen – Klinik – Therapie (S. 23–44). Stuttgart: Schattauer.
Holodynski, M. (2006). Emotionen – Entwicklung und Regulation. Heidelberg: Springer Medizin Verlag.
Holmes, G. P. et al. (1988). Chronic fatigue syndrome: a working case definition. Ann Intern. Med, 108 (3), S. 387–389.
Hrdy, S. B. (2000). Mother Nature: Maternal Instincts and how They Shape the Human Species. New York: Ballantine Books.
Husserl, E. (1922 [1900]). Logische Untersuchungen. Halle: Niemeyer.
Husserl, E. (1973). Zur Phänomenologie der Intersubjektivität: Texte aus dem Nachlass; Zweiter Teil, 1921–1928. Husserliana XIV. Kern: Martinus Nijhoff.
Hutsebaut, J. et al. (2024). Die Kraft des Mentalisierens – Eine Einführung: Emotionen verstehen, Beziehungen verbessern. Stuttgart: Klett-Cotta.
Jackson, J. C. et al. (6472), S. 1517–1522.
Jacobs, T. J. (1973). Posture, gesture, and movement in the analyst: cues to interpretation and countertransference. J Am Psychoanal Ass, 21, S. 77–92.
Jaeger, P. (2019). The ideas of the Paris Psychosomatic School. Int J Psychoanal, 100 (4), S. 754–768.
Jank, R. et al. (2017). Häufigkeit somatoformer Syndrome in der Allgemeinmedizin. Z Psychosom Med Psychother, 63, S. 202–212.
Janneck, M. & Krenz, I. (2018). Mustererkennung und diagnostische Fehler. In: Lamparter, U. & Schmidt, H. U. (Hrsg.), Wirklich psychisch bedingt? Somatische Differenzialdiagnosen in der Psychosomatischen Medizin und Psychotherapie. Stuttgart: Schattauer.
Janssen, P. L. & Sachs, G. (2018). Psychodynamische Gruppenpsychotherapie – Theorie, Setting und Praxis. Stuttgart: Schattauer.
Janssen, P. L. & Sachs, G. (2023). Diagnostik in der psychodynamischen Gruppenpsychotherapie. Gruppenpsychother Gruppendynamik, 59 (1), S. 29–45.
Jappe, G. & Strehlow, B. (Hrsg.) (1998). Eugenio Gaddini: »Das Ich ist vor allem ein körperliches« – Beiträge zur Psychoanalyse der ersten Strukturen. Tübingen: edition diskord.
Jason LA et al. (2015) Reflections on the Institute of Medicine's systemic exertion intolerance disease. Pol Arch Med Wewn. 125(7–8):576–81. doi: 10.20452/pamw.2973.
Jensen, T. W. et al. (2021). Mentalizing Bodies: Explicit Mentalizing Without Words in Psychotherapy. Front. Psychol., 12:577702.
Joksimovic, L. et al. (2019). Mentalisierungsbasierte Psychotherapie und Beratung von Geflüchteten. Grundlagen und Interventionen für die Praxis. Stuttgart: Kohlhammer.

Jurist, E. (2018). Minding Emotions – Cultivating Mentalization in Psychotherapy. New York/London: Guilford Press.
Jurist, E. (2022). Mentalizing from/to/with the Body. In Mills, J. (Ed.), Psychoanalysis and the Mind-Body Problem (S. 186–203). London: Routledge.
Karacaoglan, U. (2012). Tattoo and taboo: On the meaning of tattoos in the analytic process. Int J Psychoanal, 93 (1), S. 5–28.
Karterud, S. (2015). Mentalization-Based Group Therapy (MBT-G). Oxford: Oxford University Press.
Karterud, S. (2024). Group Analysis – A modern synthesis. London: Routledge.
Katz, L. F. & Windecker-Nelson, B. (2004). Parental meta-emotion philosophy in families with conduct-problem children: links with peer relations. J Abnorm Child Psychol, 32 (4), S. 385–398.
Katznelson, H. (2014). Reflective functioning: a review. Clin Psychol Rev, 34 (2), S. 107–117.
Kazantzakis, N. (1965). Report to Greco. New York: Simon & Schuster.
Kealy, D. et al. (2018). Investigating the link between pathological narcissism and somatization. J Nerv Ment Dis, 206 (12), S. 964–967.
Keller, H. (2017). Cultural and Historical Diversity in Early Relationship Formation. European Journal of Developmental Psychology, 14 (6), S. 700–713.
Keller, H. (2019). Mythos Bindungstheorie: Konzept – Methode – Bilanz. Kiliansroda: verlag das netz.
Kellogg, S. H. & Young, J. E. (2006). Schema therapy for borderline personality disorder. J Clin Psychol 62 (4), S. 445–458.
Kernberg, O. F. et al. (2008). Transference focused psychotherapy: overview and update. Int. J. Psychoanal, 89 (3), S. 601–620.
Kestenberg, J. S. (1971). From organ-object imagery to self and object representation. In: McDevitt, J. B. & Settlage, C. F. (Hrsg.), Separation – individuation. Essays in Honor of Margaret S. Mahler (S. 75–99). New York: International Universities Press.
Kinnaird, E. et al. (2019). Investigating alexithymia in autism: A systematic review and meta-analysis. Eur Psychiatry, 55, S. 80–89.
Kirmayer, L. J. & Ramstead, M. J. D. (2017). Embodiment and enactment in cultural psychiatry. In: Durt, C., Fuchs, T. & Tewes, C. (Hrsg.), Embodiment, Enaction, and Culture (S. 397–422). Cambridge, MA/London: The MIT Press.
Klüwer, B. (2011). Psychotherapie mit dem Pferd – Bindungsrelevante Wahrnehmungsübungen auf körpersprachlicher Ebene. In: Schultz-Venrath, U. (Hrsg.), Psychotherapien in Tageskliniken. Methoden, Konzepte, Strukturen (S. 151–165). Berlin: Medizinisch Wissenschaftliche Verlagsgesellschaft.
Kobylinska-Dehe, E. (2019). Vom Leib zum phantasmatischen Körper – Bewegung, Berührung, Phantasie. Psyche – Z Psychoanal, 73, S. 523–545.
Koelen, J. A. et al. (2014). Effectiveness of psychotherapy for severe somatoform disorder: meta-analysis. Br J Psychiatry, 204 (1), S. 12–19.
Koenig, A. M. et al. (2018). Serum profile changes in postpartum women with a history of childhood maltreatment: a combined metabolite and lipid fingerprinting study. Sci Rep, 8 (1), S. 3468.

Koerfer, A. et al. (1994). Zur Evaluation von Arzt-Patienten-Kommunikation. Perspektiven einer angewandten Diskursethik in der Medizin. In: Redder, A. & Wiese, I. (Hrsg.), Medizinische Kommunikation: Diskurspraxis, Diskursethik, Diskursanalyse (S. 53–116). Opladen: Westdeutscher Verlag.

Kollbrunner, J. (2001). Der kranke Freud. Stuttgart: Klett-Cotta.

Kovacs, A. M. et al. (6012), S. 1830–1834.

Krause, R. (1983). Zur Onto- und Phylogenese des Affektsystems und ihrer Beziehungen zu psychischen Störungen. Psyche – Z Psychoanal, 37, S. 1016–1043.

Krause, R. (2012). Allgemeine psychodynamische Behandlungs- und Krankheitslehre. Grundlagen und Modelle. Stuttgart: Kohlhammer.

Krause, R. (2016). Auf der Suche nach dem »missing link« zwischen Analytiker und Analysand, ihren Körpern und ihrer gemeinsamen Seele. Oder wie ist der intersubjektive Raum konstruiert und tapeziert? In: Nohr, K. & Leikert, S. (Hrsg.), Zum Phänomen der Rührung in Psychoanalyse und Musik – Eine Publikation der Deutschen Gesellschaft für Psychoanalyse und Musik. Gießen: Psychosozial-Verlag.

Krause, R. (2017). Affektpsychologische Überlegungen zu Seinsformen des Menschen. Psyche – Z Psychoanal, 71 (6), S. 453–478.

Kroll, S. (1932). Eine ungewöhnliche Somatisation. Eine geheime Todesklausel. Psychoanal Praxis, 2, S. 53.

Krycka, K. C. & Ikemi, A. (2016). Focusing-oriented-experiential psychotherapy: From research to practice. In: Cain, D. J., Keenan, K. & Rubin, S. (Hrsg.), Humanistic Psychotherapies: Handbook of Research and Practice (S. 251–282). 2. Aufl., Washington, DC: American Psychological Association.

Krystal, H. (1978). Trauma and affects. Psychoanal Study Child, 33, S. 81–116.

Krystal, H. (1988). Integration and Self Healing. Affect, Trauma and Alexithymia. New York: Hillsdale.

Küchenhoff, J. (2012). Körper und Sprache. Theoretische und klinische Beiträge zu einem intersubjektiven Verständnis des Körpererlebens. Gießen: Psychosozial-Verlag.

Küchenhoff, J. (2018). Scham und Beschämung – auch in psychoanalytischen Institutionen. Forum Psychoanal, S. 293–298.

Küchenhoff, J. (2019). Intercorporeity and body language: The semiotics of mental suffering expressed through the body. Int J Psychoanal, 100 (4), S. 769–791.

Kütemeyer, M. (1979). Symptom changes during the psychotherapy of patients with myasthenia gravis. Psychother Psychosom, 32 (1–4), S. 279–286.

Kütemeyer, M. & Masuhr, K. F. (2013). Körperliche Empfindungen als Leitfaden der Diagnostik in der Psychiatrie, Neurologie und Psychosomatik. Ärztliche Psychotherapie, 8, S. 229–237.

Kütemeyer, M. & Schultz, U. (1989). Frühe psychoanalytische Schmerzauffassungen. PPmP – Psychother Psychosom Med Psychol, 39, S. 185–192.

Kütemeyer, M. & Schultz-Venrath, U. (1996a). Neurologie. In: Adler, R. H., Herrmann, J. M., Köhle, K., Schonecke, O. W., Uexküll, T. v. & Wesiack, W. (Hrsg.), Psychosomatische Medizin (S. 1067–1086). 5. Aufl., München/Wien/Baltimore: Urban & Schwarzenberg.
Kütemeyer, M. & Schultz-Venrath, U. (1996b). Pseudoepileptische Anfälle – Neurologische Artefaktkrankheiten. In: Uexküll, T. v. (Hrsg.), Psychosomatische Medizin (S. 1080–1086). 5. Aufl., München/Wien/Baltimore: Urban & Schwarzenberg.
Kütemeyer, M. et al. (2005). Kommunikative Anfallsunterbrechung – Zum ärztlichen Umgang mit Patienten im Status pseudoepilepticus. Z Epileptol, 18, S. 71–77.
Kveim, V. A. et al. (2024). Divergent recruitment of developmentally defined neuronal ensembles supports memory dynamics. Science, 385 (6710), S. eadk0997.
Lamparter, U. & Schmidt, H. U. (Hrsg.) (2018). Wirklich psychisch bedingt? Somatische Differenzialdiagnosen in der Psychosomatischen Medizin und Psychotherapie. Stuttgart: Schattauer.
Lancy, D. F. (2008). The Anthropology of Childhood: Cherubs, Chattel, Changelings. New York: Cambridge University Press.
Landauer, K. (1991). Theorie der Affekte und andere Schriften zur Ich-Organisation, hrsg. von H.-J. Rothe. Frankfurt am Main: Fischer Taschenbuch Verlag.
Lane, R. D. & Schwartz, G. E. (1987). Levels of emotional awareness: a cognitive-developmental theory and its application to psychopathology. Am J Psychiatry, 144, S. 113–143.
Lane, R. D. et al. (1990). The Levels of Emotional Awareness Scale: a cognitive-developmental measure of emotion. J Pers Assess, 55 (1–2), S. 124–134.
Lane, R. D. et al. (2015). Affective agnosia: Expansion of the alexithymia construct and a new opportunity to integrate and extend Freud's legacy. Neurosci Biobehav Rev, 55, S. 594–611.
Lausberg, H. (2018). Selbstberührungen und andere nonverbale Zeichen im ärztlichen Gespräch. Non-, para- und verbale Kommunikationsaspekte. In: Jünger, J. (Hrsg.), Ärztliche Kommunikation – Praxisbuch zum Masterplan Medizinstudium 2020 (S. 64–69). Stuttgart: Schattauer.
Lecours, S. & Bouchard, M. A. (1997). Dimensions of mentalization: outlining levels of psychic transformation. Int J Psychoanal, 78 (Pt 5), S. 855–875.
LeDoux, J. (1996). The Emotional Brain. New York: Simon and Schuster.
Lee, Y. T. & Tsai, S. J. (2010). The mirror neuron system may play a role in the pathogenesis of mass hysteria. Med Hypotheses, 74 (2), S. 244–245.
Lee Masson, H. et al. (2019). Intact neural representations of affective meaning of touch but lack of embodied resonance in autism: a multi-voxel pattern analysis study. Mol Autism, 10, S. 39.
Lehtonen, J. (2006). In search of the early mental organization of the infant: Contributions from the neurophysiology of nursing. In: Mancia, M. (Hrsg.), Psychoanalysis and Neuroscience (S. 419–431). Mailand: Springer.

Leikert, S. (2016). Das kinästhetische Unbewusste in der psychoanalytischen Arbeit. Die Methode der freien Körperassoziation. In: Walz-Pawlita, S., Unruh, B. & Janta, B. (Hrsg.), Körper-Sprachen (S. 153–166). Gießen: Psychosozial-Verlag.

Leikert, S. (2019a). Das sinnliche Selbst: Körpergedächtnis und psychoanalytische Behandlungstechnik. Franfurt am Main: Brandes & Apsel.

Leikert, S. (2019b). Wie viel Body überträgt sich via Internet? Leibliche Aspekte der Behandlungstechniken im klassischen Setting und in der Teleanalyse. Psychoanalyse im Widerspruch, 61 (31), S. 27–47.

Leikert, S. (2024a). Therapeutische Präsenz, Traumaspuren, verkapselte Körperengramme. Zur Arbeit mit der somatischen Narration. Psyche – Z Psychoanal, 78 (6), S. 473–506.

Leikert, S. (2024b). The Bodily Unconscious in Psychoanalytic Technique. London, New York: Routledge, Taylor & Francis Group.

Leithner-Dziubas, K. et al. (2010). Mentalisierungsfähigkeit und Bindung bei Patientinnen mit chronischen Unterbauchschmerzen – eine Pilotstudie. Z Psychosom Med Psychother, 56 (2), S. 179–190.

Lemma, A. (2014). Minding the Body. The Body in Psychoanalysis and beyond. London: Institute of Psychoanalysis.

Lemma, A. (2018). Der Körper spricht immer. Körperlichkeit in psychoanalytischen Therapien und jenseits der Couch. Frankfurt am Main: Brandes & Apsel.

Lemma, A. (2024). Transgender-Identitäten. Eine Einführung. Frankfurt am Main: Brandes & Apsel.

Leung, A. K. & Robson, W. L. (1990). Head banging. J Singapore Paediatr Soc, 32 (1–2), S. 14–17.

Leuschner, W. (2017). Paul Schilders Körperbild-Modell und der »body intercourse«. Psyche – Z Psychoanal, 71 (2), S. 123–150.

Leuzinger-Bohleber, M. & Pfeifer, R. (2013). Embodiment: Den Körper in der Seele entdecken – Ein altes Problem und ein revolutionäres Konzept. Thematische Einführung und Überblick über die Beiträge dieses Bandes. In: Leuzinger-Bohleber, M., Emde, R. N. & Pfeifer, R. (Hrsg.), Embodiment – Ein innovatives Konzept für Entwicklungsforschung und Psychoanalyse (S. 39–74). Göttingen: Vandenhoeck & Ruprecht.

Levine, H. B. et al. (2013). Unrepresented States and the Construction of Meaning. Clinical and Theoretical Contributions. London: Karnac.

Levy, J. & Feldman, R. (2019). Synchronous interactions foster empathy. J Exp Neurosci, 13, S. 1179069519865799.

Lieberman, M. D. (2007). Social cognitive neuroscience: A review of core processes. Ann Rev Psychol, 58, S. 1811–1831.

Lind, A. B. et al. (2014). Struggling in an emotional avoidance culture: a qualitative study of stress as a predisposing factor for somatoform disorders. J Psychosom Res, 76 (2), S. 94–98.

Linehan, M. (1993). Cognitive-behavioral treatment of borderline personality disorder: Diagnosis and treatment of mental disorders. New York: Guilford Press.

Lissauer, H. (1890). Ein Fall von Seelenblindheit nebst einem Beitrag zur Theorie derselben. Arch Psychiatrie, 21, S. 222–270.

Loewald, H. W. (1980). Papers on Psychoanalysis. New Haven, CT: Yale University Press.

Lombardi, R. (2022). Die Körper-Psyche-Dissoziation – Die Entwicklung nach Bion. Frankfurt a.M.: Brandes & Apsel.

Lombardi, R. (2023). Übertragung auf den Körper und die Sprachregister der Analysesitzung. In Nissen, B., Zeitzschel, U., Hegener, W. & Karacaoglan, U. (Hrsg.), Jahrbuch der Psychoanalyse – Analytische Haltung im Umbruch? (Vol. 86, S. 67–75). Gießen: Psychosozial-Verlag.

Lumley, M. A. (2011). Beyond cognitive-behavioral therapy for fibromyalgia: addressing stress by emotional exposure, processing, and resolution. Arthritis Res Ther, 13 (6), S. 136.

Lumley, M. A. et al. (1997). Alexithymia in chronic pain patients. Compr Psychiatry, 38 (3), S. 160–165.

Luyten, P. (2019). Working with somatoform patients: an integrative, neuroscience informed perspective. Paper presented at the conference The Future of Neuroscience, Attachment and Mentalizing – from Research to Clinical Practice, May 2019, London.

Luyten, P. & Fonagy, P. (2015). The neurobiology of mentalizing. Personality Disorders: Theory, Research, and Treatment, 6 (4), S. 366–379.

Luyten, P. & Fonagy, P. (2016). An integrative, attachment-based approach to the management and treatment of patients with persistent somatic complaints. In: Hunter, R. & Maunder, R. (Hrsg.), Improving Patient Treatment with Attachment Theory: A Guide for Primary Care Practitioners and Specialists (S. 127–144). Switzerland: Springer International Publishing.

Luyten, P. & Fonagy, P. (2019). Mentalizing and trauma. In: Bateman, A. & Fonagy, P. (Hrsg.), Handbook of Mentalizing in Mental Health Practice (S. 79–99). 2. Aufl., Washington D. C.: American Psychiatric Association Publishing.

Luyten, P. & Fonagy, P. (2020). Psychodynamic psychotherapy for patients with functional somatic disorders and the road to recovery. Am J Psychother, 73 (4), S. 125–130.

Luyten, P. et al. (2012). A mentalization-based approach to the understanding and treatment of functional somatic disorders. Psychoanalytic Psychotherapy, 26 (2), S. 121–140.

Luyten, P. et al. (2017). The Parental Reflective Functioning Questionnaire: Development and preliminary validation. Plos One May 2017. doi.org/10.1371/journal.pone.0176218

Luyten, P. et al. (2019a). Assessment of mentalizing. In: Bateman, A. & Fonagy, P. (Hrsg.), Handbook of Mentalizing in Mental Health Pracice (S. 37–62). Washington D. C.: American Psychiatric Association Publishing.

Luyten, P. et al. (2019b). Psychodynamic therapy in patients with somatic symptom disorder. In: Kealy, D. & Ogrodniczuk, J. S. (Hrsg.), Contemporary psychodynamic psychotherapy. Evolving clinical practice (S. 191–206). Philadelphia, PA: Academic Press.

Luyten, P. et al. (2024). The role of mentalizing in psychological interventions in adults: Systematic review and recommendations for future research. Clinical Psychology Review, 108.
Lynch, C.J., Elbau, I.G., Ng, T., Ayaz, A., Zhu, S., Wolk, D., et al. (2024b). Frontostriatal salience network expansion in individuals in depression. Nature, 633 (8030), S. 624–633.
Mackes, N.K. et al. (2020). Early childhood deprivation is associated with alterations in adult brain structure despite subsequent environmental enrichment. Proc Natl Acad Sci USA, 117 (1), S. 641–649.
Main, M. & Solomon, J. (1986). Discovery of a new, insecure-disorganized/disoriented attachment pattern. In: Brazelton, T.B. & Yogman, M. (Hrsg.), Affective Development in Infancy (S. 95–124). Norwood, NJ: Ablex.
Main, M. & Goldwyn, R. (1994). Adult Attachment Scoring and Classification Systems. Berkeley, CA: Department of Psychology, University of California Berkeley.
Malloch, S. & Trevarthen, C. (2009). Communicative Musicality: Exploring the Basis of Human Companionship. Oxford: Oxford University Press.
Margoles, M.S. (1983). Stress neuromyelopathic pain syndrome (SNPS): report of 333 patients. J Neurol Orthop Surg, 4, S. 317–322.
Marty, P. (1958). Die »allergische Objektbeziehung«. In: Brede, K. (Hrsg.), Einführung in die psychosomatische Medizin. Frankfurt am Main: Syndikat.
Marty, P. (1991). Mentalisation et psychosomatique. Paris: Laboratoire Delagrange.
Marty, P. & de M'Uzan, M. (1963). La »pensée opératoire«. Revue Française de Psychanalyse (suppl), 27, S. 1345–1356.
Marty, P. & de M'Uzan, M. (1978 [1963]). Das operative Denken (»Pensée opératoire«). Psyche – Z Psychoanal, 32, S. 974–984.
Marty, P. et al. (1963). L'investigation psychosomatique. Paris: Presses Universitaires de France.
Marty, P. et al. (1979). Der Fall Dora und der psychosomatische Gesichtspunkt. Psyche – Z Psychoanal, 33, S. 888–925.
Matacic, C. (2019). What is love? It depends which language you speak. Science. doi:10.1126/science.aba6465
Mattila, A.K. et al. (2008). Alexithymia and somatization in general population. Psychosom Med, 70 (6), S. 716–722.
Maunder, R.G. & Hunter, J.J. (2001). Attachment and psychosomatic medicine: developmental contributions to stress and disease. Psychosom Med, 63 (4), S. 556–567.
Maunder, R.G. & Hunter, J.J. (2008). Attachment relationships as determinants of physical health. J Am Acad Psychoanal Dyn Psychiatry, 36 (1), S. 11–32.
Maunder, R.G. et al. (2017). An attachment-based model of the relationship between childhood adversity and somatization in children and adults. Psychosom Med, 79 (5), S. 506–513.

May, U. (2019). Müssen wir unser Bild von Freud verändern? Überlegungen zu Kurt R. Eisslers Interviews im Freud-Archiv der Library of Congress. Luzifer Amor – Zeitschrift zur Geschichte der Psychoanalyse, 32 (63), S. 90–100.

McCullough, L. et al. (2019). Affektfokussierte Psychodynamische Psychotherapie. Ein integratives Manual zur Behandlung von Affektphobien. Stuttgart: Kohlhammer.

McDougall, J. (1991). Theater des Körpers. Ein psychoanalytischer Ansatz für die psychosomatische Erkrankung. Stuttgart: Verlag Internationale Psychoanalyse.

McDougall, J. (1997 [1996]). Die Couch ist kein Prokrustesbett. Zur Psychoanalyse der menschlichen Sexualität. Stuttgart: Verlag Internationale Psychoanalyse.

McLaughlin, K. et al. (2014). Childhood adversity and neural development: Deprivation and threat as distinct dimensions of early experience. Neurosci Biobehav Rev, 47, S. 578–591.

Meaney, M. J. & Szyf, M. (2005). Environmental programming of stress responses through DNA methylation: life at the interface between a dynamic environment and a fixed genome. Dialogues Clin Neurosci, 7 (2), S. 103–123.

Meins, E. (1999). Sensitivity, security and internal working models: bridging the transmission gap. Attach Hum Dev, 1 (3), S. 325–342.

Meltzoff, A. N. (2007). »Like me«: a foundation for social cognition. Developmental Science, 10 (1), S. 126–134.

Meltzoff, A. N. & Moore, M. K. (1977). Imitation of facial and manual gestures by human neonates. Science, 198, S. 75–78.

Menard, J. L. & Hakvoort, R. M. (2007). Variations of maternal care alter offspring levels of behavioural defensiveness in adulthood: evidence for a threshold model. Behav Brain Res, 176 (2), S. 302–313.

Menninger, K. A. (1934). Polysurgery and polysurgical addiction. Psychoanal Q, 3 (2), S. 173–199.

Mentzos, S. (2009). Lehrbuch der Psychodynamik. Die Funktion der Dysfunktionalität psychischer Störungen. Göttingen: Vandenhoeck & Ruprecht.

Merleau-Ponty, M. (1966). Humanismus und Terror 2. Frankfurt am Main: Suhrkamp.

Merleau-Ponty, M. (1974 [1965]). Phänomenologie der Wahrnehmung. Berlin: Walter de Gruyter & Co.

Merten, J. & Krause, R. (1993). Differentielle Affekt-Skala. Saarbrücken: Univ., Fachbereich Sozial- und Umweltwiss., Fachrichtung Psychologie.

Mertens, W. (2019). Wie zuverlässig und wirklichkeitsgetreu sind unsere Erinnerungen? Psychoanalytische Überlegungen zum Gedächtnis aus klassischer und zeitgenössischer Sicht. Psyche – Z Psychoanal, 73 (12), S. 974–1001.

Midgley, N., Ensink, K., Lindquist, B. L., Malberg, N. & Muller, N. (2017). Mentalization-Based Treatment for Children. A Time-Limited Approach. Washington, D.C.: American Psychological Association.

Miller, J. G. et al. (2019). Inter-brain synchrony in mother-child dyads during cooperation: An fNIRS hyperscanning study. Neuropsychologia, 124, S. 117–124.
Miller, W. R. & Rollnick, S. (2015 [2013]). Motivierende Gesprächsführung. Freiburg im Breisgau: Lambertus.
Monsen, K. & Monsen, T. J. (2000). Chronic pain and psychodynamic body therapy. Psychotherapy: Theory, Research, Practice, Training, 37, S. 257–269.
Moore, S. et al. (2020). Autistic doctors: overlooked assets to medicine. Lancet – Psychiatry, 7, S. 306–307.
Moran, D. (2017). Intercorporeality and intersubjectivity: A phenomenological exploration of embodiment. In: Durt, C., Fuchs, T. & Tewes, C. (Hrsg.), Embodiment, Enaction, and Culture (S. 25–46). Cambridge, MA/ London: MIT Press.
Moran, G., Fonagy, P., Kurtz, A., Bolton, A. & Brook, C. (1991). A controlled study of psychoanalytic treatment of brittle diabetes. J. Am. Acad. Child Adolesc. Psychiatry, 30 (6), S. 926–935.
Moriguchi, Y. et al. (2006). Impaired self-awareness and theory of mind: an fMRI study of mentalizing in alexithymia. NeuroImage, 32 (3), S. 1472–1482.
Morken, K. T. E. & Karterud, S. W. (2019). Mentalisierungsbasierte Gruppentherapie (MBT-G) – eine Pilotstudie über Patientinnen mit Persönlichkeitsstörungen und Substanzmissbrauch. Gruppenpsychother Gruppendynamik, 55, S. 183–205.
Nagy, E. (2011). The newborn infant: A missing stage in developmental psychology. Infant Child Development, 20 (1), S. 3–19.
Nashef, A. (2020). Autismus und Autismustherapie in Zeiten von Corona: eine Chance? psychopraxis neuropraxis, S. 1–4.
Nemiah, J. C. & Sifneos, P. E. (1970). Psychosomatic illness: a problem in communication. Psychother Psychosom, 18 (1), S. 154–160.
Neumann, E. et al. (2011). Bindung und somatoforme Störungen: Geringe Kohärenz und unverarbeitete Bindungsrepräsentationen bei chronischem Schmerz. PPmP – Psychother Psych Med Psychol, 61, S. 254–261.
Nickel, K. et al. (2019). Systematic review: Overlap between eating, autism spectrum, and Attention-Deficit/Hyperactivity Disorder. Front Psychiatry, 10, S. 708.
Nikendei, C. et al. (2020). Persönlichkeitsstruktur und Bindungsstil als Prädiktoren für die erfolgreiche Aufnahme einer ambulanten psychotherapeutischen Behandlung. Z Psychosom Med Psychother, 66 (2), S. 178–192.
Nimnuan, C. et al. (2001). Medically unexplained symptoms: an epidemiological study in seven specialities. J Psychosom Res, 51 (1), S. 361–367.
Nitsun, M. (2014 [1996]). The Anti-Group – Destructive Forces in the Group and Their Creative Potential. London: Routledge.
Nolte, T. & Fonagy, P. (2023). Einleitung. In Epistemisches Vertrauen (S. 23–33). Stuttgart: Klett-Cotta.

Nonne, M. (1917). Zweiter Berichterstatter. Achte Jahresversammlung der Gesellschaft Deutscher Nervenärzte am 22. und 23. September 1916. Dtsch Z Nervenheilk, 56, S. 37–115.

Nonne, M. (1922). Therapeutische Erfahrungen an den Kriegsneurosen in den Jahren 1914–1918. In: von Schjering, O. (Hrsg.), Handbuch der ärztlichen Erfahrungen im Weltkriege 1914/1918 (Bd. 4, S. 102–121). Leipzig: Johann Ambrosius Barth.

Nummenmaa, L. et al. (2014). Bodily maps of emotions. PNAS – Proceed Nat Acad Sci, 111 (2), S. 646–651.

Ogden, J. A. (2000). Die autistisch-berührende Position. In: ders., Frühe Formen des Erlebens (S. 49–84). 2. Aufl., Wien: Springer.

Ogden, P. & Goldstein, B. (2019). Sensorimotor psychotherapy from a distance engaging the body, creating presence, and building relationship in videoconferencing. In: Weinberg, H. & Rolnik, A. (Hrsg.), Theory and Practice of Online Therapy: Internet-Delivered Interventions for Individuals, Groups, Families, and Organizations (S. 47–65). London: Taylor and Francis. Kindle-Version.

Ogrodniczuk, J. S. et al. (2011). Effect of alexithymia on the process and outcome of psychotherapy: a programmatic review. Psychiatry Res, 190 (1), S. 43–48.

Oppenheim, D. & Koren-Karie, N. (2013). The insightfulness assessment: measuring the internal processes underlying maternal sensitivity. Attach Hum Dev, 15 (5–6), S. 545–561.

Otto, H. (2018 [2014]). Don´t show your emotions! Emotion regulation and attachment in the Cameroonian Nso. In Otto, H. & Keller, H. (Eds.), Different Faces of Attachment. Cultural Variations on a Universal Human Need. Cambridge: Cambridge University Press.

Otto, H. & Keller, H. (Hrsg.) (2018 [2014]). Different Faces of Attachment – Cultural Variations on a Universal Human Need. Cambridge: Cambridge University Press.

Panksepp, J. (1998). Affective Neuroscience. The Foundations of Human and Animal Emotions. Oxford: Oxford University Press.

Panksepp, J. & Biven, L. (2012). The Archaeology of Mind. Neuroevolutionary Origins of Human Emotions. New York/London: W. W. Norton & Company.

Panksepp, J. & Scott, E. L. (2012). Reflections on rough and tumble play, social development, and Attention-Deficit Hyperactivity Disorders. In: Meyer, A. L. & Gullotta, T. P. (Hrsg.), Physical Activity across the Lifespan, Issues in Children's and Families' Lives (S. 23–40). New York: Springer Science and Business Media.

Paulus, M. P. & Stein, M. B. (2010). Interoception in anxiety and depression. Brain Struct Funct, 214 (5–6), S. 451–463.

Perepletchikova, F. et al. (2007). Treatment integrity in psychotherapy research: analysis of the studies and examination of the associated factors. J Consult Clin Psychol, 75 (6), S. 829–841.

Pieh, C. et al. (2011). Prävalenz und Komorbidität der somatoformen Störung: eine Multicenter-Studie. Z Psychosom Med Psychother, 57, S. 244–250.

Plassmann, R. (1993). Organwelten: Grundriß einer analytischen Körperpsychologie. Psyche – Z Psychoanal, 47, S. 261–282.
Plassmann, R. (2019a). Psychotherapie der Emotionen. Die Bedeutung von Emotionen für die Entstehung und Behandlung von Krankheiten. Gießen: Psychosozial-Verlag.
Plassmann, R. (2019b). Transformative Sprache. Der Anteil der Sprache am Effekt einer Deutung. Forum Psychoanal, 35, S. 5–17.
Podoll, K. (1991). Der Telefonunfall – ein Beitrag zur Geschichte der traumatischen Neurosen. Fortschr Neurol Psychiat, 59, S. 387–393.
Porter, C. et al. (2019). Childhood adversity and borderline personality disorder: A meta-analysis. Acta Psychiatr Scand, 141 (1), S. 6–20.
Poulsen, A. (1991). Psychodynamic, time-limited group therapy in rheumatic disease – a controlled study with special reference to alexithymia. Psychother Psychosom, 56 (1–2), S. 12–23.
Pries, J. et al. (2019). Expertenumfrage zu Interventionsarten in psychodynamischen Gruppenpsychotherapien – eine Pilotstudie. Gruppenpsychother Gruppendynamik, 55, S. 28–50.
Proust, M. (1978 [1964]). Auf der Suche nach der verlorenen Zeit. Erster Teil: In Swanns Welt. Frankfurt am Main: Suhrkamp.
Purgato, M. et al. (2018). Psychological therapies for the treatment of mental disorders in low- and middle-income countries affected by humanitarian crises. Cochrane Database Syst Rev, 7, S. CD011849.
Quinodoz, D. (2011). Worte, die berühren. Eine Psychoanalytikerin lernt sprechen. Frankfurt am Main: Brandes & Apsel.
Rameckers, S. A. et al. (2021). Effectiveness of Psychological Treatments for Borderline Personality Disorder and Predictors of Treatment Outcomes: A Multivariate Multilevel Meta-Analysis of Data from All Design Types. J Clin Med, 10 (23).
Reddy, V. N. V. (2008). How Infants Know Minds. Cambridge, MA: Harvard University Press.
Reichel-Dolmatoff, E. (2001 [1997]). Vorwort. In: Gröning, K. (Hrsg.), Geschminkte Haut. Eine Kulturgeschichte der Körperkunst (S. 12–15). 2. Aufl., München: Frederking & Thaler Verlag.
Reik, T. (1976 [1948]). Hören mit dem dritten Ohr. Die innere Erfahrung eines Psychoanalytikers. Hamburg: Hoffmann und Campe.
Reuber, M. & Mayor, R. (2012). Recent progress in the understanding and treatment of nonepileptic seizures. Curr Opin Psychiatry, 25 (3), S. 244–250.
Riedesser, P. & Verderber, A. (1985). Aufrüstung der Seelen. Militärpsychologie und Militärpsychiatrie in Deutschland und Amerika. Freiburg im Breisgau: Dreisam.
Riem, M. M. E., Doedee, E., Broekhuizen-Dijksman, S. C. & Beijer, E. (2018). Attachment and medically unexplained somatic symptoms: The role of mentalization. Psychiatry Res, 268, S. 108–113.
Ritsner, M. et al. (2000). Somatization in an immigrant population in Israel: a community survey of prevalence, risk factors, and help-seeking behavior. Am J Psychiatry, 157 (3), S. 385–392.

Rizzolatti, G. & Sinigaglia, C. (2016). The mirror mechanism: a basic principle of brain function. Nat Rev Neurosci, 17 (12), S. 757–765.

Robinson, P. & Skarderud, F. (2019). Eating Disorders. In: Bateman, A. W. & Fonagy, P. (Hrsg.), Handbook of Mentalizing in Mental Health Practice (S. 369–386). Washington D. C.: American Psychiatric Association Publishing.Robinson, P., Hellier, J., Barrett, B., Barzdaitiene, D., Bateman, A., Bogaardt, A., et al. (2016). The NOURISHED randomised controlled trial comparing mentalisation-based treatment for eating disorders (MBT-ED) with specialist supportive clinical management (SSCM-ED) for patients with eating disorders and symptoms of borderline personality disorder. Trials, 17 (1), S. 549.

Robinson, P., Skarderud, F. & Sommerfeldt, B. (2018). Hunger: Mentalization-based Treatments for Eating Disorders. Berlin, New York: Springer.

Roenneberg, C. & Henningsen, P. (2016). Management der somatischen Belastungsstörung – Körperbeschwerden und Psyche. NeuroTransmitter, 27 (5), S. 44–49.

Roenneberg, C. et al. (2018). S3-Leitlinie »Funktionelle Körperbeschwerden« – AWMF-Reg.-Nr. 051-001. Langfassung. AWMF-online: AWMF.

Roenneberg, C. et al. (2019). Clinical practice guideline: Functional somatic symptoms. Dtsch Arztebl, 116, S. 553–560.

Roenneberg, C. et al. (2020). »Funktionelle Körperbeschwerden«: Klinisch relevante Leitlinien-Empfehlungen. Psychiatrie up2date, 14, S. 35–53.

Rosa, H. (2016). Resonanz: Eine Soziologie der Weltbeziehung. Frankfurt am Main: Suhrkamp.

Rosa, H. (2019). Unverfügbarkeit. Wien/Salzburg: Residenz Verlag.

Rottländer, P. (2020). Mentalisieren mit Paaren. Stuttgart: Klett-Cotta.

Ruesch, J. (1948). The infantile personality. Psychosom Med, 10, S. 134–144.

Rullmann, M. et al. (2019). Prefrontal and parietal contributions to the perceptual awareness of touch. Scientific Reports, 9 (16981).

Sandler, S. A. (1947). Camptocormia, or the functional bent back. Psychosom Med, 9, S. 197–204.

Sattel, H. et al. (2012). Brief psychodynamic interpersonal psychotherapy for patients with multisomatoform disorder: randomised controlled trial. Br J Psychiatry, 200 (1), S. 60–67.

Scalabrini, A. et al. (2020). Dissociation as a disorder of integration – On the footsteps of Pierre Janet. Prog Neuropsychopharmacol Biol Psychiatry, 101, S. 109928.

Schäfer, R. & Franz, M. (2009). Alexithymie – ein aktuelles Update aus klinischer, neurophysiologischer und entwicklungspsychologischer Sicht. Z Psychosom Med Psychother, 55 (4), S. 328–353.

Scharff, J. M. (2007). Psychoanalyse und inszenierende Interaktion: Gemeinsamkeiten und Unterschiede. In: Geißler, P. & Heisterkamp, G. (Hrsg.), Psychoanalyse der Lebensbewegungen. Zum körperlichen Geschehen in der psychoanalytischen Therapie. Ein Lehrbuch (S. 83–98). Wien: Springer.

Scharff, J. M. (2010). Die leibliche Dimension in der Psychoanalyse. Frankfurt am Main: Brandes & Apsel.
Scharff, J. M. (2021). Psychoanalyse und Zwischenleiblichkeit. Klinisch-propädeutisches Seminar. Frankfurt am Main: Brandes & Apsel.
Schauenburg, H. et al. (2006). Bindungsmuster von Psychotherapeuten. Z Psychosom Med Psychother, 52 (4), S. 358–372.
Scheidt, C. E. & Waller, E. (2002). Bindungsforschung und Psychosomatik. In: Strauß, B., Buchheim, A. & Kächele, H. (Hrsg.), Klinische Bindungsforschung. Theorien, Methoden, Ergebnisse. Stuttgart: Schattauer.
Schilder, P. (1923). Das Körperschema. Ein Beitrag zur Lehre vom Bewusstsein des eigenen Körpers. Berlin: Springer.
Schilder, P. (1978 [1935]). The Image and the Appearance of the Human Body. New York: International Universities Press.
Schöndienst, M. (2002). Von einer sprachtheoretischen Idee zu einer klinisch-linguistischen Methode. Einleitende Überlegungen. Psychother. Soz, 4 (4), S. 253–270.
Schöndienst, M. (2017). Zur differenzialdiagnostischen und -therapeutischen Bedeutung diskursiver Stile bei dissoziativen versus epileptischen Patienten. In: Eckhardt-Henn, A. & Spitzer, C. (Hrsg.), Dissoziative Bewusstseinsstörungen. Grundlagen – Klinik – Therapie (S. 293–309). Stuttgart: Schattauer.
Schore, A. N. (2007). Affektregulation und die Reorganisation des Selbst. 2. Aufl., Stuttgart 2009: Klett-Cotta.
Schreiber-Willnow, K. & Seidler, K. (2005). Katamnestische Stabilität des Körpererlebens nach stationärer Gruppenbehandlung mit Konzentrativer Bewegungstherapie. PPmP – Psychosom Psychother Med Psychol, 55 (8), S. 370–377.
Schultz, J. H. (1923). Zur Psychopathologie der Operationssucht. Z ges Neurol Psychiat, 86 (1), S. 123–135.
Schultz, U. (1986). Status pseudoepilepticus. In: Studt, H. (Hrsg.), Psychosomatik in der Inneren Medizin. 1 Symptome und Syndrome (S. 109–119). Berlin/Heidelberg/New York/London/Paris/Tokio: Springer.
Schultz-Venrath, U. (1995 [1992]). Ernst Simmels Psychoanalytische Klinik »Sanatorium Schloß Tegel GmbH« (1927–1931) – Beitrag zur Wissenschaftsgeschichte einer psychoanalytischen Psychosomatik. Universität Witten/Herdecke 1992. Deutsche Hochschulschriften 2081, Mikroedition. Hänsel-Hohenhausen/Egelsbach/Frankfurt am Main/Washington D. C.
Schultz-Venrath, U. (1997). Der Einfluß von Ideologie und Technik auf Diagnostik und Therapie psychosomatischer Krankheiten im 20. Jahrhundert. In: Herold, R., Keim, J., König, H. & Walker, C. E. (Hrsg.), Ich bin doch krank und nicht verrückt. Moderne Leiden – Das verleugnete und unbewußte Subjekt in der Medizin (S. 19–46). Tübingen: Attempto.
Schultz-Venrath, U. (2025 [2013]). Lehrbuch Mentalisieren. Psychotherapien wirksam gestalten. 4., überarb. Aufl. Stuttgart 2015: Klett-Cotta.

Schultz-Venrath, U. & Masuhr, K. F. (1993). Psychogene und nichtepileptische Anfälle. In: Nissen, G. (Hrsg.), Anfallskrankheiten aus interdisziplinärer Sicht (S. 151–163). Bern/Göttingen/Toronto/Seattle: Huber.

Schultz-Venrath, U. & Felsberger, H. (2016). Mentalisieren in Gruppen. Stuttgart: Klett-Cotta.

Schultz-Venrath, U. & Hermanns, L. M. (2019). Ernst Simmel oder die Psycho-Klinik der Zukunft. In: Geisthövel, A. & Hitzer, B. (Hrsg.), Auf der Suche nach einer anderen Medizin – Psychosomatik im 20. Jahrhundert (S. 124–132). Frankfurt am Main: Suhrkamp Taschenbuch Wissenschaft.

Schur, M. (1955). Comments on the metapsychology of somatization. Psychoanal Study Child, 10, S. 119–164.

Schur, M. (1972). Sigmund Freud. Leben und Sterben. Frankfurt am Main: Suhrkamp.

Schwarzer, N. H. et al. (2022). Self-Rated Mentalizing Mediates the Relationship Between Stress and Coping in a Non-Clinical Sample. Psychol Rep, 125 (2), S. 742–762.

Segal, H. (1957). Notes on symbol formation. Int J Psychoanal, 38, S. 391–397.

Seiffge-Krenke, I. (2014). Identität im Wandel und therapeutische Herausforderungen. Forum Psychoanal, 30 (1), S. 85–108.

Senju, A. & Csibra, G. (2008). Gaze following in human infants depends on communicative signals. Current Biology, 18(9), 668–671. https://doi.org/ 10.1016/j.cub.2008.03.059

Shah, P. et al. (2016). Alexithymia, not autism, is associated with impaired interoception. Cortex, 81, S. 215–220.

Shai, D. & Belsky, J. (2011). When words just won't do: introducing parental embodied mentalizing. Child Dev Perspect, 5, S. 173–180.

Shai, D. & Belsky, J. (2017). Parental embodied mentalizing: how the nonverbal dance between parents and infants predicts children's socio-emotional functioning. Attach Hum Dev, 19 (2), S. 191–219.

Shai, D. & Fonagy, P. (2014). Beyond words: Parental embodied mentalizing and the parent infant dance. In: Mikulincer, M. & Shaver, P. R. (Hrsg.), Mechanisms of Social Connections: From Brain to Group (S. 185–203). Washington D. C.: American Psychological Association.

Shai, D. et al. (2022). Trust me! Parental embodied mentalizing predicts infant cognitive and language development in longitudinal follow-up. Front. Psychol., 13.

Shankman, S. A. et al. (2017). Side effects to antidepressant treatment in patients with depression and comorbid panic disorder. J Clin Psychiatry, 78 (4), S. 433–440.

Shephard, B. (2001). A War of Nerves: Soldiers and Psychiatrists in the Twentieth Century. Boston: Harvard University Press.

Sheridan, M. A. & McLaughlin, K. A. (2014). Dimensions of early experience and neural development: deprivation and threat. Trends Cogn Sci, 18 (11), S. 580–585.

Shoenfeld, Y. et al. (1978). Rehabilitation of patients with NCA (neurocirculatory asthenia) through a short term training program. Am J Phys Med, 57 (1), S. 1–8.
Shorter, E. (1994). Moderne Leiden. Zur Geschichte der psychosomatischen Krankheiten. Reinbek: Rowohlt.
Sifneos, P. E. (1996). Alexithymia: past and present. Am J Psychiatry, 153 (7 Suppl.), S. 137–142.
Simmel, E. (1918). Kriegsneurosen und »Psychisches Trauma«. Ihre gegenseitigen Beziehungen dargestellt auf Grund psycho-analytischer, hypnotischer Studien. Leipzig/München: Otto Nemnich.
Simmel, E. (1924). Die psycho-physische Bedeutsamkeit des Intestinalorgans für die Urverdrängung. Int Z Psychoanal, 10, S. 218–221.
Simmel, E. (1944). War neuroses. In: Lorand, S. (Hrsg.), Psychoanalysis Today (S. 227–248). New York: International Universities Press.
Simonsmeier, B. A. et al. (2021). What sixty years of research says about the effectiveness of patient education on health: A second order meta-analysis. Health Psychology Review, S. 1–61.
Skarderud, F. & Fonagy, P. (2012). Eating Disorders. In: Bateman, A. W. & Fonagy, P. (Hrsg.), Handbook of Mentalizing in Mental Health Practice (S. 347–383). Washington D. C./London: American Psychiatric Publishing, Inc.
Solms, M. (2013a). Das bewusste Es. Psyche – Z Psychoanal, 67, S. 991–1022.
Solms, M. (2013). Response to Commentaries – The Id is Not the Same as the Unconscious ... and other Things. Neuropsychoanalysis, 15 (1), S. 79–85.
Solms, M. (2021). The Hidden Spring – A Journey to the Source of Consciousness. New York: Norton & Company.
Solms, M. (2022). The ´Hard Problem´ of Consciousness. In Mills, J. (Ed.), Psychoanalysis and the Mind-Body Problem (S. 153–185). Milton Park, New York: Routledge
Solms, M. (2023). The Hidden Spring – Warum wir fühlen, was wir sind. Stuttgart: Klett-Cotta.
Solms, M. & Panksepp, J. (2012). The »id« knows more than the »ego« admits: neuropsychoanalytic and primal consciousness perspectives on the interface between affective and cognitive neuroscience. Brain Sci, 2 (2), S. 147–175.
Souques, M. M. & Rosanoff-Saloff, X. (1915). La camptocormie. Incurvation du tronc, consécutive aux traumatismes du dos et des lombes. Considérations morphologiques. Rev Neurol, 27, S. 937–939.
Spangler, G. & Grossmann, K. E. (1993). Biobehavioral organization in securely and insecurely attached infants. Child Dev, 64 (5), S. 1439–1450.
Sperry, L. & Carlson, J. (2014). How master therapists work. New York: Routledge.
Spitz, R. (1957). Die Entstehung der ersten Objektbeziehungen. Direkte Beobachtungen an Säuglingen während des ersten Lebensjahres. Stuttgart: Klett.

Stahn, A. et al. (2019). Brain changes in response to long Antarctic expeditions. N Engl J Med, 381, S. 2273–2275.

Staun, L. (2017). Mentalisieren bei Depressionen. Stuttgart: Klett-Cotta.

Staun, L. & Schultz-Venrath, U. (2023a). Epistemisches Vertrauen, Misstrauen und Leichtgläubigkeit in psychodynamischen Gruppentherapien. In Fonagy, P. & Nolte, T. (Hrsg.), Epistemisches Vertrauen: Vom Konzept zur Anwendung in Psychotherapie und psychosozialer Beratung (S. 339–363). Stuttgart: Klett-Cotta.

Staun, L. & Schultz-Venrath, U. (2023b). Mentalisierungsbasierte dynamische Administration. Zur Förderung epistemischen Vertrauens in psychodynamischen Gruppentherapien. Ärztliche Psychotherapie, 18 (2), S. 97–102.

Stekel, W. (1908). Nervöse Angstzustände und ihre Behandlung. Wien/Berlin: Urban & Schwarzenberg.

Stekel, W. (1924). Peculiarities of Behaviour (Vol. 1–2). London: Williams and Norgate.

Sterling, P. (2012). Allostasis: a model of predictive regulation. Physiol Behav, 106 (1), S. 5–15.

Stern, D. N. (1992 [1985]). The Interpersonal World of the Infant: A View from Psychoanalysis and Developmental Psychology. New York: Basic Books.

Stern, D. N. (2007). Die Lebenserfahrung des Säuglings. 12. Aufl., Stuttgart 2020: Klett-Cotta.

Stern, D. N. (2007 [2005]). Der Gegenwartsmoment. Veränderungsprozesse in Psychoanalyse, Psychotherapie und Alltag. 2. Aufl., Frankfurt am Main: Brandes & Apsel.

Stern, D. N. (2012). Veränderungsprozesse. Ein integratives Paradigma. Frankfurt am Main: Brandes & Apsel.

Stern, D. N. (2019 [2011]). Ausdrucksformen der Vitalität. Frankfurt am Main: Brandes & Apsel.

Storch, M. et al. (2011 [2010]). Embodiment. Die Wechselwirkung von Körper und Psyche verstehen und nutzen. Bern: Huber.

Storck, T. (2016). Psychoanalyse und Psychosomatik. Die leiblichen Grundlagen der Psychodynamik. Stuttgart: Kohlhammer.

Storebo, O. J. et al. (2020). Psychological therapies for people with borderline personality disorder. Cochrane Database Syst Rev, 5, S. CD012955.

Strauß, B. (2011). Unsichere Bindung – Ein entwicklungspsychologisches »missing link« zur Erklärung somatoformer Störungen? PPMP – Psychother Psychosom Med Psych, 61 (6), S. 245.

Sturge-Apple, M. L. et al. (2011). The impact of allostatic load on maternal sympathovagal functioning in stressful child contexts: implications for problematic parenting. Dev Psychopathol, 23 (3), S. 831–844.

Subic-Wrana, C. et al. (2001). Levels of Emotional Awareness Scale. Die deutsche Version eines neuen Alexithymie-Tests. Psychotherapeut, 46, S. 176–181.

Swiller, H. I. (1988). Alexithymia: Treatment utilizing combined individual and group psychotherapy. Int J Group Psychotherapy, 38 (1), S. 47–61.
Szekely, L. (1962). Symposium: the psycho-analytic study of thinking. Meaning, meaning schemata, and body schemata in thought. Int J Psychoanal, 43, S. 297–305.
Taubner, S. & Sharp, C. (2024). Mental Flexibility and Epistemic Trust Through Implicit Social Learning – A Meta-Model of Change Processes in Psychotherapy With Personality Disorders. Clinical Psychology in Europe, 6 (Special Issue).
Taubner, S. et al. (2024). MBT-I – Mentalisierungsbasierte Therapie – Informationskurs (MBT-I) und Psychoedukationsgruppe. Heidelberg: Institut für Psychosoziale Prävention, Universitätsklinikum Heidelberg, Ruprecht-Karls-Universität Heidelberg.
Taylor, G. J. (2003). Somatization and conversion – distinct or overlapping constructs? J Am Acad Psychoanal, 31, S. 487–508.
Taylor, G. J. & Bagby, R. M. (2013). Psychoanalysis and empirical research: the example of alexithymia. J Am Psychoanal Assoc, 61 (1), S. 99–133.
Tebartz van Elst, L. (2016). Autismus und ADHS: Zwischen Normvariante, Persönlichkeitsstörung und neuropsychiatrischer Krankheit. Stuttgart: Kohlhammer.
Terasawa, Y. et al. (2021). Paradoxical somatic information processing for interoception and anxiety in alexithymia. Eur J Neurosci, 54 (11), S. 8052–8068.
te Wildt, B. T. & Schultz-Venrath, U. (2004). Magical ideation – defense mechanism or neuropathology? A study with multiple sclerosis patients. Psychopathology, 37 (3), S. 141–144.
Theweleit, K. (2009 [1977/1978]). Männerphantasien 1 + 2. Frankfurt am Main/Basel: Stroemfeld/Piper.
Tomasello, M. (1999). Die kulturelle Entwicklung des menschlichen Denkens. Frankfurt am Main: Suhrkamp.
Tomasello, M. (2009). Die Ursprünge der menschlichen Kommunikation. Frankfurt am Main: Suhrkamp.
Tomasello, M. (2018). Great apes and human development: a personal history. Child Dev Perspect, 12, S. 189–193.
Tomasello, M. (2020). Mensch werden – Eine Ontogenese. Berlin: Suhrkamp.
Tomkins, S. (1962). Affect Imagery Consciousness: Volume I: The Positive Affects. New York: Springer.
Travell, J. & Rinzler, S. H. (1952). The myofascial genesis of pain. Postgrad. Med, 11 (5), S. 425–434.
Trevarthen, C. (1979). Communication and cooperation in early infancy: a description of primary intersubjectivity. In: Bullowa, M. (Hrsg.), Before speech: The Beginning of Interpersonal Communication (S. 321–347). Cambridge, UK: Cambridge University Press.
Trevarthen, C. (1993). The self born in intersubjectivity: The psychology of infant communicating. In: Neisser, U. (Hrsg.), The Perceived Self: Ecological

and Interpersonal Sources of Knowledge. Cambridge, UK: Cambridge University Press.

Trevarthen, C. & Aitken, K. J. (2001). Infant intersubjectivity: research, theory, and clinical applications. J Child Psychol Psychiatry, 42 (1), S. 3–48.

Trimble, M. R. (1981). Post-traumatic neurosis. From railway spine to the whiplash. Chichester/New York/Brisbane/Toronto: John Wiley & Sons.

Tronick, E. (1982). Social Interchange in Infancy. Affect, Cognition, and Communication. Baltimore: University Park Press.

Tronick, E. (2007). The Neurobehavioral and Social-Emotional Development of Infants and Children. New York/London: Norton.

Tronick, E. Z. & Cohn, J. (1989). Infant mother face-to-face interaction: Age and gender differences in coordination and miscoordination. Child Dev, 59, S. 85–92.

Tschuschke, V. et al. (2020). Zur Bedeutung der Gruppenleitung für therapeutische Prozesse in der Gruppe – Ergebnisse einer empirischen Studie mit somatoformen Störungsbildern. Gruppenpsychother Gruppendynamik, 56, S. 105–132.

Turkle, S. (2019). Empathie-Maschinen – Der vergessene Körper. Psyche – Z Psychoanal, 73, S. 726–743.

Tustin, F. (1993). On psychogenic autism. Psychoanal Inq, 13, S. 34–41.

Uexküll, T. v. (1996). Psychosomatische Medizin. In: Adler, R. H., Herrmann, J. M., Köhle, K., Schonecke, O. W., Uexküll, T. v. & Wesiack, W. (Hrsg.), Psychosomatische Medizin. 5. Aufl., München/Wien/Baltimore: Urban & Schwarzenberg.

Ulmen, H. (2014). Kopfschlagen und Kopfschaukeln im Säuglingsalter. Nicht veröffentlichte Studienabschlussarbeit. Berlin: International Psychoanalytic University.

Urbanek, M. et al. (2014). Regulation of emotions in psychogenic nonepileptic seizures. Epilepsy Behav, 37, S. 110–115.

Vacharkulksemsuk, T. & Fredrickson, B. L. (2012). Strangers in sync: Achieving embodied rapport through shared movements. J Exp Soc Psychol, 48 (1), S. 399–402.

van der Kolk, B. A. (1994). The body keeps the score: memory and the evolving psychobiology of posttraumatic stress. Harv Rev Psychiatry, 1 (5), S. 253–265.

van der Kolk, B. A. (1996). The body keeps the score. Approaches to the psychobiology of Post Traumatic Stress Disorder. In: van der Kolk, B. A., Mcfarlane, A. C. & Weisaeth, L. (Hrsg.), Traumatic Stress. The Effects of Overwhelming Experience on Mind, Body, and Society. New York/London: Guilford.

van der Kolk, B. A. (2016). Verkörperter Schrecken. Traumaspuren in Gehirn, Geist und Körper und wie man sie heilen kann. Lichtenau: Probst Verlag.

Vanheule, S. et al. (2007). Alexithymic depression: evidence for a depression subtype? Psychother Psychosom, 76 (5), S. 315–316.

Varela, F. et al. (2016 [1991]). The Embodied Mind. Cambridge, MA: MIT.

Verhaeghe, P. et al. (2007). Actual neurosis as the underlying psychic structure of panic disorder, somatization, and somatoform disorder: An integration of Freudian and attachment perspectives. Psychoanal Q, 76, S. 1317–1350.

Verheugt-Pleiter, J. E., Zevalkink, J. & Schmeets, M. G. J. (2021 [2008]). Mentalizing in Child Therapy. Guidelines for Clinical Practioners. London: Karnac Books.

Verner, G. et al. (2020). Maternal psychological resilience during pregnancy and newborn telomere length: A prospective study. Am J Psychiatry, online ahead of print. doi: 10.1176/appi.ajp2020.19101003.

Vogeley, K. (2017). Two social brains: neural mechanisms of intersubjectivity. Phil Trans R Soc B, 372 (1727), 20160245.

Volz-Boers, U. (2009). Körperempfindungen des Analytikers als Zugang zu perinataler Traumatisierung. In: Ardjomandi, M. E. (Hrsg.), Jahrbuch für Gruppenanalyse und ihre Anwendungen – Wohin mit der Gruppenanalyse? Bd. 14 (S. 159–169). Heidelberg: Mattes Verlag.

Volz-Boers, U. (2016). Resonanz im Körper des Analytikers. Das Konzept der sensorisch-intuitiven Haltung. In: Walz-Pawlita, S., Unruh, B. & Janta, B. (Hrsg.), Körper-Sprachen (S. 141–152). Gießen: Psychosozial-Verlag.

von Bergmann, G. (1931). Zur Eröffnung des Kongresses der Deutschen Gesellschaft für Innere Medizin am 13. IV.1931. DMW, 57 (19), S. 815–818.

von Weizsäcker, V. (1926). Arzt und Kranker. Die Kreatur, 1, S. 69–86.

von Weizsäcker, V. (1940). Der Gestaltkreis (Theorie der Einheit von Wahrnehmen und Bewegen). Leipzig: Thieme.

von Weizsäcker, V. (1951). Über Psychisierung und Somatisierung. Psyche – Z Psychoanal, 5 (2), S. 81–88.

Yang, J. et al. (2024). Cardiovascular Disease, Genetic Susceptibility, and Risk of Psychiatric Disorders and Suicide Attempt: A Community-Based Matched Cohort Study Based on the UK Biobank. J Am Heart Assoc, 13 (15), S. e031280.

Waller, C. (2018). Umgang mit Emotionen und Störungen der Kommunikation. In Jünger, J. (Hrsg.), Ärztliche Kommunikation. Praxisbuch zum Masterplan Medizinstudium 2020 (S. 261–266). Stuttgart: Schattauer.

Waller, E. & Scheidt, C. E. (2008). Somatoforme Störungen und Bindungstheorie. In: Strauß, B. (Hrsg.), Bindung und Psychopathologie (S. 144–187). Stuttgart: Klett-Cotta.

Waller, E. et al. (2004). Attachment representation and illness behavior in somatoform disorders. J Nerv Ment Dis, 192 (3), S. 200–209.

Wampold, B. E. (2015). How important are the common factors in psychotherapy? An update. World Psychiatry, 14 (3), S. 270–277.

Weinberg, H. & Rolnik, A. (2020). Theory and Practice of Online Therapy: Internet-delivered Interventions for Individuals, Groups, Families, and Organizations. New York: Routledge, Taylor and Francis.

Weir, E., Allison, C., Warrier, V. & Baron-Cohen, S. (2020). Increased prevalence of non-communicable physical health conditions among autistic adults. Autism, S. 1–14.

Weiss, E. (1947). Psychogenic Rheumatism. Annals of Internal Medicine, 26 (6), S. 890–900.
Wermke, K. (2024). Babygesänge – Wie aus Weinen Sprache wird. Wien, Graz: Molden Verlag.
Wichmann, B. (1934). Das vegetative Syndrom und seine Behandlung. Dtsch med Wschr, 60, S. 1500–1504.
Williams, J. H. et al. (2001). Imitation, mirror neurons and autism. Neurosci Biobehav Rev, 25 (4), S. 287–295.
Willis, J. & Todorov, A. (2006). First impressions: making up your mind after a 100-ms exposure to a face. Psychol Sci, 17, S. 592–598.
Wimmer, H. & Perner, J. (1983). Beliefs about beliefs: representation and constraining function of wrong beliefs in young children's understanding of deception. Cognition, 13, S. 103–128.
Winberg, J. (2005). Mother and newborn baby: mutual regulation of physiology and behavior – a selective review. Dev Psychobiol, 47 (3), S. 217–229.
Winnicott, D. W. (1958). First year of life – modern views on the emotional development in the first year of life. The Medical Press, 239, S. 228–231, 289–291.
Winnicott, D. W. (1960a). The theory of the parent-infant relationship. Int J Psychoanal, 41, S. 585–595.
Winnicott, D. W. (1960b). Über die emotionelle Entwicklung im ersten Lebensjahr. Psyche – Z Psychoanal, 14 (1), S. 25–37.
Winnicott, D. W. (1965). Reifungsprozesse und fördernde Umwelt. München: Kindler.
Winnicott, D. W. (1971). Vom Spiel zur Kreativität. 16. Aufl., Stuttgart 2020: Klett-Cotta.
Winnicott, D. W. (1975 [1952]). Anxiety Associated with Insecurity. In: ders., Through Paediatrics to Psycho-Analysis (S. 97–100). London: Karnac Classics.
Winnicott, D. W. (2005 [1971]). Playing and Reality. Abingdon: Routledge.
Winnicott, D. W. (2006 [1960]). Ich-Verzerrung in Form des wahren und des falschen Selbst. In: Winnicott, D. W. (Hrsg.), Reifungsprozesse und fördernde Umwelt (S. 182–199). Gießen: Psychosozial-Verlag.
Winnicott, D. W. (2014 [1949]). Mind in its relation to the psyche-soma. In Winnicott, D. W. (Ed.), Through Pediatrics to Psycho-Analysis: Collected Papers D. W. Winnicott. (S. 243–254). London: Routledge, Taylor & Francis.
Wittchen, H.-U. & Jacobi, F. (2005). Size and burden of mental disorders in Europe – a critical review and appraisal of 27 studies. European Neuropsychopharmacology, 15 (4), S. 357–376.
Wittchen, H.-U. et al. (2011). The size and burden of mental disorders and other disorders of the brain in Europe 2010. European Neuropsychopharmacology, 21 (9), S. 655–679.
Wolff, J. et al. (2017). Arbeitszeitverteilung von Ärzten in einem deutschen Universitätsklinikum. Dtsch Ärztebl Int, 114 (42), S. 705–711.
Wöller, W. & Kruse, J. (Hrsg.) (2018). Tiefenpsychologisch fundierte Psychotherapie. Stuttgart: Schattauer.

Wu, H., et al. (2020). Mentalizing during social InterAction: A four component model. Cortex, 126, S. 242–252.
Yunus, M. B. (1983). Fibromyalgia syndrome: a need for uniform classification. J Rheumatol, 10 (6), S. 841–844.
Zahavi, D. (2010). Complexities of self. Autism, 14 (5), S. 547–551.
Zeeck, A. & Euler, S. (2023). Mentalisieren bei Essstörungen. Stuttgart: Klett-Cotta.
Zevalkink, J. et al. (2015). Mentalisierungsorientierte psychoanalytische Kinderpsychotherapie. In: Bateman, A. W. & Fonagy, P. (Hrsg.), Handbuch Mentalisieren (S. 159–190). Gießen: Psychosozial-Verlag.

Der Autor

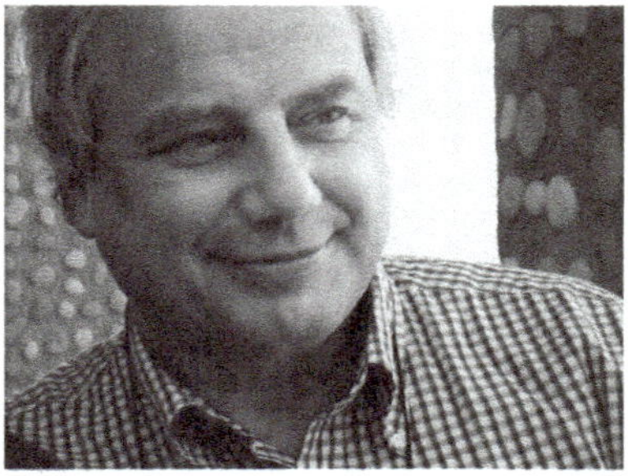

Ulrich Schultz-Venrath, Prof. Dr. med., ist Arzt für Psychosomatik und Psychotherapie (DGPM) und Nervenheilkunde (DGN), Psychoanalytiker (DPV, DGPT, IPA) und Gruppenlehranalytiker (D3G, EFPP, GASI) in eigener Praxis in Köln. MBT-Therapeut und MBT-Supervisor. Vorstandsmitglied von MBT-D-A-CH. Er war Professor für Psychosomatik und Psychotherapie an der Universität Witten/Herdecke. Bis 2019 war er Chefarzt der Klinik für Psychiatrie, Psychotherapie und Psychosomatik des EVK Bergisch Gladbach. Des Weiteren ist er Sprecher der Herausgeber der Zeitschrift »Gruppenpsychotherapie und Gruppendynamik – Zeitschrift für Theorie und Praxis der Gruppenanalyse« und Sprecher des Beirats für Wissenschaft und Forschung der Deutschen Gesellschaft für Gruppenpsychotherapie und Gruppenanalyse (D3G). Vorsitzender des Instituts für Gruppenanalyse und Mentalisieren in Gruppen (IGAM e. V.). Herausgeber der Reihe »Mentalisieren in Klinik und Praxis«.

www.klett-cotta.de/fachbuch

Almut Zeeck, Sebastian Euler

Mentalisieren bei Essstörungen

304 Seiten, gebunden, Band 8 der Reihe »Mentalisieren in Klinik und Praxis«

ISBN 978-3-608-98332-6

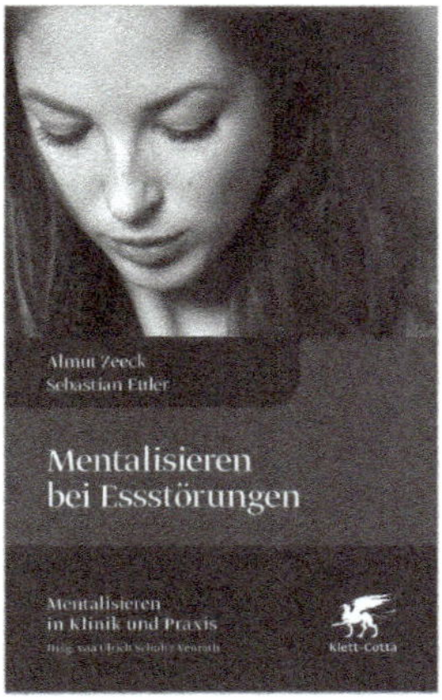

Ein Meilenstein in der Behandlung von Essstörungen

Dieses Buch stellt im ersten Teil dar, wie das Mentalisierungskonzept zu einem Verständnis der Schwierigkeiten, unter denen Menschen mit einer Essstörung leiden, beitragen kann. Im zweiten Teil wird die Anwendung der Mentalisierungsbasierten Therapie (MBT) für die psychotherapeutische Behandlung von Essstörungen veranschaulicht. Die Autorin und der Autor zeigen überzeugend auf, wie die Grundhaltung der MBT sowie ein an die bindungsbezogenen Probleme und die Einschränkungen der Mentalisierungsfähigkeit angepasstes Vorgehen zu einer Verbesserung von Behandlungen beitragen kann.